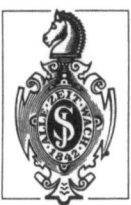

Das Basaliom

Der häufigste Tumor der Haut

Herausgegeben von
F. Eichmann und U.W. Schnyder

Mit 117 Abbildungen (davon 16 farbig) und 25 Tabellen

Springer-Verlag Berlin Heidelberg New York 1981

Dr. med. Fredy Eichmann, Leitender Arzt, Dermatologische Klinik,
Universitätsspital Zürich, Gloriastr. 31, CH-8091 Zürich

Prof. Dr. med. Urs Walter Schnyder, Direktor der Dermatologischen Klinik,
Universitätsspital Zürich, Gloriastr. 31, CH-8091 Zürich

ISBN-13: 978-3-540-10128-4   e-ISBN-13: 978-3-642-67686-4
DOI: 10.1007/978-3-642-67686-4

CIP-Kurztitelaufnahme der Deutschen Bibliothek
Das Basaliom : d. häufigste Tumor d. Haut ; [vom 12. April – 13. April 1980 in Zürich/
Schweiz] / hrsg. von F. Eichmann u. U.W. Schnyder. – Berlin, Heidelberg, New York :
Springer, 1981.
(... Jahrestagung der Vereinigung für Operative Dermatologie, VOD ; 3)

NE: Eichmann, Fredy [Hrsg.]
Das Werk ist urheberrechtlich geschützt. Die dadurch begründeten Rechte, insbesondere die der Übersetzung, des Nachdruckes, der Entnahme von Abbildungen, der Funksendung, der Wiedergabe auf photomechanischem oder ähnlichem Wege und der Speicherung in Datenverarbeitungsanlagen, bleiben, auch bei nur auszugsweiser Verwertung, vorbehalten.
Die Vergütungsansprüche des § 54, Abs. 2 UrhG werden durch die ‚Verwertungsgesellschaft Wort', München, wahrgenommen.
© Springer-Verlag Berlin Heidelberg 1981.
Softcover reprint of the hardcover 1st edition 1981
Die Wiedergabe von Gebrauchsnamen, Handelsnamen, Warenbezeichnungen usw. in diesem Werk berechtigt auch ohne besondere Kennzeichnung nicht zu der Annahme, daß solche Namen im Sinne der Warenzeichen- und Markenschutz-Gesetzgebung als frei zu betrachten wären und daher von jedermann benutzt werden dürften.
Satz: Fotosatz Service Weihrauch, Würzburg.
Druck- und Bindearbeiten: Beltz Offsetdruck, Hemsbach
2327/3321-543210

Inhaltsverzeichnis

Mitarbeiterverzeichnis VI
Vorwort VII

I.
Salfeld, K.: Die klinische Vielfalt der Basaliome 1
Happle, R.: Genetik der Basaliome 17
Kerl, H.: Können Basaliome metastasieren? 29
Hundeiker, M.: Die histologische Variabilität der Basaliome 41
Tritsch, H.: Das Wachstumsverhalten der Basaliome 55
Eichmann, F.: Das prämaligne Fibroepitheliom von Pinkus 63
Grimmer, H.: Basaliome der Vulva 69

II.
Konz, B.: Die operative Therapie der Basaliome aus der Sicht der Dermatologen 73
Buff, H.U.: Die Basaliome aus der Sicht des plastischen Chirurgen . 87
Fisch, U., Gammert, Chr., Matthias, C.: Die Chirurgie der Basaliome im Nasen- und Ohrbereich 89
Walter, C.: Die Basaliome im Ohren- und Nasenbereich 95
Hatt, M.: Chirurgische Behandlung der Lidbasaliome 99
Panizzon, R.: Die Strahlentherapie der Basaliome 103
Burg, G., Konz, B., Weissmann, I., Bönniger-Beckers, F.: Mikroskopisch kontrollierte (histographische) Chirurgie der Basaliome nach Mohs: Methode und Indikationen 113
Weissmann, I., Konz, B., Burg, G., Bönniger-Beckers, F.: Mikroskopisch kontrollierte (histographische) Chirurgie der Basaliome: Operatives Vorgehen und Behandlungsergebnisse 121
Landes, E.: Lokale Chemotherapie der Basaliome 129
Breitbart, E.W.: Kryochirurgie der Basaliome 135

III.
Rundtischgespräch zum Thema „Therapeutische Probleme der Basaliome" unter der Leitung von U.W. Schnyder, Zürich und H. Tritsch, Köln 141
Sachverzeichnis 149

Mitarbeiterverzeichnis

Breitbart, E., Dr. med.,
Universitäts-Krankenhaus,
Martinistraße 52, D-2000 Hamburg 20

Buff, H.U., Prof. Dr. med.,
Direktor der Chirurgischen Klinik B,
Universitätsspital Zürich,
Rämistraße 100, CH-8091 Zürich

Burg, G., Prof. Dr. med.,
Dermatologische Universitätsklinik,
Frauenlobstraße 9, D-8000 München 2

Eichmann, F., Dr. med., Leitender Arzt,
Dermatologische Klinik,
Universitätsspital Zürich,
Gloriastraße 31, CH-8091 Zürich

Fisch, U., Prof. Dr. med.,
Direktor der ORL-Klinik und Poliklinik,
Universitätsspital Zürich,
Rämistraße 100, CH-8091 Zürich

Grimmer, H., Prof. Dr. med.,
Direktor der Dermatologischen Klinik,
Akademisches Lehrkrankenhaus,
Schwalbacher Str. 81, D-6200 Wiesbaden

Happle, R., Prof. Dr. med.,
Hautklinik der Universität Münster,
von-Esmarch-Straße 56, D-4400 Münster

Hatt, M., Dr. med., Oberarzt,
Augenklinik, Universitätsspital Zürich,
Rämistraße 100, CH-8091 Zürich

Hundeiker, M., Prof. Dr. med.,
Zentrum für Dermatologie, Univ. Klinik,
Gaffkystr. 14, D-6300 Lahn-Giessen 1

Kerl, H., Univ.-Doz. Dr. med.,
Univ.-Klinik für Dermatologie
und Venerologie in Graz,
Auenbruggerplatz 8, A-8036 Graz/Österreich

Konz, B., Priv.-Doz., Dr. med.,
Dermatologische Klinik der Universität
München, Frauenlobstraße 9,
D-8000 München 2

Landes, E., Prof. Dr. med.,
Hautklinik der Städt. Kliniken Darmstadt,
Heidelberger Landstraße 379,
D-6100 Darmstadt

Panizzon, R., Dr. med., Oberarzt,
Dermatologische Klinik,
Universitätsspital Zürich,
Gloriastr. 31, CH-8091 Zürich

Salfeld, K., Prof. Dr. med. Dr. rer. nat.,
Zweckverband Stadt- und Kreiskrankenhaus Minden, Hautklinik,
Portastr. 7–9, D-4950 Minden

Schnyder, U.W., Prof. Dr. med.,
Direktor der Dermatologischen Klinik,
Universitätsspital Zürich,
Gloriastr. 31, CH-8091 Zürich

Tritsch, H., Prof. Dr. med.,
Universitäts-Hautklinik,
Josef-Stelzmann-Str. 9, D-5000 Köln 41

Walter, C., Prof. Dr. med.,
Chefarzt der Klinik für
Plastische und Wiederherstellungschirurgie
und HNO-Erkrankungen,
Diakonie-Krankenanstalten,
Kreuzbergstraße 79, D-4000 Düsseldorf-Kaiserswerth

Weissmann, I., Dr. med.,
Dermatologische Klinik der Universität
München,
Frauenlobstraße 9, D-8000 München 2

Vorwort

Obwohl die Basaliome zu den Tumoren mit einer primären Heilungsquote von etwa 95% gehören, kann dieser Tumor, wenn er rezidiviert, zu einem gelegentlich sogar unlösbaren therapeutischen Problem werden. Die Vereinigung für operative Dermatologie (VOD) war deshalb gut beraten, das Thema „Basaliome" kürzlich auf interdisziplinärer Ebene abhandeln zu lassen. Das vorliegende Buch enthält die Hauptreferate der 3. Tagung der VOD, welche am 13./14. April 1980 in Zürich stattfand.

Der Leser findet darin nicht nur die vielfältigen klinischen und therapeutischen Aspekte, wie sie sich dem Dermatologen darbieten, sondern auch fachkompetente Stellungsnahmen zur operativen Therapie der Basaliome aus der Sicht des plastischen Chirurgen, des ORL (HNO)-Arztes und des Ophthalmologen.

Das handliche Buch dürfte deshalb für alle Spezialisten von Interesse sein, die mit den klinischen und therapeutischen Problemen der Basaliome konfrontiert sind.

Der „Prof.-Bruno-Bloch-Stiftung" Zürich danken wir für die Übernahme der Mehrkosten, die durch die farbigen Abbildungen entstanden sind. Danken möchten wir ferner dem Springer-Verlag, der diese Publikation in jeder Beziehung vorbildlich ausgestattet hat.

Fräulein Gerda Suter danken wir für die Sekretariatsarbeiten und für die Mithilfe am Sachverzeichnis.

Zürich, den 27.1.1981   F. Eichmann
                              U.W. Schnyder

Die klinische Vielfalt der Basaliome

K. Salfeld (Minden)

Zusammenfassung

Ausgehend von der Terminologie und Begriffsbestimmung des Basalioms wird dessen biologische Dignität angesprochen und im einzelnen klassifiziert. Die anschließende morphologische Einteilung der Basaliome umfaßt die entsprechende Differentialdiagnose und leitet über zur klinischen Vielfalt, begründet durch die biologische Dignität im Hinblick auf Aussehen, Verlauf, Prognose und ihre Abhängigkeiten. Eingegangen wird darüber hinaus auf die Basaliomvielfalt in Abhängigkeit von alterungswirksamen Klimaeinflüssen (UV-Licht).

Die Differentialdiagnose befaßt sich mit möglichen Problemen hinsichtlich einiger Sonderformen des Basalioms und schließt ab mit der Grundsatzforderung, Primärbasaliome operativ radikal zu entfernen.

1 Terminologie und Begriffsbestimmung

Unsere Kenntnisse über das Basaliom haben sich seit der klassischen Erstbeschreibung (Krompecher, 1900) in sehr wesentlichen Bereichen grundlegend geändert. Nach heutiger Auffassung handelt es sich dabei um einen fakultativ malignen, zur lokalen Destruktion befähigten fibro-epithelialen Tumor mit Adnexcharakter. Der Terminus „Basaliom" geht auf Nékám (1901) zurück. Er hat sich im deutschsprachigen Schrifttum durchgesetzt, im angelsächsischen dagegen ist dieser Begriff auch heute noch nicht üblich, obwohl es an entsprechenden Bemühungen nicht fehlt (Pinkus, 1966). Die zuweilen als Synonyma gebrauchten Bezeichnungen „Basalzellenepitheliom", „Basalcellepithelioma", „Epithelioma basocellulare" oder „Basalcellcarcinoma" sind geeignet, größere Verwirrung unter den epithelialen Tumoren („Basaliom" und „Spinocelluläres Carcinom") zu stiften. Der Vorzug des Begriffes „Basaliom" liegt darüber hinaus in der Tatsache begründet, daß eine Präjudizierung des biologischen Charakters und damit des Malignitätsgrades des Tumors nicht gegeben wird. Prognostische Aussagen über den Verlauf eines aufgetretenen Basalioms sind weder auf Grund des histologischen Befundes noch auf den ersten Blick zu stellen – nur durch langjährige Erfahrung im Umgang mit den Basaliomen ist eine gewisse Prognose möglich. Der Begriff „Karzinom" beinhaltet dagegen a priori einen größeren Malignitätsgrad im klinischen Verlauf.

2 Biologische Dignität

Das Basaliom besteht aus zwei keimblattmäßig verschiedenen geweblichen Komponenten, einer ektodermalen (epithelialen) und einer mesodermalen. Es handelt sich um einen Tumor mit Adnexcharakter. Melanozyten, die sich von der Neuralleiste herleiten, sowie Langerhanszellen, die wahrscheinlich benignen Ursprungs sind, haben nach heutiger Auffassung bei der Zellpopulation des Basalioms eine untergeordnete Bedeutung. Sie sind offensichtlich bei der Basaliomentwicklung lediglich passiv miteinbezogen. Das Basaliom gilt als sogenannter organoider Tumor mit geringer Gewebsreife, entstehend aus einem Nebeneinander ektodermaler und mesodermaler Gewebsanteile. Die Bedeutung des mesodermalen Tumoranteils für die Beurteilung der biologischen Dignität des Basalioms ist in ihrer ganzen Tragweite nicht zu beurteilen. Es ist aber anzunehmen, daß die Geschwulstproliferation in einem engen Zusammenhang mit dem Mesenchym steht. Pinkus spricht von einem Basaliom als „monstrous attempt at adnexogenesis". Die gegenseitige Abhängigkeit der Gewebsanteile ist möglicherweise ein Faktor, der die Metastasierungsfähigkeit der Basaliome entscheidend beeinflußt und damit ihre Malignität begründet.

Trotz ausgedehnter Destruktion von Gewebeanteilen in loco ist die Metastasierungsneigung beim Basaliom sehr klein. Offensichtlich sind verschleppte epitheliale Zellverbände allein (ohne umhüllendes Stroma) am neuen Ort nicht nidations- bzw. proliferationsfähig. Solange es zweifelhaft erscheint, daß Basaliome oder Basalzellkarzinome während ihres Bestandes metastasieren können, also echte maligne Verlaufsformen de novo darstellen, dürfen auch Ausnahmefälle, in denen es zur Metastasierung kommt, das Basaliomkonzept nicht beeinträchtigen. Immerhin sind Basaliome wahrscheinlich nur dann zum malignen Wachstum und zur Metastasierung in der Lage, wenn ihre Zellen durch gewisse Reize getroffen werden, so z.B. durch Röntgenstrahlung, Entzündungen etc. Sie können wahrscheinlich die Fähigkeit zum autonomen Wachstum, wie jede andere normale Epithelzelle, durch bestimmte – hier nicht weiter definierbare – Reize erlangen. Gottron et al. sprechen von einer „Verwilderung" des sonst klassischen Basalioms durch äußere Einflüsse. Diese „Basaliomform" wiederum ist dann zum malignen Wachstum und zur Metastasierung in der Lage.

Das Basaliom zählt zu den sogenannten „organoiden Tumoren", und zwar als deren unreifste Form (Holubar, 1975). Gradmesser für diesen geringen Reifegrad stellt möglicherweise bei den klassischen Basaliomen das fast obligate Rundzellinfiltrat dar. Van Scott (1964) konstatiert das Fehlen eines epidermalen Proteinantigens im Basaliomparenchym und schreibt deshalb dem Basaliom einen gewissen immunologischen Fremdcharakter zu. Eventuell ist dieses der Grund für eine Infiltratauslösung im Bindegewebe.

3 Klassifikation

Der Malignitätsgrad eines Tumors ist zweifellos von höchster praktischer Bedeutung, aber da diese Eigenschaft nicht leicht definierbar, im Verlauf ein und desselben Tumors auch Veränderungen unterworfen und nicht an eine spezielle Struktur gebunden ist, „kann sie nicht zur Grundlage einer Einteilung der Geschwülste dienen", konstatierte Darier bereits 1904 anläßlich des Berliner Dermatologenkongresses. Eine verhältnismäßig gute und ausreichende Abgrenzung des Malignitätsgrades von Basaliom und Karzinom gelang im Laufe der letzten Jahrzehnte durch konsequente klinische Beobachtung in Verbindung mit histologischen Untersuchungen.

Die Klinik der Basaliome scheint auf Grund dieser Verlaufsbeobachtungen einen gewissen Aussagewert über das Verhalten des Tumors zuzulassen. Nicht von ungefähr sind deshalb im Laufe der letzten Jahrzehnte verschiedene klinische Einteilungsprinzipien der Basaliome vorgelegt worden: Paget (1887), Hannover (1852), Thiersch (1865), Kaposi (1893) u.a. unterscheiden oberflächliche (flache) von tiefgreifenden Basaliomen und fügen eine dritte Form hinzu, die sie als kombinierte papilläre oder papillomartige Basaliome apostrophieren. Darier (1892) gebührt in erster Linie das Verdienst, verschiedene klinische Formen der Hautepitheliome im weitesten Sinne – und speziell des Basalioms – in der Weise gruppiert zu haben, daß sie mit dem histologischen Einteilungsprinzip von Krompecher in guter Übereinstimmung standen. Darier (1903) unterscheidet bei den Basaliomen:

1. flach vernarbende Basaliome
2. pagetoide oder oberflächliche Basaliome
3. Ulcus rodens
4. vegetierende Basalzellenepitheliome
5. Zylindrome.

Die Aufteilung der Basaliome nach verschiedenen klinischen Typen wurde von anderen Autoren weiterentwickelt, wobei eine klinische Selbständigkeit nicht mehr gerechtfertigt erschien. So wurde von Crocker und Pernet ein morpheaähnliches Ulcus rodens beschrieben, von Savatard (1922) das erythematoide Ulcus rodens, von Arning (1924) das multiple Karzinoid der Haut.

In Amerika wurde unter Federführung von Bloodgood (1910) ein ähnliches Einteilungsprinzip propagiert:

1. flache Basaliome
2. knötchenförmige Basaliome
3. „rolled edge"-Ulcus rodens
4. deprimierte, narbenähnliche Basaliome
5. morpheaähnliche Basaliome
6. schwammige Basaliome (= bourgeonnant Darier)
7. tiefe und weitgreifende Basaliome (= térébrant Darier).

Über eine zeitliche Periode, in der die Vielfalt der klinischen Variationen des Basalioms immer geringer geachtet wurde, entwickelt sich schließlich ein Einteilungsprinzip, das im wesentlichen der Darierschen Einteilung der klinischen Typen entsprach und von Beck (1933) erstmalig formuliert wurde. Er unterschied ein flaches, ein vernarbendes, ein vegetierendes Basaliom und das Ulcus rodens. Alle weiteren Formen subsumierte er diesen drei großen Gruppen. So stellt er die pagetoiden und die morpheaähnlichen Basaliome den flach vernarbenden Basaliomen nahe, zumal nicht immer eine genaue Abgrenzbarkeit der verschiedenen Varietäten möglich ist. Das mit tiefem und weitem Zerfall einhergehende Basalioma terebrans kann sich aus dem Ulcus rodens oder irgendeiner anderen klinischen Form entwickeln. Nach Beck handelt es sich deshalb nicht um eine selbständige klinische Form, sondern um eine Variante des Ulcus rodens mit unterschiedlichem Malignitätsgrad. Neben dem Basaliom unterscheidet er das Basalzellenkarzinom, nach damaliger Lesart „Basalzellenkrebs", und das „Basalzellennaevus-Syndrom" (Naevokarzinom).

Jede Einteilung hat ihre Vor- und Nachteile, und so ist auch unsere heute gebräuchliche klinisch-morphologische Klassifikation des Basalioms nicht endgültig. Eine klinisch-morphologische Klassifikation scheint dennoch aus folgenden Gründen zweckmäßig:

1. Das klinisch-morphologische Bild eines Basalioms stellt sich dem Untersucher in seiner Gesamtheit dar. Aus der Erfahrung sind Verhalten und Verlauf der einzelnen Basaliomvarianten zumindest mit einer gewissen Wahrscheinlichkeitsprognose ausgezeichnet und damit ein sinngemäßes Handeln möglich.

2. Wenngleich weder Histologie noch Histochemie oder gar Elektronenmikroskopie verläßliche Rückschlüsse auf den Verlauf eines Basalioms ermöglichen, müssen die klinischen Varianten für das Vorgehen bei einem Basaliom als in der Hauptsache verläßliche Parameter maßgebend sein.

Unsere heutige Einteilung geht im wesentlichen auf Ehlers (1965) und Holubar (1975) zurück. Zu unterscheiden sind:
1. Knotige, häufiger ulzerierende Basaliome
1.1 noduläre bzw. nodulo-ulzerative Basaliome
1.2 Basaliom vom Typ des Ulcus rodens
1.3 Basaliom vom Typ des Ulcus terebrans
1.4 vegetierendes Basaliom
2. Plane, seltener ulzerierende Basaliome
2.1 Basalioma planum et cicatricans
2.2 Basalioma pagetoides (Darier)
2.3 morpheaartige bzw. keloidiforme Basaliome
3. Als Ergänzung Sonderformen des Basalioms
3.1 Basalzellennaevus-Syndrom
3.2 intraepidermales Epitheliom
3.3 Epithelioma calcificans (Malherbe)
3.4 Fibroepitheliom (Pinkus).

Die in dieser Übersicht vorgenommene Klassifikation der Basaliome ist lediglich ein Versuch, klinisch-morphologische Gesichtspunkte als Basis für weitere Beobachtungen und Untersuchungen, z.B. histologischer, histochemischer oder gar elektronenmikroskopischer Art, zu haben. Solche Einteilungen, so unwesentlich sie im Augenblick für das weitere Vorgehen sein mögen, gewinnen vielfach im Laufe der Zeit doch an Bedeutung; es sei hierbei an die Einteilung des Melanoms nach Clark erinnert, bei der im einzelnen prognostische Aussagen bereits möglich sind und die Therapie sich im wesentlichen nach dem Grad der Erkrankung ausrichtet.

Die beim Basaliom vorgelegte Einteilung dürfte nach unseren heutigen Kenntnissen ein Optimum darstellen, ist aber bei genauerem Hinsehen nicht besonders exakt und sicherlich verbesserungsfähig. Die Einteilung „knotige, häufiger ulzerierende Basaliome" und „plane, seltener ulzerierende Basaliome" ist im Einzelfall ein Nonsens. Sowohl das knotige als auch das plane Basaliom können ulzerieren oder ohne Ulkus weiterwachsen. Das Basaliom vom Typ des Ulcus rodens kann so frühzeitig ulzerieren, daß die knotige Form des Basalioms erst gar nicht erkennbar wird, und schließlich ist das Ulcus terebrans ebenfalls nicht immer als überaus knotige Form anzusehen. Die Abgrenzung verschiedener Basaliome als Sonderform ist vom klinisch-morphologischen Gesichtspunkt aus unberechtigt.

Genetische Gesichtspunkte können hierbei nicht berücksichtigt werden. Auch das Epithelioma calcificans (Malherbe) würde - betrachtet nach dem klinisch-morphologischen Aussehen - anders einzuordnen sein. Ein Ordnungsprinzip kann nicht einmal nach rein klinisch-morphologischen Gesichtspunkten und zum anderen nach dem Krankheitsbild erfolgen.

Diese Bemerkungen mögen genügen, auch das jetzt vorgelegte Einteilungsschema in Frage zu stellen. Es muß andererseits zugegeben werden, daß es besser ist, nach einem noch unzureichenden Schema vorzugehen als überhaupt kein Schema zu benutzen.

4 Morphologie der Basaliome

4.1 Knotige, häufiger ulzerierende Basaliome

4.1.1 Noduläre bzw. nodulo-ulzerative Basaliome

Es handelt sich bei der primärklinischen Manifestation um ein reiskorn- bis linsengroßes, halbkugelig oder flach-kalottenartig über das Niveau der Umgebung hervorragendes, prall elastisches bis derbes Knötchen mit glatter oder grobhöckriger Oberfläche (Abb. 1). Kennzeichnend sind der matte, perlmuttartige Glanz und die sagoartige Transparenz der sich bis unter die Epidermis vorwölbenden Tumormassen. Farblich entspricht die Neubildung im wesentlichen dem Hautkolorit der Umgebung, ist manchmal allerdings auch unterschiedlich pigmentiert in Abhängigkeit vom Hauttyp des Trägers. Charakteristisch sind die zwischen bedeckender Epidermis und Tumor gleichsam eingeklemmten kleinen Gefäße, die faktisch bei jedem Basaliom als Teleangiektasien auffindbar sind. Nach der gesunden Umgebung ist der Tumor relativ scharf abgegrenzt, was für die operative Sanierung des Leidens von einer gewissen, wenn auch nicht endgültigen Bedeutung ist.

Die Diagnose des hier zur Diskussion stehenden Basalioms ist im allgemeinen leicht, zumal der Patient den Arzt erst aufsucht, wenn das Basaliom etwa Linsengröße erreicht hat.

Nur in Ausnahmefällen oder durch Zufall wird bei einer allgemeinen Untersuchung des Patienten ein initiales Basaliom gefunden, das unverhältnismäßig schwerer zu diagnostizieren ist. Vielfach fehlen da noch die Teleangiektasien, auch die sagoartige Transparenz ist noch nicht vorhanden.

Die Größenzunahme, die langsam vor sich geht, kann zu exophytischen Formen führen, sie kann aber auch halbkugelig oder flachknotig vorgewölbt aus verschiedenen Agglomeraten von einzelnen Basaliomknötchen entstehen. An ihrer Oberfläche kann das Basaliom zur Schuppung neigen oder gar eine oberflächliche Ulzeration mit einer hämorrhagischen Kruste ausbilden.

Bei weiterer Vergrößerung der Basaliome in peripherer Richtung entwickeln sich randwärts immer neue Knötchen. Sie führen schließlich zur zentralen Abflachung und häufig zur narbigen Einziehung des Basalioms. Imponierend ist dann die bogige oder polyzyklische Begrenzung des Tumors durch einen Randwall, der aus einzelnen Knötchen – wie an einer Schnur perlenartig aufgereiht – besteht. Im Zentrum des Basalioms findet sich eine Ulzeration mit Krustenbildung (Abb. 2).

Differentialdiagnostisch sind im Bereich des Gesichtes die verschiedenen Arten der Naevi anzuführen (pigmentierte und nichtpigmentierte, behaarte und unbehaarte), die Fibrome, die Histiozytome, in einigen Fällen beginnende Spinaliome, der Morbus Bowen. Gelegentlich kann unter dem Aspekt eines Basalioms ein malignes Melanom differentialdiagnostische Schwierigkeiten bieten.

4.1.2 Basaliom vom Typ des Ulcus rodens

Das sogenannte Ulcus rodens ist gegenüber dem nodulo-ulzerativen Basaliom dadurch unterschieden, daß dieses durch seinen sehr frühzeitigen Gewebezerfall bei flächenhaftem Wuchs gekennzeichnet ist. Schon bei Wachstumsbeginn kann das zunächst knötchenförmig oder exophytisch wachsende Infiltrat ulzerös werden, wobei nur ein ganz schmaler, perlartiger Rand als Basaliom erkennbar ist (Abb. 3). Rasches Wachstum peripherwärts ist ein weiteres Kennzeichen des Ulcus rodens, das im übrigen – wenn auch seltener – pigmentiert sein kann. Ein weiteres Kennzeichen dieser Spielart des Basalioms ist seine Fähigkeit, größere Gewebebezirke zu befallen, die dann durch narbige Verziehung ein typisches Aussehen bieten (Abb. 4).

Differentialdiagnostisch muß an einen extramammären Morbus Paget, an einen atypisch verlaufenden Morbus Bowen sowie an die mit tiefen Gewebedefekten einhergehenden Erkrankungen gedacht werden (z.B. vulgäre Pyodermien).

4.1.3 Basaliom vom Typ des Ulcus terebrans

Das Ulcus terebrans bietet einen rascheren, durch aggressiveren Wachstumscharakter geprägten Verlauf. Es bilden sich kraterartige Substanzdefekte aus, es kommt zum Einwachsen in das darunterliegende Gewebe, zu Gefäßarrosionen, Blutungen, zur Zerstörung von Knorpel und Knochen (Abb. 5 und 6). Nicht histologische Varianz erklärt den nahezu bösartigen Verlauf des Basalioms, sondern offenbar seine biologische Dignität, die möglicherweise in Abhängigkeit von der Lokalisation, von der Vorbehandlung und von der Resistenz des Trägers zu sehen ist.

Das Ulcus terebrans ist vielfach im Gesichts- und Schädelbereich lokalisiert. Es kommt nach Garzon mehr bei den Männern als bei den Frauen vor. Die Prognose ist quod vitam mit großer Vorsicht zu stellen, zumal wesentliche Fehler schon bei der Erstbehandlung gemacht werden können, wobei es gleichgültig ist, ob es sich um eine operative oder strahlentherapeutische Behandlung handelt. Sicher wird in weiteren Vorträgen hierzu Stellung genommen werden.

Differentialdiagnostisch von Bedeutung sind hier das spinozelluläre Karzinom und darüber hinaus Tumoren mit einhergehendem Gewebszerfall, wie Leukämoide, zerfallende Sarkome usw.

4.1.4 Vegetierendes Basaliom

Das vegetierend wachsende Basaliom stellt einen selteneren Typ dar. Sein Formenreichtum reicht von Erbs- bis Faustgröße, von beetartig erhabenen bis zu halbkugelig über das Hautniveau hervorragenden Tumoren, die entweder breitbasig aufsitzen können oder angedeutet gestielt sind. Ihre Oberfläche imponiert durch schmierig belegte Erosionen oder gar Ulzerationen. Dadurch ergibt sich ein fast unüberschaubarer Formenreichtum (Abb. 7 und 8).

Nach Beck kommen vegetierend wachsende Basaliome wie das Ulcus terebrans hauptsächlich im Gesicht vor. Sie können mit anderen klinischen Basaliomvarianten zusammen auftreten.

Differentialdiagnose: Vegetierende oder fungöse Basaliome sind im fortgeschrittenen Stadium klinisch nicht zu trennen von pseudoepitheliomatösen Veränderungen wie vegetierender Pyodermie und Leukämoiden. Im Anfangsstadium können sie mit einem Granuloma pyogenicum, mit sekundär infizierten Angiolipomen oder Fibro-Epitheliomen verwechselt werden.

4.2 Plane, seltener ulzerierende Basaliome

4.2.1 Basalioma planum et cicatricans

Im frühen Stadium findet sich eine kleine, schuppende Plaque, eine kleine Erosion oder ein Knötchen, deren Wachstum sehr langsam erfolgt. Erst nach Monaten oder gar Jahren ist die Neubildung zum typischen oberflächlichen Basaliom geworden, kann bis Talergröße erreichen und wird unregelmäßig häufig bogenförmig, doch scharf gegen die Peripherie abgegrenzt, von einem 1–2 mm hohen Knötchenrand umsäumt. Zentral erscheint es häufig narbig abgeheilt, wobei eine Induration oder weißliche Verfärbung manchmal einhergeht mit Krustenbildung oder in Ausnahmefällen Exulzeration (Abb. 9).

Nicht selten sind im Randbereich erodierte Areale zu finden. Nach jahre- oder jahrzehntelangem Bestehen können sich bis zu handflächengroße, oberflächlich vernarbende Tumoren entwickeln. Es kann zum Aufschießen knotiger Rezidive kommen, im Zentrum aber zu fortschreitender Vernarbung. Es ist kennzeichnend für das oberflächlich vernarbende Basaliom, daß es nie im zentralen Anteil zu Erosionen oder gar Ulzerationen kommt, vielmehr zerfallen jeweils nur die im Randbereich neu auftretenden Knötchen und vernarben im weiteren Verlauf des Wachstums des oberflächlichen Basalioms.

Differentialdiagnose: Lupus vulgaris, tubero-ulzero-serpiginöses Syphilid.

4.2.2. Basalioma pagetoides (Darier) [Synonyma: Erythematoides Basaliom, Arningsche Karzinoide, Rumpfhautepitheliom Jadassohn]

Der klinische Formenreichtum der „Rumpfhautbasaliome" ist bekannt. Es handelt sich in der Regel um rundliche, oväläre, aber auch polyzyklisch begrenzte, farblich recht unterschiedliche, von gelbbraun bis rötlichbraun reichende, oberflächlich gering schuppende, von einzelnen kleinen Knötchen bedeckte Herde, deren Rand meist etwas über die Umgebung eleviert erscheint. Bei genauer Betrachtung – manchmal gelingt dieses kaum mit bloßem Auge – sind im Randbereich Basaliomknötchen zu beobachten. Ebenso kommt es nicht vor, daß die Rumpfhaut-

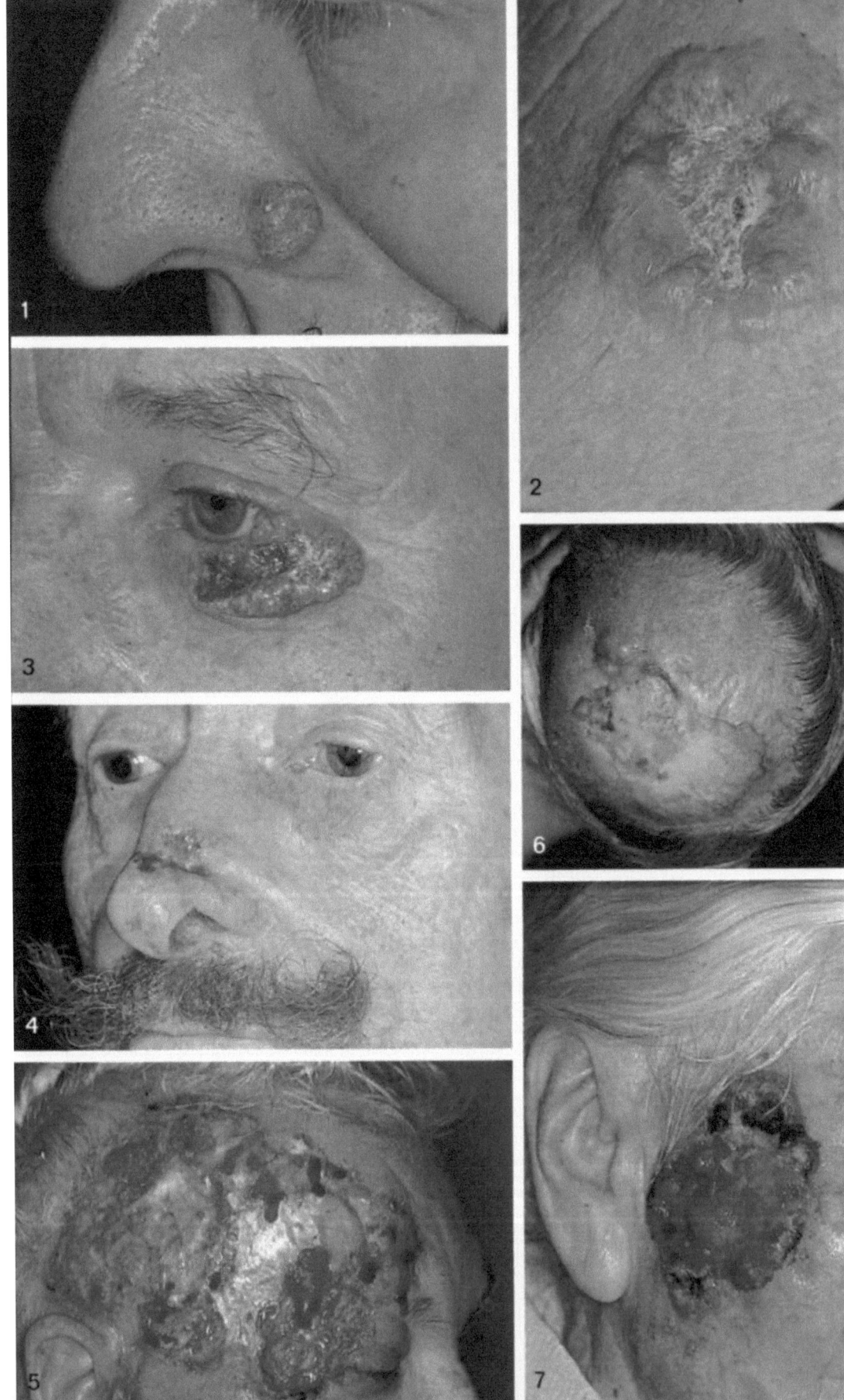

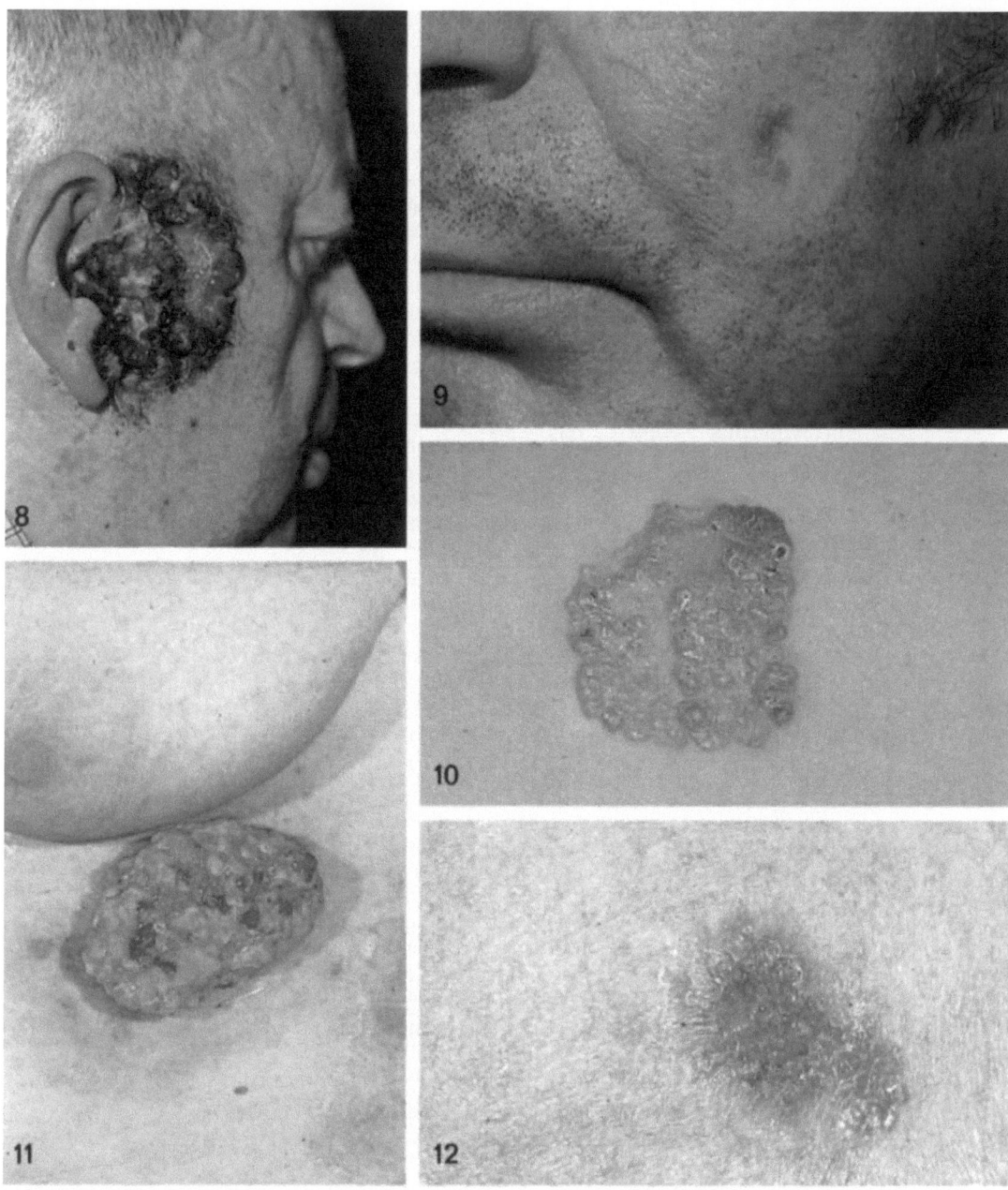

Abb. 1. Knotiges Basaliom
Abb. 2. Knotiges Basaliom, fortgeschrittenes Stadium mit zentraler Narbenbildung nach Ulkus
Abb. 3. Ulcus rodens mit weniger ausgeprägtem Randwall (Frühentwicklung des Ulkus)
Abb. 4. Ulcus rodens mit stark ausgeprägtem Randwall (Spätentwicklung des Ulkus)
Abb. 5. Basalioma terebrans, tiefgreifende Weichteil- und Knochendestruktion
Abb. 6. Basalioma terebrans (partiell abgeheilt)
Abb. 7. Fungöses Basaliom, blumenkohlartig aufsitzender Tumor mit erosiv schmierig belegter Oberfläche
Abb. 8. Fungöses Basaliom, blumenkohlartig, mit hämorrhagischer Krustenbildung
Abb. 9. Basalioma planum et cicatricans
Abb. 10. Rumpfhautbasaliom (multizentrische Entwicklung)
Abb. 11. Rumpfhautbasaliom mit stark exophytischem Wachstum
Abb. 12. Pagetoides Basaliom, zentral „ekzematisierend", im Randbereich jedoch noch deutliche perlartige Knötchenbildung

basaliome exophytisch wachsen oder gar Ulzerationen bilden. (Abb. 10, 11, 12 und 13).

Differentialdiagnose: Morbus Paget, Morbus Bowen, Verruca seborrhoica, Psoriasis vulgaris, tubero-serpiginöse Lues, aber auch chronisches Ekzem in Plaqueform, Erythematodes chronicans, nicht selten Naevuszellnaevi bzw. beginnendes Melanom.

4.2.3 Sklerodermiformes (morpheaartiges) Basaliom [Synonyma: Neoplastic yellow plaques Crocker, keloidiformes Basaliom Knierer]

Die sklerodermiformen Basaliome sind für den Erfahrenen leicht zu diagnostizieren, für den mit der Materie weniger Befaßten jedoch ein größeres Problem. Sie sind ausgezeichnet durch rundliche bis oväläre, in der Regel singuläre, etwas unter dem Hautniveau der Umgebung liegende Plaques von weißlicher bis graugelber Farbe. Der Rand ist besser tastals sichtbar, ein Knötchensaum in der Peripherie des Tumors kann mit freiem Auge nicht entdeckt werden. Dagegen finden sich im Zentrum des Herdes vielfach Teleangiektasien (Abb. 14). Im ganzen imponiert das sklerodermiforme Basaliom als „eine in die Haut eingelassene Scheibe" (Caro und Howell, 1951). Ihre Konsistenz ist eher derb. Auftretend vorwiegend im Gesicht. Manifestationsalter und Verlauf entsprechen den anderen Basaliomen, wenngleich gelegentlich eine höhere Rezidivrate angenommen wird (Abb. 15 und 16).

Differentialdiagnose: Abgrenzung in erster Linie gegen eine lokalisierte Sklerodermie und das oberflächlich vernarbende Basaliom.

4.3 Sonderformen des Basalioms

4.3.1 Basalzellennaevus-Syndrom (BCNS) [Synonyma: Basalzellnaevi Nomland, Naevobasaliom Gottron, Naevus epitheliomatodes multiplex Hermans et al.]

Die klinische Vielfalt der Basaliome wird ohne Zweifel erweitert durch das Basalzellennaevus-Syndrom, so daß zumindest kursorisch dieses Syndrom hier Erwähnung finden sollte. Es handelt sich um ein polysymptomatisches, autosomal-dominant vererbtes Krankheitsbild, das in wechselnder Ausprägung verschiedene Körperteile befällt (Haut,

Auge, Bindegewebe, endokrine Organe usw.). Die an der Haut auftretenden basaliomatösen Läsionen sind durch ihre ungewöhnlich große Zahl, durch die Lokalisation an den bedeckten Körperstellen im Gegensatz zu den unbedeckten, durch den Zeitpunkt der Manifestation (jugendliches Alter) und die schubweise Eruption charakterisiert. Klinisch handelt es sich dabei um stecknadelkopf- bis erbsgroße, hautfarbene oder pigmentierte, einzeln stehende, dicht aggregierte oder konfluierende, über weite Körperregionen ausgestreute, knötchenförmige Tumoren mit meist glatter Oberfläche. Die Basalzellnaevi sind lokalisiert bevorzugt im Gesicht, aber auch am Stamm und in der Halsregion. Im Gesicht werden vornehmlich die zentralen Partien sowie die Periaurikulargegend am stärksten betroffen. Wesentlich ist, daß gleichzeitig verschiedene Tumoren in Erscheinung treten. Nicht selten sind naevoide und destruierend wachsende Basaliome neben Basalzellkarzinomen beobachtet worden.

Die Einordnung des Basalzellennaevus-Syndroms unter die Phakomatosen ist in Anbetracht der Vielfalt der darüber hinaus gleichzeitig bestehenden Veränderungen durchaus gerechtfertigt. So finden sich an der Haut palmo-plantare Verhornungsstörungen, Milien, Epidermoide und Talgzysten, Fibrome und Neurofibrome.

Eine eingehendere Darstellung des Basalzellennaevus-Syndroms würde den vorgesehenen Referatsrahmen sprengen. Es sollte lediglich ein Hinweis darauf sein, daß man bei polymorphen Krankheitsbildern im aufgezeigten Sinne an dieses Syndrom denken sollte.

4.3.2 Intraepidermales Epitheliom

Der Begriff des intraepidermalen Epithelioms umfaßt in der ursprünglichen Verwendung das sogenannte intraepidermale Basaliom, das intraepidermale Stachelzellkarzinom und Kombinationsformen dieser beiden Typen. Es erscheint nach Holubar unvorteilhaft, den Begriff „intraepidermales Epitheliom" in er bisherigen Form, also als eine nosologisch selbständige Einheit, weiter aufrechtzuerhalten. Ohnehin ist der klinische Aspekt so uncharakteristisch, daß eine klinische Diagnose nur als Vermutung möglich ist. Es handelt sich um graubraune bis dunkelbraune, scharf begrenzte, erhabene, jedoch flache Läsionen, deren Größe zwischen Fingernagel und Handteller variiert. Die Oberfläche ist samtig, feinpapulär nach Art einer seborrhoischen Warze, in manchen Fällen verrukös und papulomatös. Es bestehen klinisch Ähnlichkeiten mit dem Morbus Bowen, der Verruca seborrhoica, dem Naevus verrucosus, der Psoriasis und dem Erythematodes sowie den Arsenkeratosen.

Die Treffsicherheit der Diagnostik ist bei der großen Varianz des Tumors, wobei die nahen Beziehungen zu den aufgeführten Hautveränderungen unverkennbar sind, sehr gering. Es wird immer auf die histologische Auswertung des Präparates ankommen, wobei dann ohnehin eine Differenzierung intraepidermales Basaliom respektive intraepidermales Stachelzellkarzinom erfolgen wird. Nur der Vollständigkeit halber war diese Neubildung zu erwähnen.

4.3.3 Epithelioma calcificans Malherbe

Auch diese Hautveränderung ist vom klinischen Bild her wenig charakteristisch. Es erlaubt keine eindeutige Diagnose, legt nur den Verdacht für das Vorliegen eines Epithelioma calcificans Malherbe nahe. Es handelt sich um ein im Hautniveau der Umgebung liegendes, manchmal prominent erscheinendes, aber immer besser tast- als sichtbares, kutan-subkutan gelegenes Knötchen, dessen Konsistenz prall-elastisch bis steinhart sein kann. Die Oberfläche ist höckrig oder glatt. Wichtig ist, daß diese Veränderung mit der Oberhaut verbacken, jedoch über der Unterlage gut verschieblich ist. Die Haut selbst über dem Knoten kann unverändert sein oder weist eine livide Verfärbung auf. In seltenen Fällen kommt es zu einer Atrophie. Die Tumoren können gelegentlich bis faustgroß werden, weisen manchmal eine Pigmentation auf und verursachen gelegentlich Brennen, Jucken und Schmerz.

Das Epithelioma calcificans wächst langsam, aber kontinuierlich. Nach unterschiedlich langen Wachstumsperioden kommt die Tumorproliferation zum Stillstand. Entsprechende regressive Veränderungen treten auf (Verkalkung, Verknöcherung, Verhornung, Zystenbildung). Fremdkörperreaktionen treten auf, es kommt sogar zur Resorption verschiedener Tumoranteile bzw. Verwachsung des Tumors mit der bedeckenden Haut.

Eine sichere Diagnose ist nur histologisch möglich.

Differentialdiagnose: Nodulus cutaneus, Histiozytom.

5 Klinische Vielfalt der Basaliome, begründet durch ihre biologische Dignität (Aussehen, Verlauf, Prognose und ihre Abhängigkeiten)

Die Basaliomvielfalt, die sowohl die Verlaufsform als auch die klinisch-morphologische Varianz betrifft, wird durch ihre unterschiedliche biologische Dignität begründet. Ungefähr 95% aller Basaliome zeichnen sich durch langsames, kontinuierliches Wachstum aus und sind sowohl hinsichtlich der quod sanationem- als auch der quod vitam-Prognose als günstig zu beurteilen. Es handelt sich um jene Basaliome, bei denen eine vollständige Sanierung durch Exzision, Bestrahlung, Chemo- und Kryochirurgie auf Anhieb gelingt. Auch sonst unübliche Methoden wie UV-Bestrahlung und DNCB-Behandlung dürften hier mit großem Erfolg angewandt werden können. Auf der anderen Seite scheinen Basaliome von Anfang an zu einem nicht ganz gutartigen Verlauf prädestiniert zu sein. Sie zeichnen sich durch relativ rasches Wachstum aus, sind meistens ausgedehnter als makro-morphologisch erkennbar und rezidivieren oder wandeln sich in ein Basalzellkarzinom um, auch wenn durch entsprechende vorausgehende Maßnahmen alle tumorösen Anteile entfernt wurden (histologisch kontrollierte Exzision, chemo-chirurgische Behandlung in Anlehnung an Mohs (1956) etc.). Selbst ausgedehnte operative Eingriffe führen bei diesen Basaliomen nur zu einer vorübergehenden Remission. Immer wieder auftretende Rezidive führen schließlich zur Inoperabilität solcher Tumoren und damit zum Exitus.

Leider gibt es bei Betrachtung des Primärtumors keinerlei Parameter, eine entsprechende Klassifizierung hinsichtlich der biologischen Dignität vorzunehmen. Selbst histologische, histochemische oder elektronenmikroskopische Untersuchungen führen hier nicht weiter, so daß bei dieser Art der Basaliome letztendlich unsere diagnostische und therapeutische Insuffizienz deutlich wird. Während der Anteil der Basaliome, diesen Problemkreis betreffend, sehr gering ist, be-

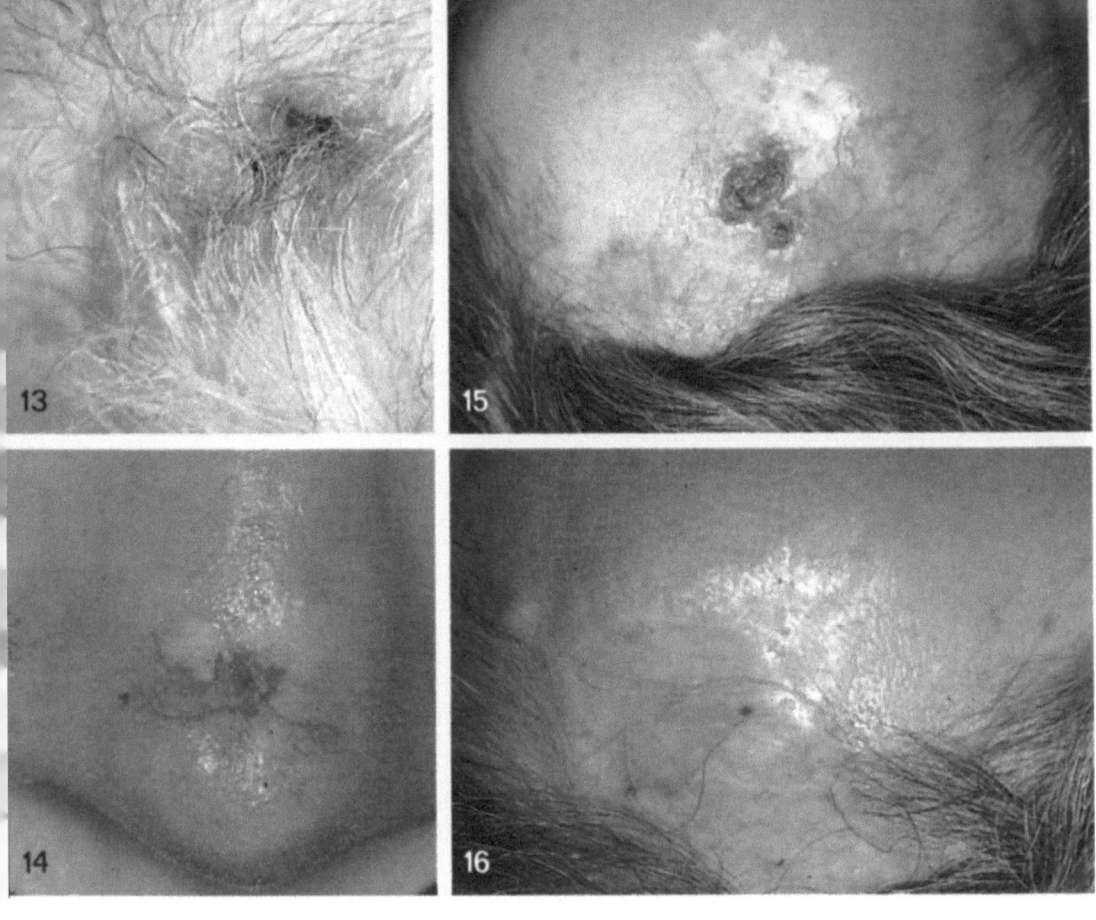

Abb. 13. Bowenoides Basaliom
Abb. 14. Sklerodermiformes Basaliom mit deutlicher Teleangiektasiebildung und beginnender Ulzeration
Abb. 15. Mischform eines planen Basalioms, bestehend aus sklerodermiformen und erythematösen Bezirken
Abb. 16. Sklerodermiformes Basaliom (Rezidiv)

darf eine dritte Gruppe von Basaliomen unserer besonderen Aufmerksamkeit. Es handelt sich hierbei um Basaliome, die erst durch äußerliche, meist insuffiziente Manipulationen in eine solche Entwicklungsstufe gebracht werden, wie sie oben dargestellt wurde. Hier handelt es sich um Tumoren, denen man ebenfalls ihre biologische Dignität nicht ansehen kann, die aber quasi im ersten Anlauf der Behandlung vollständig saniert werden müssen. Verzettelte Eingriffe, wiederholt und ungenügend durchgeführte Bestrahlungen, chemo-chirurgische oder kryochirurgische Eingriffe können aus den anfänglich recht „harmlos" anmutenden Basaliomen destruierend wachsende Basaliomformen anregen, im extremen Fall die Entwicklung von Basalzellkarzinomen begünstigen.

Insgesamt gesehen, ist die Prognose des Basalioms als recht günstig anzusprechen. Eine Umwandlung des unter physiologischen Bedingungen recht harmlos verlaufenden Basalioms – eine suffiziente Therapie vorausgesetzt – in eine echte maligne Verlaufsform, d.h. ein Basalzellkarzinom, wird im allgemeinen in 0,1–0,5% aller Basaliome angenommen. Nur etwa 0,8% aller Krebstodesfälle sind auf Basaliome mit Todesfolge zurückzuführen (Cotran, 1961). Die Prognose hängt von der Größe des Primärtumors und von der Lokalisation ab. Basaliome mit einem Durchmesser bis zu 2 cm sind nach Miescher (1941) in nahezu 100% heilungsfähig. Ausgedehntere Basaliome oder über lange Zeit sich kontinuierlich entwickelnde Basaliome weisen ohne ersichtlichen Grund eine höhere Rezidivrate auf. Die Prognose des Basalioms wird weiterhin bestimmt durch seine Lokalisation. Bevorzugter Sitz ist die Kopf-Hals-Region. Oberhalb der Klavikula finden sich 97,4% aller Basaliome. Über 91% sind lokalisiert oberhalb einer Linie zwischen Oberlippe und Ohrläppchen. Innerhalb dieses Gesichtsbereiches sind in abnehmender Häufigkeit die Nasenpartien, die Wangenregion, die Unterlider und der innere Kanthus sowie die Stirn-Schläfen-Zone befallen. Wenn auch ausgesprochen selten, so kommen Basaliome an Handtellern und Fußsohlen sowie am äußeren Genitale, im Anal- und Perianalbereich und noch seltener an Schleimhäuten und Halbschleimhäuten der Mundhöhle vor (Tabelle 1 und 2). Gehäuftes Auftreten in bestimmten Lokalisationen in Abhängigkeit vom Alter konnte nicht festgestellt werden. Nach eigenen Erfahrungen und in teilweiser Übereinstimmung mit Lauritzen et al. (1965) und Ehlers (1966) sind Basaliomvorkommen im Nasen-Wangen-Winkel, im Augeninnenwinkel und im Retroaurikularbereich besonders rezidiv- und umwandlungsfreudig. Es ist anzunehmen, daß Basaliome in diesen Hautregionen schon auf Grund der Wuchsform, wobei nach dem Prinzip des Eisberg-Phänomens der wesentlich größere Basaliomanteil unterhalb der Hautoberfläche vorkommt, und der in dieser Lokalisation begrenzten Exzisionsmöglichkeit rezidivfreudig erscheinen.

Rezidivbasaliome entstehen entweder aus zurückgebliebenen Zellhaufen und werden dann als kontinuierliche oder echte Rezidive bezeichnet, oder aber sie entstehen unmittelbar in benachbartem Gebiet de novo und werden dann als nicht echte bzw. regionäre Rezidive bezeichnet. Nach einem operativen Eingriff zurückgebliebene Tumorreste oder nichtbehandelte Zellverbände (z.B. nach Röntgenbestrahlung, Chemo- oder Kältechirurgie) eines Basalioms führen nicht zwangsläufig zur Ausbildung eines Rezidivs. Gooding et al. (1965) fanden bei über 1000 Untersuchungen in etwa 55 Fällen die Tumoren nicht im Gesunden entfernt. In einer fünfjährigen Nachbeobachtungszeit entstanden aus den verbliebenen Tumorresten nur in 23 Fällen Rezidive.

Unter den Basaliomen neigen die stromareichen Formationen (zirrhöse Wuchsformen) eher zu Rezidiven als stromaarme Formationen. Klinisch handelt es sich hauptsächlich um das Basalioma planum et cicatricans bzw. das Basalioma slerodermiforme. Das feingewebliche Bild gibt keine Auskunft über die biologische Dignität bzw. Aggressivität des Basalioms.

Das Gros aller Basaliomrezidive ist offensichtlich die Folge nicht radikaler Eingriffe an Primärtumoren. Ätzbehandlungen nach Mohs sollen die geringste Rezidivquote aufweisen, sicher ist jedoch, daß sie nicht in der Lage sind, Rezidive zu verhindern (Burg, eigene Beobachtung). Ein ebenfalls günstiges Ergebnis liefert die operative Entfernung des Basalioms, insbesondere unter histologischer Kontrolle. Röntgenbestrahlung und zytostatische Behandlung bzw. Fräsbehandlung oder kryochirurgische Maßnahmen weisen eine höhere Rezidivrate auf (bis zu 10%).

Auffällig häufig entstehen Rezidive nach Eingriffen an Rezidiven, wobei es offensichtlich gleichgültig erscheint, durch welche Maßnahme das vorhandene Rezidiv entstanden ist.

Zu einer „Verwilderung" des Basalioms im Sinne von Gottron (1953 und 1954) kann es sowohl nach chirurgischen Eingriffen als

Tabelle 1. Lokalisation der Basaliome, Gesamtübersicht

Nach Ehlers (1966) in %		Hautklinik Minden (1980) in %
91,2	Gesicht u. behaarter Kopf	80,0
2,0	Nacken- u. Halsregion	1,0
4,8	Stamm	14,0
0,2	Genitocruralregion	1,0
1,7	Extremitäten	4,0
0,1	Halbschleimhäute	0

Tabelle 2. Lokalisation der Basaliome, Gesichtsbereich

Nach Ehlers (1966) in %		Hautklinik Minden (1980) in %
27	Nase	29
15	Auge	17
11	Ohr	21
	Wange	
42	Schläfe	33
	Stirn	
5	Kinn	
	Lippen	0

auch nach Röntgenstrahlen, Chemochirurgie und Kryochirurgie kommen. Dabei stehen zelluläre Atypien und Anaplasien im Vordergrund. Letztendlich entwickelt sich daraus ein Basalzellenkarzinom.

Ohne Zweifel können diese Veränderungen Fernmetastasen absiedeln. Nach Melczer (1961) sind solche Metastasen nur möglich, wenn der Primärtumor nicht mehr ein Basaliom, sondern mindestens ein verwildertes Basaliom oder aber ein Basalzellenkarzinom ist. Unklarheit im Schrifttum hinsichtlich der Berechtigung zur Einordnung einzelner Fälle unter die metastasierenden Basaliome führten dazu, daß zunächst Lattes u. Kessler (1951), später Cotran (1961), gewisse Richtlinien zur Klassifizierung angegeben haben. So wurden Forderungen aufgestellt, daß erstens der Primärtumor an der Haut lokalisiert sein muß (nicht an der Schleimhaut) und Metastasen entweder in den Lymphknoten oder in den inneren Organen nachweisbar waren, nicht beispielsweise an Organen, die durch Verschleppung von Zellgewebe befallen sein konnten (Lunge durch Aspiration).

Bei den metastasierenden Basaliomen fanden sich die Primärgeschwülste am häufigsten im Kopf-Nacken-Bereich. Absiedlungen sind nahezu an allen Körperorganen gefunden worden. Die Metastasierung selbst tritt nach Cotran (1961) in 7–43 Jahren nach Auftreten des Primärtumors auf; nach Angaben anderer Autoren in durchschnittlich 10 Jahren. Fälle von metastasierenden Basaliomen „sind trotz allem außerordentlich selten". Da prognostische Aussagen durch Beurteilung des Primärtumors nicht möglich sind, sollte die Behandlung des Primärbasalioms mit aller Gründlichkeit erfolgen und die Sanierung sozusagen im ersten Anlauf erreicht werden. Dabei sind Nachexzisionen bei nicht radikaler Entfernung eher zu verantworten als das beobachtende Zuwarten und Kontrollieren des Tumors unter der Vorstellung, daß nur ein gewisser Prozentsatz nicht radikaloperierter Basaliome rezidiviert.

6 Basaliomvielfalt in Abhängigkeit von alterungswirksamen Klimaeinflüssen (UV)

Eine Altersgrenze für das Auftreten eines Basalioms nach oben existiert nicht. Eine Alterslimitierung nach unten dürfte auf Grund der in der letzten Zeit gewonnenen Erkenntnisse mit dem Basalzellnaevus-Syndrom nicht exakt festlegbar sein. Beim Basalzellnaevus-Syndrom treten Basaliome in frühester Jugend auf.

Nach Summerly (1965) werden etwa 10% aller Basaliome vor dem 45. Lebensjahr diagnostiziert. Am häufigsten treten diese Tumoren im 7. Lebensjahrzehnt auf (Ehlers, 1966), und zwar bei beiden Geschlechtern etwa gleich häufig.

Welche Rolle die chronische Einwirkung von UV-Licht auf das Hautorgan bei der Ausbildung von Basaliomen spielt, ist in mehreren Untersuchungen erarbeitet worden. Gartmann u. Reiners (1957) konnten in ihrer Statistik, bezogen auf Mitteldeutschland, keine Unterschiede zwischen Land- und Stadtbevölkerung feststellen, dagegen waren in anderen Ländern (Roffo, 1939, Argentinien; Richter, 1960, Türkei) höhere Basaliomvorkommen in der Landbevölkerung beobachtet worden, was möglicherweise auf die intensivere UV-Licht-Wirkung in südlicheren Breiten zurückzuführen ist. Nach Blum u. Urbach (1964) scheinen bestimmte physikalische Faktoren wie geographische Lage, Höhenlage, durchschnittliche Luftfeuchtigkeit, Sonnenreichtum, berufliche Tätigkeit im Freien und sogar ethnologische Zugehörigkeit zu bestimmten Bevölkerungsgruppen von besonderer Bedeutung für die Basaliomentwicklung zu sein. Dabei sind hellhäutige (blonde bzw. rothaarige und blauäugige) Individuen besonders gefährdet. Piers (1948) berichtet aus Kenia über eine hohe Befallquote der weißen Bevölkerung. Nordamerikanische Untersucher geben ähnliche Resultate an, wobei sie Patientenkollektive aus nördlichen und südlichen Landesteilen vergleichen. Übereinstimmend berichten Untersucher aus Südafrika über die Seltenheit von epithelialen Hauttumoren bei Negern. In USA sahen Hazen und Freemani (1950) unter nahezu 20 000 dunkelhäutigen dermatologischen Patienten 117 Stachelzellkarzinome und nur 4 Basaliome. In Marokko haben Rollier und Pelbois (1960) gleiche Basaliomhäufigkeit bei allen Vertretern der weißen Rasse gesehen (Christen, Moslems, Juden); auf weit niedrigerem Level stand die Basaliomhäufigkeit bei den eingeborenen Marokkanern.

Das „Carcinogen"-UV-Licht scheint am besten durch ein ausreichendes Vorhandensein von Hautpigment neutralisiert zu werden. Dieses wird besonders verdeutlicht durch die Beobachtung von Roffo (1937, 1938, 1939) und Basso (1938) an nach Argentinien eingewanderten Hellhäutigen und deren Nachkommen. Während die Eingewanderten eine übermäßig große Basaliomhäufigkeit aufwiesen, haben sich die in Argentinien bereits Geborenen soweit „pigmentieren" können, daß die Basaliomhäufigkeit bereits der der Eingeborenen weitgehend entsprach.

Nach all diesen Beobachtungen kann man es als erwiesen ansehen, daß bestimmte Umweltfaktoren das Auftreten von Basaliomen, wenn auch nicht in besonders ausgeprägtem Maße, zu fördern im Stande sind.

7 Klinische Vielfalt der Basaliome, Multiplizität ihres Vorkommens

Ursache multiplen Auftretens von Basaliomen sind erstens Krebszellimplantationen, zweitens Multiplizität der Reize und drittens Multiplizität der Geschwulstanlagen (Beck, 1933). Multiple Basaliome treten beim Basalzellnaevus-Syndrom und insbesondere bei einer chronischen Arsenintoxikation auf. Beim Basalzellnaevus-Syndrom handelt es sich um ein kongenitalhereditäres Syndrom, wobei durch „innewohnende Potenz" eine entsprechende Basaliomaussaat erfolt. Arsen gilt als sogenannter synkarzinogener Faktor. In solchen Fällen ist eine Multiplizität der Reize als Ursache anzunehmen. Arsenbasaliome weisen hinsichtlich Form und Lokalisation einige Besonderheiten auf: Die Tumoren sind vornehmlich am Rumpf lokalisiert, weniger im Kopfbereich. Das Auftreten in der Mehr- bzw. Vielzahl wurde in 33% festgestellt. Sicher kann durch Kumulation auch anderer Reize eine Basaliomatose ausgelöst werden. Dafür spricht, daß das Basaliom – wie oben ausgeführt – vorwiegend an lichtexponierten Körperstellen aufzutreten pflegt.

8 Differentialdiagnose

Knotige, nichtknotige und Sonderformen des Basalioms mit den dazugehörigen Umwandlungsformen bringen es mit sich, daß nicht selten differentialdiagnostische Probleme aufzutreten pflegen. In typischen Fällen ist auch ohne histologische Untersuchung, schon auf Grund des vorhandenen Knötchensaums, der Transparenz der Knötchen und der Teleangiektasien, die Diagnose „Basaliom" mit bloßem Auge zu stellen. Andererseits gelingt es bei nicht-typischer Ausbildung des Basalioms keineswegs immer, das Basaliom von anderen epithelialen Veränderungen abzugrenzen, z.B. vom spinozellulären Karzinom, von der Verruca seborrhoica, vom Morbus Paget etc. In diesen Fällen bleibt es der histologischen Diagnostik vorbehalten, klare Entscheidungen zu treffen.

Beim nodulären Basaliom wird differentialdiagnostisch zunächst an die zahlreichen benignen Neubildungen der Haut, wie Trichoepitheliom, Zylindrom, Talgdrüsenepitheliom, Molluscum contagiosum, zu denken sein. Häufig sind noduläre Basaliome pigmentiert. Sie ähneln klinisch-morphologisch den Naevuszellnaevi, den Histiozytomen, seborrhoischen Warzen, und letztendlich können differentialdiagnostische Schwierigkeiten zum malignen Melanom in statu nascendi vorkommen.

Die ulzerierten nodulären Basaliome sind verwechselbar mit dem Keratoakanthom, dem Stachelzellkarzinom und den Ulzera nicht-tumoröser Genese. Ulzerierte knotige Basaliome sind klinisch vielfach nicht zu unterscheiden von einem beginnenden Basalzellkarzinom. Noch scheinbar harmlos aussehende Basaliome können histologisch bereits in ein Basalzellkarzinom übergegangen sein. Hier spielen offensichtlich die Resistenzlage sowie der allgemeine Zustand des Tumorträgers eine wesentliche Rolle.

Das vegetierende oder fungöse Basaliom ist vom Klinisch-Makromorphologischen her zu verwechseln mit den Pseudoepitheliomatosen, die sich im Gefolge langdauernder entzündlicher Prozesse entwickeln können (Papillomatosis cutis carcinoides Gottron).

Das Basalioma planum et cicatricans resp. die sklerodermiformen Basaliome sind naturgemäß verwechselbar mit flächenhaften Narben nach Verbrennung bzw. bei der morpheaartigen Variation des Basalioms mit einer lokalisierten Sklerodermie. Perlartiger Knötchensaum bzw. lilac ring sind häufig bei genauer Betrachtung feststellbar und ermöglichen eine eindeutige Diagnose.

Ausgedehnte Tumorveränderungen werden entsprechend den dermatologisch seltenen Krankheitsbildern, die man nur einmal gesehen hat und immer wieder diagnostizieren kann, wesentliche diagnostische Schwierigkeiten nicht bereiten. Initiale Basaliome, die eher zu den Minimaldermatosen zu zählen sind, werden umso häufiger mit pigmentierten und nicht-pigmentierten Naevi, Histiozytomen, seborrhoischen Warzen oder gar mit initialen Melanomen verwechselt. Beim Epithelioma calcificans Malherbe wird die Diagnose in den meisten Fällen erst durch die Histologie gestellt, und das gilt vielfach nicht nur für das Epithelioma calcificans Malherbe.

Der behandelnde Arzt sollte es sich deshalb zum Grundsatz machen, in Zweifelsfällen die Neubildung so zu behandeln, als wenn sie ein Basaliom wäre, von der Überlegung ausgehend, daß Primärbasaliome nur wirkungsvoll behandelt werden können, wenn sie operativ radikal entfernt oder mit Röntgenstrahlen bzw. auf chemo- und kryo-chirurgischem Wege angegangen werden.

Summary

To begin with, the terminology and definition of the basal cell carcinoma and its biological type is pointed out, and classified. The resulting morphological grading leads to the differential diagnosis and clinical variety, caused by the biological typing regarding the appearance, development und prognosis. Furthermore the clinical variety of basal cell carcinomas in dependance on the influence which climate (UV-light) has on aging is discussed.

The differential diagnosis is complicated by possible problems with regard to some special kinds of basal cell carcinomas and concludes with the principal requirement of removing the primary basal cell carcinoma by means of radical surgery.

Literatur

Arning EC (1924) Multiples Basalzellencarcinom der Haut. Derm Ges Hamburg-Altona, Sitzg. 2. Nov. 1924. Derm Wochenschr 79:1597
Basso JL (1938) Die Lichtempfindlichkeit der Haut in der dermatologischen Klinik, ihre Bedeutung in der Krebsforschung. Bol Inst Med Exper Canc Buenos Aires 15:141-154
Beck SC (1933) Epitheliome. In: Jadassohn J (Hrsg) Hdb d Haut- u Geschl Krkh Springer, Berlin
Bloodgood JC (1910) The surgical treatment of cutaneous malignant growths. J Am Med Assoc 55:1615-1662
Blum HF, Urbach F (1964) Conference on sunlight and skin cancer. 21.-26. 3. 1964, Airlie House, Virginia, USA
Burg G (1981) Mikroskopisch kontrollierte Chirurgie der Basaliome nach Mohs: Methode und Indikation. In: Eichmann F, Schnyder UW (Hrsg). Das Basaliom. Springer, Berlin, Heidelberg, New York, S 113
Caro MR, Howell JB (1951) Morphea-like epithelioma. Arch Dermatol 63:57-69
Cotran RS (1961) Metastasizing basal cell carcinoma. Cancer 14:1036-1040
Crocker R, Pernet G Neoplastic yellow plaque case of H. Radcliffe-Crocker Morphoeiform roodent ulcer of Pernet. Ikonogr Derma (Kioto) 6:243. Zit nach Krompecher A (1903) Der Basalzellenkrebs. G. Fischer, Jena
Darier J (1892) Contribution à l'étude de l'épithéliome des glands sudoripares. Arch Med Exper Anat Path 3
Ehlers G (1965) Zur Klinik, Histopathologie und Cytologie der Basalzellepitheliome unter besonderer Berücksichtigung cytophotometrischer Untersuchungen im Ultraviolettlicht. Arch Klin Exp Derm 223:73-79
Ehlers G (1966) Zur Klinik der Basalzellenepitheliome unter Berücksichtigung statistischer Untersuchungen. Z Haut 41:226-238
Gartmann H, Reiners EM (1957) Zur Frage der Hautkrebsentstehung durch Sonnenlicht. Derm Wochenschr 136:1123-1132
Gooding CA, White G, Ysatuhashi M (1965) Significance of marginal extension in excised basal-cell-carcinoma. Engl J Med 273:923-924
Gottron HA (1953) Neue Gesichtspunkte beim Krebs der Haut unter besonderer Berücksichtigung des Basalioms. Medizinische Welt, Bd II, 977-985
Gottron HA (1954) Praecancerosen und Pseudocancerosen der Haut. Dtsch Med Wochenschr 79:1250-1254, 1334-1338
Gottron HA, Nikolowski W (1960) Karzinom der Haut. In: Gottron HA, Schönfeld W (Hrsg) Hdb d Haut- u Geschl Krkh Bd IV Thieme, Stuttgart S 295-406
Hannover A (1852) Das Epithelioma, eine eigenartige Geschwulst, die man im allgemeinen bisher als Krebs angesehen hat. Arch Anat Physiol Wiss Med
Hazen HH, Freemani CW (1950) Skin cancer in the american negro. Arch Derm Syph 62:622-623
Holubar K (1969) Das intraepidermale Epitheliom (sog. Borst-Jadassohn): Verkörpert dieser Begriff eine Entität im histologischen Sinne oder nicht? Hautkr 44:391-418
Holubar K (1975) Das Basaliom. In: Jadassohn (Hrsg) Hdb d Haut- u Geschl Krkh, Ergän-

zungswerk. III 3A, Springer, Berlin S 235-464

Kaposi M (1893) Pathologie und Therapie der Hautkrankheiten. Urban & Schwarzenberg, Wien Leipzig

Krompecher A (1900) Der drüsenartige Oberflächenepithelkrebs (Ca. epitheliale adenoides). Zieglers Beitr Patho anatom 28:1-41

Lattes R, Kessler RW (1951) Metastasizing basal cell epithelioma of the skin. Cancer 4:866-878

Lauritzen RE, Johnson RE, Spratt jr JS (1965) Pattern of recurrence in basal cell carcinoma. Surgery 57:813-816

Melczer N (1961) Präkanzerosen und primäre Krebse der Haut (Deutsche Übersetzung von K. Herrler, Budapest) Akad Kiado, Budapest

Miescher G (1941) Der Hautkrebs, therapeutischer Teil. Schweiz Med Wochenschr II:982-988

Mohs FE (1956) The chemo-surgical method for the microscopically controlled excision of cancer of the skin. NY State J Med 56:3486-3493

Nékám (1901) Basalioma adenoides cysticum esete. Orv Hetil (ung.)

Paget J (1872) The orgine of cancer. , London

Paget J (1887) The morton lecture of cancer. Br Med J:1091-1094

Piers F (1948) Sunlight und skin cancer in Kenya. Br J Dermatol 60:319-332

Pinkus H (1966) Adnexal tumors, benign, not so benign and malignant. In: Dobson W, Montagna R (ed) Advances of biology of skin. Vol VII, Carcinogenesis. Pergamon, London New York, p 255-276

Richter R (1960) Das Hautcarcinom in seinen Formen und Beziehungen zu ethnologischen und klimatologischen Faktoren. Derm Wochenschr 142:1025-1036

Roffo AH (1939) Tätigkeitsbericht des Institutes für Krebsforschung der Medizinischen Fakultät, Universität Buenos Aires, für die Jahre 1937-1939. Bol Inst Med Exper Canc Buenos Aires 17:1-373. Ref Hautkr 68:295 (1942)

Roffo jr AE (1937) Die gegenwärtige Auffassung von der Wirkung der Sonne und Ultraviolettstrahlung auf die Krebsentwicklung. Bol Inst Med Exper Canc Buenos Aires 14:467-478

Roffo jr AE (1938) Wirkung der Sonne und Ultraviolettstrahlung auf die Krebsentwicklung. Med Welt: 239-240

Rollier R, Pelbois F (1960) Aspect ethnique des épithéliomas cutanées au Maroc. Incidences thérapeutiques. Maroc Med 39:124-131

Savatard L (1922) Further remarks on early epithelioma of the skin. Br J Dermatol 34:6-11

Scott EG van (1964) Definition of epidermal cancer. In: Montagna W, Lobitz jr WG (eds) The epidermis. Academic, New York London, p 573-586

Summerly R (1965) Basal cell carcinoma. An aetiological study of patients aged 45 and under with special reference of Gorlin's syndrome. Br J Dermatol 77:9-15

Thiersch C (1865) Der Epithelialkrebs, namentlich der Haut. Wilhelm Engelmann, Leipzig

Genetik der Basaliome

R. Happle (Münster)

Zusammenfassung

Bei der Entstehung gewöhnlicher Basaliome sind in den meisten Fällen genetische Einflüsse nicht erkennbar. Diejenigen Basaliome, die sich aufgrund einer erblichen Disposition entwickeln, lassen sich in drei Gruppen einteilen. Die erste Gruppe umfaßt die nävoiden Basaliome als spezifisches Merkmal monogener Erbleiden. Hierzu gehören das autosomal dominant vererbte Basalzellnävus-Syndrom, bei dem multiple Basaliome, Kieferzysten, palmoplantare Grübchen und zahlreiche andere Anomalien in variabler Kombination auftreten, sowie das Bazex-Syndrom, das durch multiple Basaliome, follikuläre Atrophodermie und Hypotrichose gekennzeichnet ist und einem dominanten, wahrscheinlich X-chromosomalen Erbgang folgt. Das von Dugois et al. beobachtete gemeinsame Auftreten multipler Basaliome und spinozerebellarer Degeneration stellt möglicherweise ein weiteres durch Nävobasaliome charakterisiertes Syndrom dar. Die zweite Gruppe umfaßt Basaliome als unspezifische Folge einer vermehrten Lichtempfindlichkeit bei monogenen Erbleiden (Xeroderma pigmentosum, Albinismus). Eine dritte Gruppe bilden die Basaliome bei hellhäutigen Patienten als Folge vermehrter Lichtempfindlichkeit aufgrund des polygen vererbten Pigmentierungstyps. Bei allen drei Gruppen gibt es Hinweise für das Zusammenwirken von genetischer Disposition und Umwelteinflüssen bei der Basaliomentstehung. Bei dunkelhäutigen Patienten mit Basalzellnävus-Syndrom entwickeln sich die Basaliome wesentlich seltener als bei hellhäutigen. Durch Röntgenbestrahlung wird die Entwicklung von Nävobasaliomen innerhalb kurzer Zeit induziert; dies Phänomen läßt sich mit dem Zweimutationen-Modell der Tumorentstehung erklären. Dieses Modell würde die Entstehung des Basalioms aus einer einzigen mutierten Zelle implizieren. Die Frage, ob Basaliome unizellulär oder multizellulär entstehen, wird sich wahrscheinlich in naher Zukunft durch Untersuchung von Enzymmarkern beantworten lassen. Als Substrat benötigt man Basaliomgewebe von Patientinnen, die heterozygot für Varianten des X-chromosomalen Enzyms Glukose-6-Phosphat-dehydrogenase sind. Beim autosomal dominant vererbten Epithelioma adenoides cysticum, einem Adnextumor höheren Differenzierungsgrades, ist diese Untersuchung bereits durchgeführt worden; das Resultat spricht für multizelluläre Entstehung dieses Tumors.

1 Einleitung

In diesem Kapitel werden die unterschiedlichen Formen der erblichen Disposition zur Basaliomentwicklung beschrieben. Es gibt (1) monogene Erbleiden, bei denen Nävobasaliome als ein spezifisches Merkmal auftreten, (2) monogene Erbleiden, bei denen sich Basaliome als unspezifische Folge einer vermehrten Lichtempfindlichkeit entwickeln, und (3) die polygen vererbte Hellhäutigkeit, bei der die Basaliome ebenfalls als unspezifische Folge einer vermehrten Lichtempfindlichkeit entstehen.

Mit den Methoden der Genetik lassen sich wichtige Informationen zur Ätiologie und Pathogenese der Basaliome gewinnen. Dabei geht es insbesondere um die Frage, ob sich die Entwicklung zur Basaliomzelle in einem einzigen oder in mehreren Schritten vollzieht, und ob das Basaliom monoklonal oder multizellulär entsteht.

2 Nävobasaliome als spezifisches Merkmal monogener Erbleiden

Bis vor wenigen Jahren galten Nävobasaliome als ein spezifisches Merkmal des Basalzellnävus-Syndroms. Heute kennt man zwei verschiedene monogen-hereditäre Syndrome, die durch Nävobasaliome charakterisiert sind. Möglicherweise gibt es noch weitere Gendefekte, die zur Entwicklung von Nävobasaliomen disponieren.

2.1 Basalzellnävus-Syndrom

Gemessen an der Häufigkeit gewöhnlicher Basaliome ist das Basalzellnävus-Syndrom selten. Beim Erwachsenen findet man gewöhnliche Basaliome 250mal häufiger als die Tumoren des Basalzellnävus-Syndroms [24]. Das Syndrom kommt bei beiden Geschlechtern gleich häufig vor.

2.1.1 Klinik des Basalzellnävus-Syndroms

Das Syndrom ist charakterisiert durch das gemeinsame Auftreten multipler Basaliome, punktförmiger palmarer und plantarer Verhornungsstörungen, multipler Kieferzysten sowie von Anomalien der Wirbelsäule und der Rippen. Eine Vielfalt anderer Defekte kann mit diesem Fehlbildungen assoziiert sein (Tabelle 1). Die Kombination und Ausprägung dieser Anomalien ist sehr unterschiedlich, und dies ist mit ein Grund dafür, daß das Syndrom relativ spät als Krankheitseinheit erkannt worden ist [26, 36].

Die Nävobasaliome findet man oft in ungewöhnlichen Lokalisationen, zum Beispiel in den Achselhöhlen [10], Leistenbeugen [54], Ellenbeugen [32] und Kniekehlen [31] sowie in der Genitalregion, insbesondere am Mons pubis und den großen Schamlippen [24, 25].

Es gibt keine sicheren histologischen Kriterien, um Nävobasaliome von gewöhnlichen Basaliomen zu unterscheiden. Klinisch unterscheiden sich Nävobasaliome jedoch von gewöhnlichen Basaliomen dadurch, daß sie oft nicht wie Basaliome aussehen (Abb. 1).

Tabelle 1. Symptome des Basalzellnävus-Syndroms (modifiziert nach Gorlin und Sedano 1971)

Symptome	relative Häufigkeit
I Haut	
1 multiple Nävobasaliome	+++
2 palmo-plantare Verhornungsdefekte	++
3 Milien, Epithelzysten	++
4 Fibrome oder Neurofibrome	+
5 Lipome	+
II Knochen und Zahnanlagen	
1 multiple Kieferzysten	+++
2 Rippen: Gabelung, Synostose, fehlende oder rudimentäre zusätzliche Rippen	+++
3 Wirbelsäule: Skoliose, Blockwirbel, Spina bifida occulta	++
4 Stirnhöcker	++
5 Progenie	++
6 Anomalien der Sella turcica	++
III Zentralnervensystem	
1 Verkalkung der Dura (Falx, Tentorium)	+++
2 Schwachsinn	++
3 Medulloblastom	+
4 Veränderungen im EEG	+
IV Augen	
1 Hypertelorismus, Dystopia canthorum	++
2 Motilitätsstörungen (Strabismus, Nystagmus)	+
3 Katarakt, angeboren oder frühzeitig entwickelt	+
4 Hemmungsmißbildungen	(+)
V Endokrine Organe	
1 Ovarialfibrome	+++
2 männlicher Hypogonadismus	+

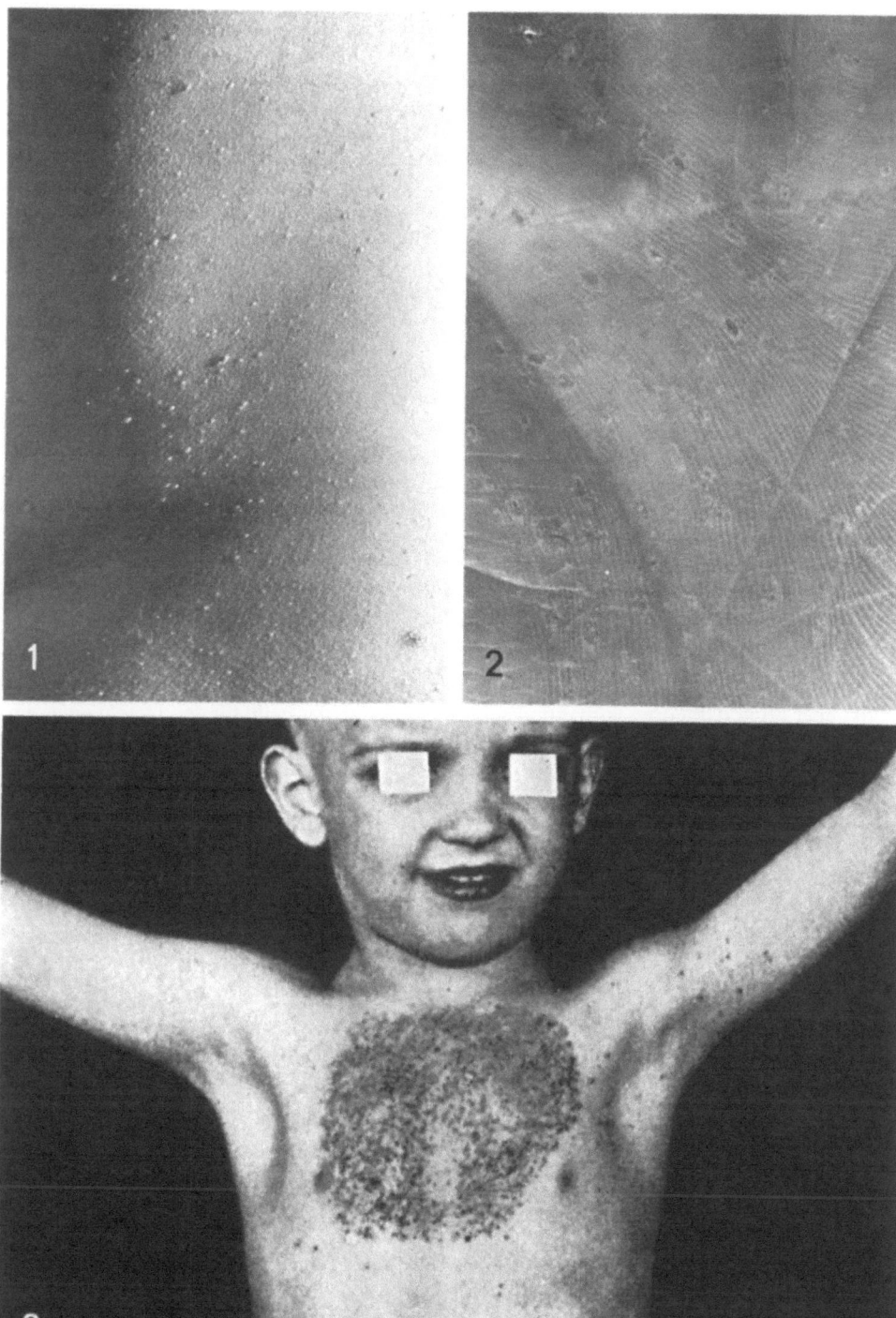

Abb. 1. Multiple Nävobasaliome (histologisch gesichert) an der Flanke und in der Leistenbeuge bei Basalzellnävus-Syndrom. Der elfjährige Patient wies mehr als 1000 Hauttumoren auf

Abb. 2. Palmare Grübchen bei Basalzellnävus-Syndrom. Im oberen Bilddrittel ist eine Epidermiszyste erkennbar

Abb. 3. Fünfjähriger Junge, bei dem sich nach Röntgentherapie einer Thymusschwellung im Strahlenfeld mehr als 1000 Nävobasaliome entwickelt haben (Aus [58])

In der Literatur findet man die folgenden klinischen Fehldiagnosen, die dann histologisch korrigiert wurden: Trichoepitheliom [55], Milium [55], Molluscum contagiosum [55], Fibrom [33], Neurofibrom [65], Nävuszellnävus [50], malignes Melanom [57], Morbus Bowen [66]. Das andersartige Aussehen der Nävobasaliome hat zum Teil auch ein histologisches Äquivalent in einer auffallend starken Pigmentierung [21] sowie in einer ausgeprägten Stromareaktion [33], die dem Bilde eines Fibroepithelioms entsprechen kann. Häufiger als in gewöhnlichen Basaliomen findet man in Nävobasaliomen auch Verkalkungszonen [72] und das Phänomen der Verknöcherung [47]. Diese histologischen Besonderheiten sind aber nur quantitativer und nicht qualitativer Natur.

Wie alle anderen Komponenten des Basalzellnävus-Syndroms können auch die Nävobasaliome sehr unterschiedlich ausgeprägt sein. Innerhalb ein und derselben Familie kann die Zahl der Hauttumoren bei einem Genträger zwischen 0 und 10 000 schwanken [2], wobei betont sei, daß auch bei erwachsenen Patienten das Syndrom in voller Symptomatik, aber ohne Basaliome vorhanden sein kann [38, 56].

Die charakteristischen palmaren und plantaren Grübchen (Abb. 2) wurden bei einem eigenen Patienten schon im Säuglingsalter beobachtet. Die punktförmigen Verhornungsdefekte können auch die Seitenkanten der Finger und Zehen sowie die Hand- und Fußrücken befallen und weisen in dieser Lokalisation einen rötlichen Farbton auf, weil der Papillarkörper freiliegt und die Kapillaren durchschimmern. Mehrfach ist über die Entwicklung von Nävobasaliomen am Handteller berichtet worden [35, 36, 64], wobei die histologische Untersuchung meistens ergab, daß die Tumoren an der Basis der palmaren Grübchen entstanden waren. Diese Befunde sind für die Basaliomforschung bedeutsam, da im allgemeinen angenommen wird, daß das Basaliom aus Zellen der Haar-Talgdrüsen-Anlage entsteht. Ob die palmaren Basaliome ihren Ausgang von Zellen nehmen, welche die Potenz zur Bildung von Schweißdrüsen in sich tragen, ist bisher nicht geklärt.

2.1.2 Formalgenetische Aspekte: Monogene Vererbung und Pleiotropie

Die proteushafte Variabilität der Symptome macht es im Einzelfall oft schwierig, das Krankheitsbild gegenüber anderen Syndromen mit verwandter Symptomatik abzugrenzen. Man könnte sich die Frage stellen, ob diese vielgestaltige Symptomatik nicht durch mehrere, eng gekoppelte Gene verursacht wird. Dies ist aber nicht der Fall, denn auch in ausgedehnten Familienuntersuchungen [3, 4] wurde niemals eine Aufspaltung der Symptome beobachtet, beispielsweise in der Weise, daß in einem Zweig der Familie nur noch die Kieferzysten oder nur noch die Nävobasaliome auftreten würden. Es gilt vielmehr als sicher, daß es sich beim Basalzellnävus-Syndrom um ein monogen hereditäres Leiden mit autosomal dominantem Erbgang handelt.

Die Manifestation des Syndroms in drei Generationen wurde schon im Jahre 1939 von Straith [62] und später von zahlreichen anderen Autoren beobachtet. Auch über das Auftreten des Syndroms in vier aufeinander folgenden Generationen [42, 69] und in fünf Generationen [1, 45, 49] liegen Berichte vor.

Das Basalzellnävus-Syndrom stellt ein markantes Beispiel für den Begriff der Pleiotropie dar, das heißt für den Defekt eines einzigen Gens mit vielfältigen und unterschiedlichen phänotypischen Auswirkungen, die sich nicht ohne weiteres auf einen einheitlichen Pathomechanismus zurückführen lassen. Die Penetranz des zugrundeliegenden Genedefektes ist groß, seine Expressivität variabel.

Zahlreich sind die Berichte über sporadisches Auftreten des Syndroms. Ein großer Teil dieser Fälle wird durch Neumutationen bedingt sein, zum Teil wird es sich jedoch nur um ein scheinbar sporadisches Auftreten bei geringer Expressivität des Gendefektes oder bei unzureichender Familienuntersuchung handeln.

2.1.3 Unilaterale und streifenförmige Anordnung der Nävobasaliome

Daß häufig Neumutationen für das sporadische Auftreten des Basalzellnävus-Syndroms verantwortlich sein müssen, wird am Beispiel der streifenförmigen und unilateralen Anordnung von Nävobasaliomen deutlich [5, 12, 41, 71]. Bemerkenswert ist das Auftreten einer solitären Kieferzyste in der von dem Basalzellnävus befallenen Körperhälfte [59]. Bei einer eigenen Beobachtung waren palmare Grübchen im Bereich des befallenen Körperquadranten vorhanden. Als Erklärung für die strichförmige und unilaterale Anordnung von Nävobasaliomen wird man am ehesten eine somatische Mutation annehmen können. Alle bisher beobachteten Fälle waren sporadisch, wie es bei einer somatischen Mutation zu erwarten ist.

Die streifenförmige Anordnung von Nävobasaliomen wird mitunter fälschlich als „zosteriform" beschrieben [71]. Dieser Ausdruck ist irreführend, denn die Verteilung der Nävobasaliome entspricht nicht den Zonen radikulärer Innervation, sondern folgt den Blaschkoschen Linien als morphologisches Substrat des dorsoventralen Auswachsens mutierter Zellen während der Embryogenese.

2.1.4 Gewebespezifität der Tumordisposition

Der Gendefekt des Basalzellnävus-Syndroms äußert sich nicht nur in der Entstehung von Nävobasaliomen, sondern auch in einer erhöhten Disposition für Neoplasien anderer Organe. Neben dem häufigen Auftreten von Medulloblastomen [29, 33] besteht eine erhöhte Disposition für das Fibrosarkom des Kieferbereichs und wahrscheinlich auch für das Stachelzellkarzinom der Haut sowie für das Rhabdomyosarkom. Andererseits ergibt die Durchsicht der Literatur, daß mit Sicherheit kein erhöhtes Risiko für Tumoren der Lunge, der Schilddrüse, der Leber und der Blutzellreihe besteht.

Damit bestätigt sich eine Regel, die für alle erblichen Tumorsyndrome gilt und besagt, daß eine hereditäre Geschwulstdisposition immer gewebespezifisch ist [40]. Niemals handelt es sich um eine für alle Gewebe erhöhte Tumordisposition.

2.1.5 Fehlen chromosomaler Instabilität

Bei einem eigenen Patienten, der einige Symptome des Basalzellnävus-Syndroms aufwies, wurden multiple Aberrationen vom Chromosomen- und Chromatidentyp in Lymphozytenkulturen und Fibroblastenkulturen unauffälliger Hautpartien gefunden [30], und wir stellten uns die Frage, ob diese erhöhte chromosomale Instabilität als Ausdruck einer gesteigerten Bereitschaft zur Tumorenentwicklung gewertet werden könne. Inzwischen haben wir Blutkulturen von 26 Patienten mit Basalzellnävus-Syndrom zytogenetisch daraufhin untersucht, ob eine erhöhte chromosomale Instabilität in vitro besteht. Bei 22 Patienten war die Aberrationsrate gegenüber Kontrollpersonen nicht erhöht. Bei den übrigen vier Patienten ergab sich eine leichte Erhöhung der Aberrationsrate. Bei zwei von diesen Patienten war die erhöhte Aberrationsrate als Folge einer wiederholten Exposition gegenüber Röntgenstrahlen anzusehen.

Aufgrund dieser Befunde läßt sich die Vermutung nicht mehr aufrechterhalten, daß es sich beim Basalzellnävus-Syndrom um einen Gendefekt mit erhöhter chromosomaler Instabilität handelt. Möglicherweise war die Diagnose Basalzellnävus-Syndrom bei dem zuerst untersuchten Patienten [30] unzutreffend.

2.1.6 Induktion von Nävobasaliomen durch Umwelteinflüsse

Bei Patienten mit Basalzellnävus-Syndrom können verschiedene Umwelteinflüsse die Entwicklung der Nävobasaliome induzieren oder beschleunigen.

2.1.6.1 Sonnenlicht

Das Auftreten des Basalzellnävus-Syndroms ohne Basaliome wurde mehrfach in Familien schwarzer Hautfarbe beobachtet. Anderson et al. [4] beschrieben dies Phänomen bei einer 45jährigen Negerin und ihrem 27jährigen Sohn. Mordecai [48] sah einen 42jährigen Patienten schwarzer Hautfarbe mit Kieferzysten, Synostosen und Gabelung der Rippen sowie Verkalkung der Falx cerebri, jedoch ohne Basaliom. Bei Patienten schwarzer Hautfarbe können sich die Nävobasaliome auch erst nach dem 60. Lebensjahr manifestieren [46]. Aus diesen Beobachtungen ergibt sich ein Hinweis auf den Einfluß des Sonnenlichtes auf die Entstehung der Nävobasaliome. Es ist plausibel anzunehmen, daß die Melaninpigmentierung einen Schutz vor dem auslösenden Lichtreiz darstellt.

2.1.6.2 Röntgenstrahlen

Das Zusammenwirken von genetischer Disposition und Umwelt zeigt sich noch offenkundiger in der Entstehung von Nävobasaliomen nach Strahlenbehandlung. Scharnagel und Pack [58] beobachteten einen 5jährigen Jungen mit großem Schädel, Hypertelorismus und Hydrocephalus internus sowie multiplen Basaliomen. Aufgrund der Beschreibung läßt sich mit Sicherheit annehmen, daß das Basalzellnävus-Syndrom vorlag. Der Junge wurde unmittelbar nach der Geburt wegen einer Thymusschwellung röntgenbestrahlt. Er entwickelte sich normal, es entstand jedoch eine kreisförmige Röntgenpoikilodermie an der vorderen Thoraxeand. Im Alter von fünf Jahren hatten sich innerhalb dieses Strahlenfeldes mehr als 1000 Basaliome entwickelt (Abb. 3). Über den übrigen Körper verstreut fanden sich weitere Basaliome, jedoch stimmte die Abgrenzung des kreisförmigen Basaliomfeldes auf der Brust exakt mit dem Strahlenfeld überein.

Daß Röntgenstrahlen einen wesentlichen Umweltreiz zur Entstehung von Nävobasaliomen darstellen, wird auch durch folgendes Phänomen belegt. Im Rahmen des Basalzellnävus-Syndroms können sich bei Kindern Medulloblastome entwickeln. Das Medulloblastom ist sehr strahlenempfindlich. Zur Behandlung wird die Kleinhirnregion und die gesamte Rückenmarksregion bestrahlt. Werden Kinder mit Basalzellnävus-Syndrom entsprechend behandelt, dann entwickeln sich oft schon ein halbes Jahr nach der Therapie im Bereich des Strahlenfeldes über dem Hinterkopf und über der Wirbelsäule multiple Nävobasaliome, also in einer für das Syndrom ungewöhnlichen Lokalisation [33, 63]. Es vergeht nicht etwa eine Latenzzeit von etwa zehn Jahren, wie man es normalerweise für röntgeninduzierte Basaliome annimmt. Diese Latenzzeit gilt offenbar nicht für Patienten, die mit dem Gen des Basalzellnävus-Syndroms behaftet sind. Aus diesen Beobachtungen ergibt sich sowohl eine theoretische Schlußfolgerung in Bezug auf die Tumorentstehung als auch eine praktische Konsequenz für die Therapie.

2.1.6.2.1 Das Zweimutationen-Modell der Tumorenentstehung

Das Mehrschrittmodell der Tumorentstehung besagt, daß zur Entwicklung eines malignen Tumors mehr als ein entscheidender Schritt notwendig ist. Allgemein wird angenommen, daß der erste Schritt eine Mutation ist, und in vielen Fällen werden auch die nächsten Schritte Genmutationen sein. Die einfachste Variante des Mehrschrittmodells ist das Zweimutationen-Modell der Tumorentstehung [6]. Es wäre denkbar, daß beide Mutationsschritte denselben Genlocus betreffen, so daß die Entstehung einer Tumorzelle durch den Übergang aus dem heterozygoten in einen homozygoten Zustand in Bezug auf diese Mutation zu erklären wäre [14, 40].

Bei einem Patienten, der nicht das Gen des Basalzellnävus-Syndroms trägt, wird durch die Röntgenbestrahlung in vielen Zellen die erste Mutation ausgelöst. Es vergehen danach mindestens zehn Jahre, bis durch Hinzutreten einer zweiten Mutation in irgendeiner Zelle das Basaliomwachstum beginnt. Beim Basalzellnävus-Syndrom dagegen ist in allen Zellen des Organismus schon die erste Mutation vorhanden, so daß nur die zweite Mutation hinzukommen muß, um das Basaliomwachstum auszulösen. Dies würde erklären, warum innerhalb kürzester Frist eine sehr große Zahl von Nävobasaliomen durch Röntgenstrahlen induziert werden kann.

2.1.6.2.2 Schlußfolgerung für die Therapie der Nävobasaliome

Im Gegensatz zum gewöhnlichen Basaliom, bei dem mitunter die Röntgenbehandlung eine bedenkenswerte Alternative darstellt, dürfen Nävobasaliome niemals einer Strahlenbehandlung unterzogen werden, solange sie in anderer Weise behandelt werden können, und dies wird in den meisten Fällen möglich sein. Die Literatur über das Basalzellnävus-Syndrom birgt zahlreiche beeindruckende Beispiele dafür, daß durch Röntgenbestrahlung eines Nävobasalioms multiple infiltrierend wachsende Nävobasaliome entstanden sind. Wenn man bei Nävobasaliomen zwischen einer nävoiden und einer onkotischen Phase unterscheiden will [8, 24], und aus praktischen Gründen erscheint diese Unterscheidung sinnvoll, muß stets bedacht werden, daß in vielen Fällen die onkotische Phase durch Strahlenbehandlung induziert worden ist [11, 33, 61, 67]. Wenn nach Strahlenbehandlung eines Nävobasalioms marginal neues Tumorwachstum einsetzt, dann handelt es sich meistens nicht um Rezidive, sondern vielmehr um multiple strahleninduzierte Basaliome.

2.1.6.3 Andere Indukationsfaktoren

Daß bei der Manifestation der Nävobasaliome auch andere Umweltreize bedeutsam sein können, geht aus einer Beobachtung von Panizzon et al. [52] hervor. Bei einem Patienten mit Basalzellnävus-Syndrom entstanden Nävobasaliome nicht nur an einer BCG-Impfstelle, sondern auch an einer Einstichstelle am Handrücken nach Infusionstherapie.

2.2 Bazex-Syndrom

Dieses Syndrom ist im Jahre 1966 beschrieben [7], aber erst in den letzten Jahren über den französischen Sprachraum hinaus bekannt geworden [28, 68]. Das Syndrom ist charakterisiert durch eine follikuläre Atrophodermie, die an Hand- und Fußrücken sowie an den Wangen besonders ausgeprägt ist. Hinzu kommt eine Hypotrichose, die das Kopfhaar und die Körperhaare betrifft. Das verbliebene schüttere Haupthaar ist auffallend struppig. Mikroskopisch findet man eine Trichorrhexis nodosa. In der Periorbitalregion können zahlreiche Milien bestehen. Die Basaliome, die sich schon im zweiten Lebensjahrzehnt im Gesicht und manchmal auch an Händen und Unterarmen entwickeln, weisen alle Charakteristika der Nävobasaliome auf. Sie sind multipel und stark pigmentiert und können manchmal auch Milien ähneln.

Das Syndrom wird in direkter Reihe durch mehrere Generationen vererbt [53, 68], so daß mit Sicherheit ein dominanter Gendefekt vorliegt. Offen ist jedoch die Frage, ob es sich um ein autosomales oder um ein X-gekoppeltes Gen handelt. Die Zahl der veröffentlichten Stammbäume erscheint zur Zeit noch zu klein, um diese Frage zu entscheiden. Vieles spricht jedoch für die Annahme eines X-gekoppelt dominanten Gendefektes. Bei männlichen Patienten sind offenbar immer alle Töchter und niemals die Söhne betroffen (Abb. 4).

2.3 Multiple Nävobasaliome und spinozerebellare Degeneration

Die Kombination einer hereditären spinozerebellaren Degeneration mit dem Auftreten multipler Nävobasaliome wurde von Dugois et al. [18] bei vier Geschwistern, zwei Männern und zwei Frauen, beschrieben. Multiple Nävobasaliome des Gesichtes entwickelten sich bei allen vier Patienten im dritten bis fünften Lebensjahrzehnt. Es bestanden keine weiteren Anomalien, die für das Basalzellnävus-Syndrom oder das Bazex-Syndrom hätten sprechen können. Bei zwei von diesen Geschwistern führte die neurologische Erkrankung im Alter von fünfzig Jahren zum Tode.

Ungeklärt ist die Frage, ob es sich bei dieser Beobachtung um ein eigenständiges Syndom handelt.

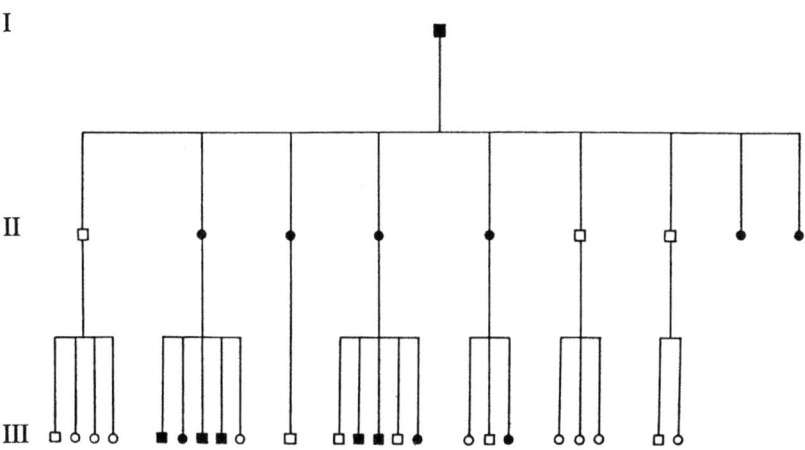

Abb. 4. Auftreten des Bazex-Syndroms in drei Generationen. (Nach Piérard et al., 1971)

3 Basaliome als unspezifische Folge einer vermehrten Lichtempfindlichkeit bei monogenen Erbleiden

Eine erhöhte Disposition zur Basaliomentwicklung besteht beim Xeroderma pigmentosum und beim Albinismus. Daß es sich hierbei um eine unspezifische Folge einer vermehrten Lichtempfindlichkeit handelt, geht daraus hervor, daß sich bei diesen Erbleiden auch häufig Stachelzellkarzinome und andere Tumoren der Haut entwickeln.

3.1 Xeroderma pigmentosum

Das Xeroderma pigmentosum ist durch vorzeitige schwerste Lichtschäden mit Entwicklung von Pigmentverschiebungen, Atrophien und Keratosen gekennzeichnet. Schon in der Kindheit entstehen multiple Basaliome und Stachelzellkarzinome sowie Lentigo-maligna-Melanome. Man kennt heute sieben verschiedene Gendefekte, die diesem Krankheitsbild zugrundeliegen können [13]. In den meisten Fällen wird die Krankheit durch eine Störung der Dunkelreparatur ausgelöst.

Vom Xeroderma pigmentosum abzugrenzen ist das pigmentierte Xerodermoid [39]. Bei dieser Krankheit besteht keine Störung der Dunkelreparatur. Der Verlauf ist vergleichsweise milde, jedoch wesentlich schwerer als bei der gewöhnlichen Landmannshaut. Bei einer eigenen Patientin mit pigmentiertem Xerodermoid wurden bis zum 50. Lebensjahr ca. 60 Basaliome durch Exzision oder Elektrokaustik entfernt. Ob diese Krankheit monogen oder polygen vererbt wird, ist noch unklar.

3.2 Albinismus

Der okulokutane Albinismus ist eine heterogene Krankheit, der verschiedene autosomal rezessive Gendefekte zugrundeliegen können [70]. Bei starker Sonnenexposition entwickeln albinotische Patienten schon frühzeitig nicht nur Karzinome, sondern auch Basaliome. Bemerkenswerterweise stimmen die Prädilektionsstellen beider Tumoren nicht vollkommen miteinander überein. Dies mag daran liegen, daß diejenigen Zellen des primären Epithelkeims, aus denen sich Basaliome entwickeln, an verschiedenen Körperstellen in unterschiedlicher Zahl vorhanden sind.

Tritt das Basaliom bei Negern auf, dann handelt es sich überwiegend um Albinos, bei denen auch das Manifestationsalter niedriger ist als bei normal pigmentierten Negern [37].

4 Basaliome als unspezifische Folge einer vermehrten Lichtempfindlichkeit aufgrund des polygen vererbten Pigmentierungstyps

Die Hautpigmentierung ist ein genetisch bestimmter Faktor, der die unterschiedliche Häufigkeit des Basalioms, gleiche Umweltbedingungen vorausgesetzt, erklärt. Gellin et al. [23] verglichen eine Gruppe von 861 Basaliompatienten weißer Hautfarbe mit einer Kontrollgruppe und fanden eine statistisch signifikante Häufung heller Hauttypen in der Gruppe der Basaliompatienten. Basaliome treten bei Negern extrem selten auf, bei Japanern und Chinesen ist der Tumor etwas häufiger, aber dennoch sehr selten im Vergleich zu Europäern.

Der Pigmentierungstyp wird offenbar durch verschiedene Genloci kontrolliert, wahrscheinlich sind es jedoch nur wenige Loci. Diese Vermutung läßt sich aus der Beobachtung ableiten, daß bei Vermischung von Weißen und Schwarzen schon in der zweiten Mischlingsgeneration ein Teil der Kinder den kaukasischen Pigmentierungstyp aufweist [15].

5 Entsteht das Basaliom monoklonal oder multizellulär?

Die Frage, ob das Basaliom aus einer einzigen mutierten Zelle oder multizellulär entsteht, ist bisher nicht mit Sicherheit zu beantworten. Beide Möglichkeiten kommen in Betracht. Es wäre auch denkbar, daß das gewöhnliche Basaliom monoklonal entsteht, während sich bei einer Nävobasaliomatose jeder einzelne Tumor multizellulär entwickelt.

Das Problem läßt sich angehen, indem man Tumoren bei solchen Menschen untersucht, die sich aus zwei funktionell verschiedenen, im Labortest erkennbaren Zellpopulationen zusammensetzen [19]. Für diese Fragestellung hat sich das funktionelle X-chromosomale Mosaik bei heterozygoten Frauen als brauchbares Modell erwiesen. In jeder Körperzelle einer Frau ist jeweils nur ein X-

Chromosom aktiv. Die Inaktivierung des väterlichen oder des mütterlichen X-Chromosoms erfolgt in der frühen Embryonalzeit, und die Entscheidung, welches der beiden X-Chromosomen inaktiviert bleibt, wird jeweils für alle Tochterzellen beibehalten [44]. Bei einer Frau, die für eine Variante des X-chromosomal kodierten Enzyms Glukose-6-Phosphat-dehydrogenase heterozygot ist, findet man zwei enzymatisch verschiedene Zellpopulationen. Wenn eine solche Patientin ein Basaliom entwickelt, kann man das Parenchym des Tumors daraufhin untersuchen, ob es nur eine Enzymvariante oder beide Varianten enthält. Wenn nur eine Enzymvariante vorhanden ist, spricht dies für die Entstehung des Tumors aus einer einzigen mutierten Zelle. Wenn beide Enzymvarianten in dem Parenchym gefunden werden, dann spricht dies für multizelluläre Entstehung. Mit Hilfe dieser Methode wurde die monoklonale Entstehung des Uterusmyoms [43], des malignen Melanoms [19] und des Morbus Bowen der Vulva [60] wahrscheinlich gemacht, während die Untersuchungsergebnisse bei hereditären Neurofibromen [20], beim Mammakarzinom [60] und beim Kolonkarzinom [9] für multizelluläre Entstehung sprechen.

Daß diese Untersuchung beim Basaliom bisher noch nicht durchgeführt werden konnte, hat seinen Grund darin, daß diejenigen Frauen, bei denen ein funktionelles Mosaik in Bezug auf das Enzym Glukose-6-Phosphat-dehydrogenase gefunden worden ist, bisher überwiegend Nordamerikanerinnen schwarzer Hautfarbe waren. In dieser Personengruppe ist die Entstehung eines Basalioms extrem selten. Wahrscheinlich wird sich in der mediterranen Bevölkerung eher eine für das Enzym Glukose-6-Phosphat-dehydrogenase heterozygote Basaliompatientin finden lassen.

Beim Epithelioma adenoides cysticum, einem dem Basaliom nahestehenden gutartigen Hauttumor, ist eine entsprechende Untersuchung in einer Familie mit der mediterranen Form der Glukose-6-Phosphat-dehydrogenasedefizienz bereits durchgeführt worden [22]. Das Ergebnis dieser Studie spricht für multizelluläre Entstehung des autosomal dominant vererbten Epithelioma adenoides cysticum. Diese Entstehungsweise kann aber noch nicht als endgültig bewiesen gelten. Eine technische Schwierigkeit besteht darin, daß bei der Aufarbeitung des zu untersuchenden Gewebes das Parenchym vom Stroma sauber getrennt werden muß, weil sonst das anhängende Bindegewebe ein Enzymmosaik vortäuschen könnte.

Die Zukunft wird zeigen, ob sich mit Hilfe dieser genetischen Methode neue Einblicke in die Pathogenese des Basalioms gewinnen lassen.

Summary

In general, the development of basal cell carcinoma seems not to be related to genetic factors. Patients with a hereditary disposition for this tumor can be classified, however, into three groups. The first group includes nevoid basal cell carcinomas as a specific component of different monogenic syndromes. The nevoid basal cell carcinoma syndrome is characterized by palmar and plantar pits, jaw cysts and many other anomalies in a variable combination. This disorder is inherited as an autosomal dominant trait. The Bazex syndrome includes multiple nevoid basal cell carcinomas, follicular atrophoderma and hypotrichosis. The mode of inheritance is dominant and possibly X-linked. The simultaneous occurrence of multiple basal cell carcinomas and spinocerebellar degeneration was described by Dugois et al. in four sibs and may represent a further syndrome of this category. The second group includes basal cell carcinomas as a nonspecific sequela of increased light sensitivity in monogenic disorders such as xeroderma pigmentosum and albinism. The third group includes basal cell carcinomas as a nonspecific sequela of increased light sensitivity in patients with a fair complexion due to polygenic inheritance.

In all of these three groups, there is evidence for an interaction of genetic disposition and environmental factors in the manifestation of basal cell carcinomas. In darkskinned patients affected with the nevoid basal cell carcinoma syndrome, the skin tumors develop less frequently than in fair-complexioned individuals. Nevoid basal cell carcinomas can be induced within short time by exposure to X-rays. This phenomenon would be consistent with the two-mutation model of oncogenesis. This model would imply a single cell origin of basal cell carcinoma. The question whether basal cell carcinomas have a single or multiple cell origin may be answered by examination of tumor tissue from a female patient heterozygous for variants of the X-linked enzyme glucose-6-phosphate dehydrogenase. In the hereditary form of trichoepithelioma, a benign tumor related to the basal cell carcinoma, such studies have already been performed. This tumor reveals double enzyme phenotypes, indicating multicellular origin.

Literatur

1. Achten G, Heenen M, Bast C de, Galand P (1972) Syndrome de Gorlin. Epithéliomas basocellulaires naevoides multiples. Etude clinique et autoradiographique. J Med (Lyon) 53:1009-1015
2. Anderson DE, Cook W (1966) Jaw cysts and the basal cell nevus syndrome. J Oral Surg 24:15-26
3. Anderson DE, McClendon JL, Howell JB (1964) Genetic and skin tumors, with special reference to basal cell nevi. In: Genetics University of Texas, MD Anderson Hospital and Tumor Clinic (ed) Tumors of the skin. Year Book Medical Publishers, Chicago
4. Anderson DE, Taylor WB, Falls HF, Davidson RT (1967) The nevoid basal cell carcinoma syndrome. Am J Hum Genet 19:12-22
5. Anderson TE, Best PV (1962) Linear basal-cell naevus. Br J Dermatol 74:20-23
6. Armitage P, Doll R (1957) A two-stage theory of carcinogenesis in relation to the age distribution of human cancer. Br J Cancer 11:161-169
7. Bazex A, Dupré A, Christol B (1966) Atrophodermie folliculaire, proliférations baso-cellulaires et hypotrichose. Ann Dermatol 93:241-254
8. Berendes U (1971) Die klinische Bedeutung der onkotischen Phase des Basalzellnaevus-Syndroms. Hautarzt 22:261-263
9. Beutler E, Collins Z, Irwin LE (1967) Value of genetic variants of glucose-6-phosphate dehydrogenase in tracing the origin of malignant tumors. N Engl J Med 276:389-391
10. Binkley GW, Johnson HH (1951) Epithelioma adenoides cysticum: basal cell nevi, agenesis of the corpus callosum and dental cysts. Arch Dermatol 63:73-84
11. Bopp C, Bakos L, Ebling H (1968) Síndrome nevo baso celular. An Bras Dermatol 43:131-162
12. Carney RG (1952) Linear unilateral basal-cell nevus with comedones. Report of a case. Arch Dermatol Syph (Chicago) 65:471-476
13. Cleaver JE: (1978) Xeroderma pigmentosum: genetic and environmental influences in skin carcinogenesis. Int J Dermatol 17:435-444
14. Comings DE (1973) A general theory of carcinogenesis (genes/viruses). Proc Natl Acad Sci USA 70:3324-3328
15. Davenport GC, Davenport CB (1910) Heredity of skin pigmentation in man. Amer Nat 44:641-672
16. Davidson F (1962) Multiple naevoid basal cell carcinomata and associated congenital abnormalities. Br J Dermatol 74:439-444
17. Degos R, Civatte J, Touraine R (1962) Naevi baso-cellulaires. Bull Soc Fr Dermatol Syph 69:842-845
18. Dugois P, Amblard P, Martil, Morin, Reymond (1976) Epithéliomatose baso-cellulaire naevoide et hérédo-dégénérescence spino-cérébelleuse; à propos de 4 cas familiaux. Bull Soc Fr Dermatol Syph 83:321-324
19. Fialkow PJ (1976) Clonal origin of human tumors. Biochim Biophys Acta 458:283-321
20. Fialkow PJ, Sagebiel RW, Gartler SM, Rimoin DL (1971) Multiple cell origin of hereditary neurofibromas. N Engl J Med 284:298-300
21. Garcovich A, Bassetti F, Nazzaro P (1971) Ricerche ultrastrutturali nel nevo-basocellulare. Ann It Dermatol Clin Speriment 25:228-238
22. Gartler SM, Ziprkowski L, Krakowski A, Ezra R, Szeinberg A, Adam A (1966) Glucose-6-phosphate dehydrogenase mosaicism as a tracer in the study of hereditary multiple trichoepithelioma. Am J Hum Genet 18:282-286
23. Gellin GA, Kopf AW, Garfinkel L (1965) Basal cell epithelioma. A controlled study of associated factors. Arch Dermatol 91:38-45
24. Gerber NJ (1965) Zur Pathologie und Genetik des Basalzell-Naevus-Syndroms. Humangenetik 1:354-373
25. Gilhuus-Moe O, Haugen LK, Dee PM (1968) The syndrome of multiple cysts of the jaw, basal cell carcinomata and skeletal anomalies. Br J Oral Surg 5:211-222
26. Gorlin RJ, Goltz RW (1960) Multiple nevoid basal-cell epithelioma, jaw cysts and bifid rib. A syndrome. N Engl J Med 262:908-912
27. Gorlin RJ, Sedano HO (1971) The multiple nevoid basal cell carcinoma syndrome revisited. Birth Defects 7/8:140-148
28. Gould DJ, Barker DJ (1978) Follicular atrophoderma with multiple basal cell carcinomas (Bazex). Br J Dermatol 99:431-435
29. Graham JK, McJimsey BA, Hardin jr JC (1968) Nevoid basal cell carcinoma syndrome. Arch Otolaryngol 87:72-77
30. Happle R, Mehrle G, Sander LZ, Höhn H (1971) Basalzellnävus-Syndrom mit Retinopathia pigmentosa, rezidivierender Glaskörper-

blutung und Chromosomenveränderungen. Arch Dermatol Res 241:96-114
31. Hecke E van (1972) Basal cell naevus syndrome. Arch Belg Dermatol Syph 28:429-431
32. Hermans EH, Grosfeld JCM, Spaas JAJ (1965) The fifth phacomatosis. Dermatologica 130:446-476
33. Herzberg JJ, Wiskemann A (1963) Die fünfte Phakomatose. Basalzellnaevus mit familiärer Belastung und Medulloblastom. Dermatologica 126:106-123
34. Holubar K (1971) Basalzellnaevussyndrom. Hautarzt 22:413-414
35. Holubar K, Matras H (1970) Ein Beitrag zur Klinik und Histologie des Basalzellnaevussyndroms. Dtsch Zahn-Mund-Kieferheilk 55:3-20
36. Howell JB, Mehregan AH (1970) Pursuit of the pits in the nevoid basal cell carcinoma syndrome. Arch Dermatol 102:586-597
37. Itayemi SO, Oluwasanmi JO (1974) Basal cell carcinoma in negro Nigerians. Trop Geogr Med 26:425-428
38. Jackson R, Gardere S (1971) Nevoid basal cell carcinoma syndrome. Can Med Assoc J 105:850-862
39. Jung E, Schnyder UW (1970) Xeroderma pigmentosum und pigmentiertes Xerodermoid. Schweiz Med Wochenschr 100:1718-1726
40. Knudson AG (1973) Mutation and human cancer. Adv Cancer Res 17:317-352
41. Lewandowsky F (1922) Diskussionsbemerkung zu Arning: Fall von multiplen Carcinoiden der Haut. Arch Dermatol Syph (Berlin) 138:459-460
42. Lile HA, Rogers JF, Gerald B (1968) The basal cell nevus syndrome. Am J Roentgenol 103:214-217
43. Linder D, Gartler SM (1965) Glucose-6-phosphate dehydrogenase mosaicism: utilization as a cell marker in the study of leiomyomas. Science 150:67-69
44. Lyon MF (1962) Sex chromatin and gene action in the mammalian X-chromosome. Am J Hum Genet 14:135-148
45. Maddox WD, Winkelmann RK, Harrison EG, Devine KD, Gibilisco JA (1964) Multiple nevoid basal cell epitheliomas, jaw cysts, and skeletal defects. J Am Med Assoc 188:98-103
46. Martin S, Waisman M (1978) Basal cell nevus syndrome in a black patient. Report of a case und review of the literature. Arch Dermatol 114:1356-1357
47. Mason JK, Helwig EB, Graham JH (1965) Pathology of the nevoid basal cell carcinoma syndrome. Arch Pathol Lab Med 79:401-408
48. Mordecai LR (1966) Basal cell nevus syndrome. J Nat Med Assoc 58:32-34
49. Neblett CR, Waltz TA, Anderson DE (1971) Neurological involvement in the nevoid basal cell carcinoma syndrome. J Neurosurg 35:577-584
50. Nisbet TW (1943) Multiple basal cell epitheliomas originating from congenital pigmented basal cell nevi. Arch Dermatol Syph (Chicago) 47:373-381
51. Nomland R (1932) Multiple basal cell epitheliomas originating from congenital pigmented basal cell nevi. Arch Dermatol Syph (Chicago) 25:1002-1008
52. Panizzon R, Kaufmann J, Schnyder UW (1979) Basaliome nach Impfung und Infusion beim Basalzellnävussyndrom. Hautarzt 30:595-596
53. Piérard J, Dhondt F, Geerts ML, Kriekemans J (1971) Atrophodermie folliculaire, proliférations baso-cellulaires et hypotrichose. Arch Belg Dermatol Syph 27:55-68
54. Pollitzer J (1905) Eine eigentümliche Karzinose der Haut (Carcinoderma pigmentosum - Lang). Nebenher: Punkt- und strichförmige Defekte im Hornstratum der Palmae und Plantae. Arch Dermatol Syph (Wien und Leipzig) 76:323-345
55. Robbins SJ (1953) Multiple basal-cell epithelioma. Arch Dermatol Syph (Chicago) 67:110
56. Roorda LAM (1972) Basaalcellnaevi-syndroom. Ned Tijdschr Geneeskd 116:1644-1649
57. Scaletzky A, Guerrieri C (1969) Síndrome de los epiteliomas nevoides basocelulares múltiples. Dermatologia ibero-latinoamer (Lisboa) 11:11-22
58. Scharnagel IM, Pack GT (1949) Multiple basal cell epitheliomas in a five year old child. Am J Dis Child 77:647-651
59. Shelley WB, Rawnsley HM, Beerman H (1969) Quadrant distribution of basal cell nevi. Arch Dermatol 100:741-743
60. Smith JW, Townsend DE, Sparkes RS (1971) Glucose-6-phosphate dehydrogenase polymorphism: a valuable tool to study tumor origin. Clin Genet 2:160-162
61. Stahle IO (1969) Multiple basal cell carcinomata: Gorlan's (sic) syndrome. Aust J Dermatol (Sydney) 10:197-198
62. Straith FE (1939) Hereditary epidermoid cyst of the jaws. Am J Orthod 25:673-691
63. Strong LC (1977) Theories of pathogenesis: mutation and cancer. In: Mulvihill JJ, Miller RW, Fraumeni jr JF (eds) Genetics of human cancer. Raven, New York
64. Taylor WB, Wilkins JW (1970) Nevoid basal cell carcinoma of the palm. Arch Dermatol 102:654-655
65. Thies W, Dorn H, Weise HJ (1960) Zur Frage der Naevobasaliome. Arch Klin Exp Dermatol 210:291-312
66. Usndek H, Plotnick H (1967) Basal cell nevus syndrome vs nevoid basal cell carcinoma syndrome. Arch Dermatol 95:552-553

67. Veltman G, Adari S (1971) Die fünfte Phakomatose. Z. Hautkr 46:221–240
68. Viksnins P, Berlin A (1977) Follicular atrophoderma and basal cell carcinomas. The Bazex Syndrome. Arch Dermatol 113:948–951
69. Wallace DC, Murphy KJ, Kelly L, Ward WH (1973) The basal cell naevus syndrome. Report of a family with anosmia and a case of hypogonadotrophic hypopituitarism. J Med Genet 10:30–33
70. Witkop jr CJ, Quevedo jr WC, Fitzpatrick TB (1978) Albinism. In: Stanbury JB, Wyngaarden JB, Fredrickson DS (eds) Metabolic basis of inherited disease. 4 edn McGraw-Hill, New York
71. Witten VH, Lazar MP (1952) Multiple superficial benign basal-cell epithelioma of the skin.- Report of a case with zosteriform arrangement of lesions and satisfactory response to treatment with Thorium X. Br J Dermatol 64:97–103
72. Wood G, Hambrick jr GW (1960) Basal cell nevi vs multiple benign cystic epithelioma. Arch Dermatol 8:269–271

Können Basaliome metastasieren?

H. Kerl (Graz)

Zusammenfassung

1. Basaliome können gelegentlich metastasieren.
2. Auch „klassische" Basaliome metastasieren in *extrem seltenen Fällen*.
3. Bei metastasierenden Basaliomen ist eine Änderung des biologischen Tumorverhaltens anzunehmen. Histomorphologisch läßt sich dies allerdings kaum je eindeutig erfassen. Zukünftige Forschungen werden feststellen müssen, ob zwischen nicht metastasierenden und metastasierenden Basaliomen nachweisliche Unterschiede in morphologischer und funktioneller Hinsicht bestehen.
4. Bevorzugte Lokalisation der Primärtumoren ist die Kopf-Halsregion. Häufig handelt es sich um große ulzerierte Basaliome. Typisch ist eine lange Krankheitsdauer und eine auffallende Therapieresistenz.
5. Unter den verschiedenen histologischen Typen haben vor allem Basaliome mit metatypischem Muster die Tendenz zur Metastasierung.
6. Die Metastasierung erfolgt hauptsächlich in die regionären Lymphknoten, in Lunge, Leber und Knochen.
7. Die Metastasierungspotenz von Basaliomen steht in engem Zusammenhang mit wiederholten Traumen und meist insuffizienten Therapiemaßnahmen. Besonders bedeutsam sind Effekte einer nicht kurativen Strahlentherapie.

Basaliome werden heute als fakultativ maligne, zur lokalen Destruktion befähigte, meist aus zwei geweblichen Komponenten aufgebaute („fibro-epitheliale") Hauttumoren mit Adnexcharakter definiert [23, 28, 35]. Ob Basaliome metastasieren können, ist schwierig zu beantworten. Zahlreiche erfahrene Pathologen und Dermatologen bezweifeln eine solche Metastasierungspotenz. So hat sich vielfach die Meinung durchgesetzt, daß das „klassische" Basaliom nicht metastasiert und daß es sich bei den metastasierenden Basaliomen um metatypische Epitheliome vom intermediären Typ, „verwildere Basaliome", basosquamöse Karzinome oder sogar um Fehldiagnosen handelt [24, 29, 37, 39]. Andererseits wurden seit der Erstbeschreibung eines Ulcus rodens mit Lymphknotenmetastasen bei einem 46jährigen Mann durch Beadles [4] im Jahre 1894 bisher etwa 130 einschlägige Beobachtungen mitgeteilt.

Im Krankengut der Univ.-Klinik für Dermatologie und Venerologie in Graz fanden wir unter etwa 8000 in den letzten Jahren untersuchten Basaliomen einen Patienten mit einem metastasierenden Basaliom. Wir hatten überdies auch Gelegenheit, einen Fall eines metastasierenden Basalioms aus dem Mount Sinai-Hospital, Miami, Florida, zu studieren.[1]

Analysiert man die bisher publizierten Fälle und die eigenen Beobachtungen, so möchten wir den Schluß ziehen, daß Basaliome - allerdings sehr selten - metastasieren können.

Die vorliegende Übersicht beschäftigt sich nun mit den heutigen Kenntnissen der Metastasierung bei Basaliomen. Folgende Gesichtspunkte werden besonders berücksichtigt: 1. Klinische Aspekte; 2. Histologische Befunde; 3. Metastasierungswege und Lokalisation der Metastasen; 4. Faktoren, welche die Metastasierungspotenz von Basaliomen beeinflussen können; 5. Prognose und Therapie.

---

[1] Herrn Prof. Dr. A.M. Rywlin (Chairman, Department of Pathology and Laboratory Medicine Mount Sinai Medical Center of Greater Miami, USA) sei an dieser Stelle für die Überlassung der Präparate herzlich gedankt

1. Klinische Aspekte

Exakte Angaben über die tatsächliche Häufigkeit metastasierender Basaliome können nicht gemacht werden. Entsprechende Mitteilungen in der einschlägigen Literatur – bezogen auf die Gesamtzahl der Basaliome – variieren zwischen 0,0028% und 0,1% (teils auch höher) [10, 23, 38]. Männer sind anscheinend viel häufiger betroffen als Frauen. Farmer und Helwig [14] untersuchten am Armed Forces Institute of Pathology eine Serie von 17 Patienten und fanden darunter 16 Männer und eine Frau.

Die Primärtumoren werden besonders zwischen dem 30. und 60. Lebensjahr beobachtet [49] und sind vorwiegend im Kopf-Halsbereich lokalisiert (85%) [9]. Andere Lokalisationen betreffen den Rücken [11], die Extremitäten (eigene Beobachtung) und sogar die Vulva [43].

Das *klinische Bild* der Primärtumoren ist meist durch lange bestehende, sehr große ulzerierte Basaliome mit ausgedehnter lokaler Invasion („*horrifying basal cell carcinoma*" [26]) charakterisiert. Von einigen Autoren wurde auch das multiple Auftreten der Primärläsionen verzeichnet. Sogar beim Basalzellnaevus-Syndrom wurde Metastasierung beobachtet (Lungenmetastasen).

Besonders hervorzuheben ist der Umstand, daß metastasierende Basaliome häufig durch einen sehr lange (jahre- bis jahrzehntelange) Krankheitsdauer vor dem Auftreten der Metastasen gekennzeichnet sind und daß verschiedene Therapieversuche (chirurgische Eingriffe, Röntgenbestrahlung) erfolglos waren. Metastasen wurden 1 bis 45 Jahre (durchschnittlich 11 Jahre) nach Auftreten des Primärtumors beobachtet [10, 32].

2. Histologische Befunde

Die *histologischen Bilder* des Primärtumors können alle Spielarten des Basalioms aufweisen. So wurden Metastasen häufig beim soliden (Abb. 1a) und verhornenden, darüber hinaus auch bei adenoid-zystischen und morphaeaähnlichen Basaliomen und bei solchen mit ekkriner und follikulärer Differenzierung beobachtet [38, 49]. Es ist allerdings besonders herauszustellen, daß die meisten Fälle in den Primärtumoren, Rezidiven und Metastasen ein *metatypisches Muster* aufweisen (14) (Abb. 1b u. c). Leider lassen sich in diesen Fällen aus histomorphologischen Befunden keine Rückschlüsse auf das biologische Verhalten des Tumors bzw. auf dessen Änderung ziehen.

Auch degenerative Veränderungen und Nekrosen kommen in den Primärtumoren vor. Ob eine betont hohe spontane Apoptose-Rate in Basaliomen mit dem langsamen Wachstum der Tumoren in Zusammenhang gebracht werden kann, bleib vorerst unklar [47]. Möglicherweise könnten sich aus derartigen Beziehungen Rückschlüsse auf die Metastasierungspotenz ergeben.

Betrachtet man die Abbildungen der publizierten Fälle, so sind einige Berichte nur mit Vorbehalt zu akzeptieren. Bei einigen Darstellungen sind diagnostische Fehldeutungen in Betracht zu ziehen. Von den möglichen Irrtümern sind Kollisionstumoren (gemeinsame Entwicklung eines Basalioms und eines spinocellulären Karzinoms), Adnexkarzinome (z.B. primäres mucinöses bzw. adeno-zystisches Karzinom der Haut), das trabekuläre Karzinom der Haut (Merkelzell-Tumor [44]) und Hautmetastasen anzuführen.

Es ist nicht Aufgabe dieser Mitteilung, im Detail auf das umstrittene Konzept der „metatypischen Epitheliome" einzugehen (siehe Holubar [23] und Schimpf [39]). Wir möchten jedoch hier einige kontroverse Fragen der Terminologie diskutieren. Schon die große Zahl der verwendeten Bezeichnungen wie metatypisches Epitheliom bzw. Karzinom, basosquamöses Karzinom („basal-squamous cell carcinoma"), Übergangsmischformen, Basalzellkarzinom, verwildertes Basaliom usw. spiegelt die Problematik wider.

Von allen diesen Bezeichnungen sollte heute Abstand genommen werden. Der Begriff „Basalzellkarzinom" ist nicht zuletzt deshalb zu vermeiden, weil in der englischen Terminologie „basal cell carcinoma" dem Basaliom klassischer Prägung entspricht. Auch der Ausdruck „verwildertes Basaliom" ist aus verschiedenen Gründen nicht sehr günstig. Die Bezeichnung „metatypisches Epitheliom" geht auf Krompecher [30] bzw. Darier und Ferrand [12] zurück. Unterschieden wird dabei ein „type mixte" und ein „type intermediaire" (Tabelle 1). Analysiert man diese Fälle, so findet man, daß es sich hier um ein heterogenes Spektrum von Tumoren handelt. Die meisten Fälle des „type mixte" („baso-squamous basalioma") können heute als Basaliome mit fokaler Keratinisierung oder abortiver

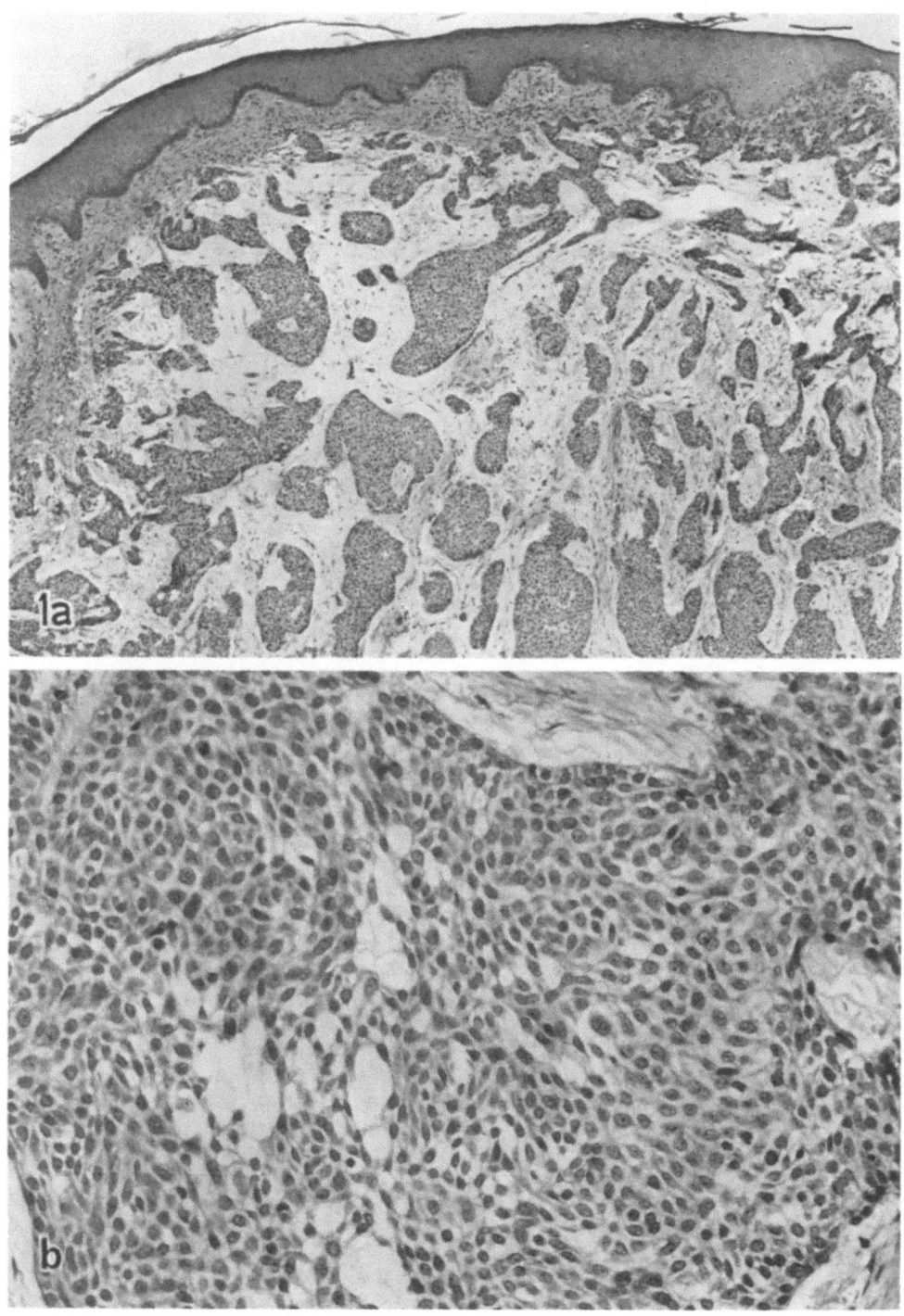

Abb. 1a–c. Metastasierendes Basaliom der Bauchhaut a) b) Solide Basaliomkomplexe in der Kutis (HE, × 40) b), c) Metatypisches Muster (HE, × 200)

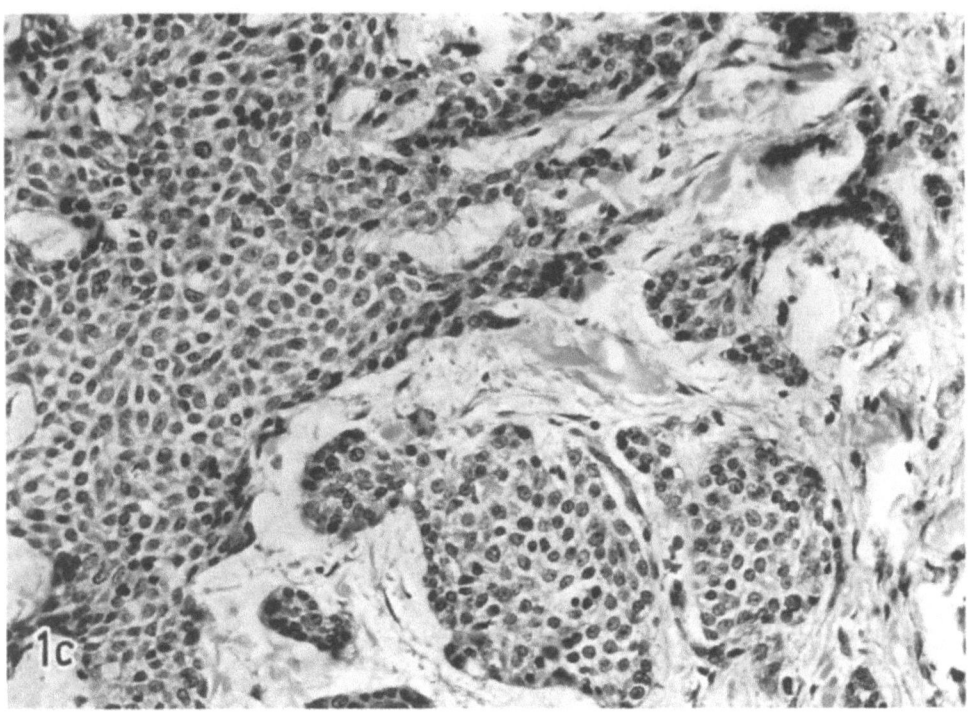

Tabelle 1. Metatypische Epitheliome

Frühere Auffassung (Krompecher, Darier):

Épithéliome pavimenteux métatypique
(Metatypische Epitheliome)

Type mixte (Carcinoma spinobasocellulare) Type intermédiaire (Carcinoma cubo- bzw. globocellulare)

Neues Konzept:
1. Keratotische oder pilär differenzierte Basaliome
2. Spinocelluläre Karzinome
3. Basaliome mit metatypischem Muster (selten)

organoider Differenzierung zu Haarfollikeln (z.B. verhornendes Basaliom, trichoepitheliomatöses Basaliom) identifiziert werden. Vielfach liegt auch nur eine Umwachsung von Follikelanteilen durch Basaliomnester vor oder handelt es sich um Basaliomnester zusammen mit hyperplastischen Epithelzapfen (z.B. Pseudorezidive nach Röntgenbestrahlung im Randgebiet des Betrahlungsfeldes). Streng abzutrennen sind hier auch die bereits erwähnten Kollisionstumoren. Was das intermediäre metatypische Epitheliom betrifft, so entspricht diese Gruppe überwiegend spinozellulären Karzinomen ohne Keratinproduktion. Adnexkarzinome und wahrscheinlich manche Hidradenome oder Tricholemmome wurden auch als intermediäre Tumoren fehlinterpretiert [36].

Nach genauer Durchsicht unseres Basaliomkrankengutes konnten wir feststellen, daß eine eindeutige Klassifikation nicht immer möglich ist. Wir glauben daher, daß – in Übereinstimmung mit Helwig [45] – für bestimmte Fälle die Bezeichnung „*metatypisches Basaliom*" beibehalten werden sollte. Bekanntlich vertritt die Mehrzahl der Autoren eine andere Meinung [24].

Eine Sonderstellung als metatypische Basaliome bedürfen solche Neoplasien, bei denen die Grenzen zwischen Basaliom und spinozellulärem Karzinom unscharf sind. Man findet hier größere, häufig polygonale Zellen, die das Muster eines Basalioms aufweisen. Die Kerne zeigen eine herabgesetzte Färbbarkeit und das Zytoplasma erscheint acidophil [45]. Auch Zellpolymorphie, Mitosereichtum und nicht selten Areale mit inkompletter squamöser Differenzierung werden gefunden. Die Palisadenstellung der peripheren Zellen ist undeutlich oder fehlend, das Wachstum ist eher regellos und ein Verlust der „geordneten Interaktion" von Parenchym und Stroma liegt stellenweise vor. Daneben beobachtet man jedoch oft typische organoide dunkelzellkernige Basaliomkomplexe. Bei metatypischen Basaliomen spielen in der Anamnese häufig äußere Einflüsse (z.B. Röntgenbestrahlung) eine Rolle. Wir haben in diesem Zusammenhang *Basaliome mit metatypischen Merkmalen* besonders hervorgehoben, weil diese Neoplasien, wie schon früher erwähnt, eher zu Rezidiven neigen und eine viel höhere Metastasierungsrate als das „gewöhnliche" Basaliom aufweisen.

Lattes und Kessler [31] sowie später Cotran [10] und Costanza und Mitarb. [9] forderten gewisse Voraussetzungen zur Diagnose metastasierender Basaliome und haben folgende Kriterien angegeben:
1. Der betreffende Primärtumor muß von der Haut ausgehen (und nicht von Drüsen oder Schleimhäuten).
2. Metastasen müssen entweder in den Lymphknoten oder in den inneren Organen nachweisbar sein. Eine Ausbreitung per continuitatem muß ausgeschlossen werden.
3. Das histologische Bild des Primärtumors und der Metastasen muß einheitlich sein und einem typischen Basaliom entsprechen.
4. Metastasen dürfen nicht mit epidermoiden Differenzierungsarealen vermischt sein.

Alle diese Forderungen können heute allerdings nicht mehr aufrechterhalten werden, insbesondere wenn man das *Konzept* des *metatypischen Basalioms* berücksichtigt und diese Tumoren als *speziellen Typ* der *Basaliome* auffaßt. In der Regel entsprechen wohl auch die Metastasen morphologisch dem Primärtumor (Abb. 2 a u. b). In einzelnen Fällen fällt jedoch auf, daß z.B. in der Haut ein solides oder metatypisches Basaliom vorliegt, wohingegen im Lymphknoten ein adenoides Muster diagnostiziert wird (Abb. 3a und 3b). Knochenmetastasen von Basaliomen können gelegentlich Pilomatrixome mit charakteristischen Schattenzellen imitieren [14].

Die *Stromareaktion* verleiht dem Basaliom bekanntlich charakteristische diagnostische Züge und zeigt eine große Variabilität. Auch bei den metastierenden Formen werden fibröse bzw. desmoplastische, ödematöse und mucinöse Veränderungen gefunden. Amyloid (intratumoral und im Stroma) scheint bei aggressiven Tumoren vermehrt nachweisbar zu sein. Gelegentlich beobachtet man – besonders im Bereich stark aktinisch geschädigter Areale – eine pseudosarkomatöse Reaktion, die eine Ähnlichkeit mit dem atypischen Fibroxanthom aufweist (atypisches Fibroxanthom – reaktiver Prozeß bei verschiedenen Tumoren und keine Entität?).

Die gegenseitige Abhängigkeit (Interdependenz [35]) und Wechselwirkung von Basaliomparenchym und Stroma dürfte die hauptsächliche Ursache dafür sein, daß Basaliome nur extrem selten metastasieren. Van Scott und Reinertson [40] konnten dies im Tierversuch eindrucksvoll nachweisen. Bei Transplantation von Basaliomen gelang eine Verpflanzung nur, wenn Parenchym und Tumorbett gemeinsam übertragen wurden; rein epitheliale Basaliomanteile ohne umhüllendes Stroma zeigten dagegen eine fehlende Nidation (siehe auch Gerstein [17]). Bei einer „fibro-epithelialen" Geschwulst sind eben nur Parenchym und Stroma zusammen proliferationsfähig. Wahrscheinlich muß die gesamte Tumoreinheit an Lymph- bzw. Blutgefäße Anschluß finden, bevor sich einige Fragmente ablösen und an den zukünftigen Metastasierungsort gelangen. Die Invasions- und Destruktionsfähigkeit der Basaliome wird auf eine verstärkte Aktivität der Kollagenase zurückgeführt. Bauer und Mitarb. [3] konnten zeigen, daß Fibroblastenkulturen von Basaliomen eine gesteigerte Kollagenasesynthese und Sekretion aufweisen. Die Stimulation der anliegenden Fibroblasten erfolgt hierbei wahrscheinlich durch die Tumorzellen.

Das Basaliom ist ein gutes Beispiel dafür, daß das Stroma nicht nur als eine nutritive und unterstützende Komponente eines Tumors anzusehen ist, sondern daß *Stroma + Tumorzellen* eine Einheit bilden und einen integrierenden Bestandteil neoplastischen Wachstums repräsentieren [34]. In Primärtumoren und Rezidiven metastasierender Basaliome ist in vielen Fällen diese charakteristische „organized interdependence" von Stroma und Zellen gestört. Der Tumor besitzt dann offenbar einen autonomen schrankenlosen Wachstumscharakter und ist zur Metastasierung befähigt.

In Serienschnitten von Primärtumoren metastasierender Basaliome (Abb. 4a u. b) gelingt es manchmal, die lokale Invasion der Lymph- und Blutge-

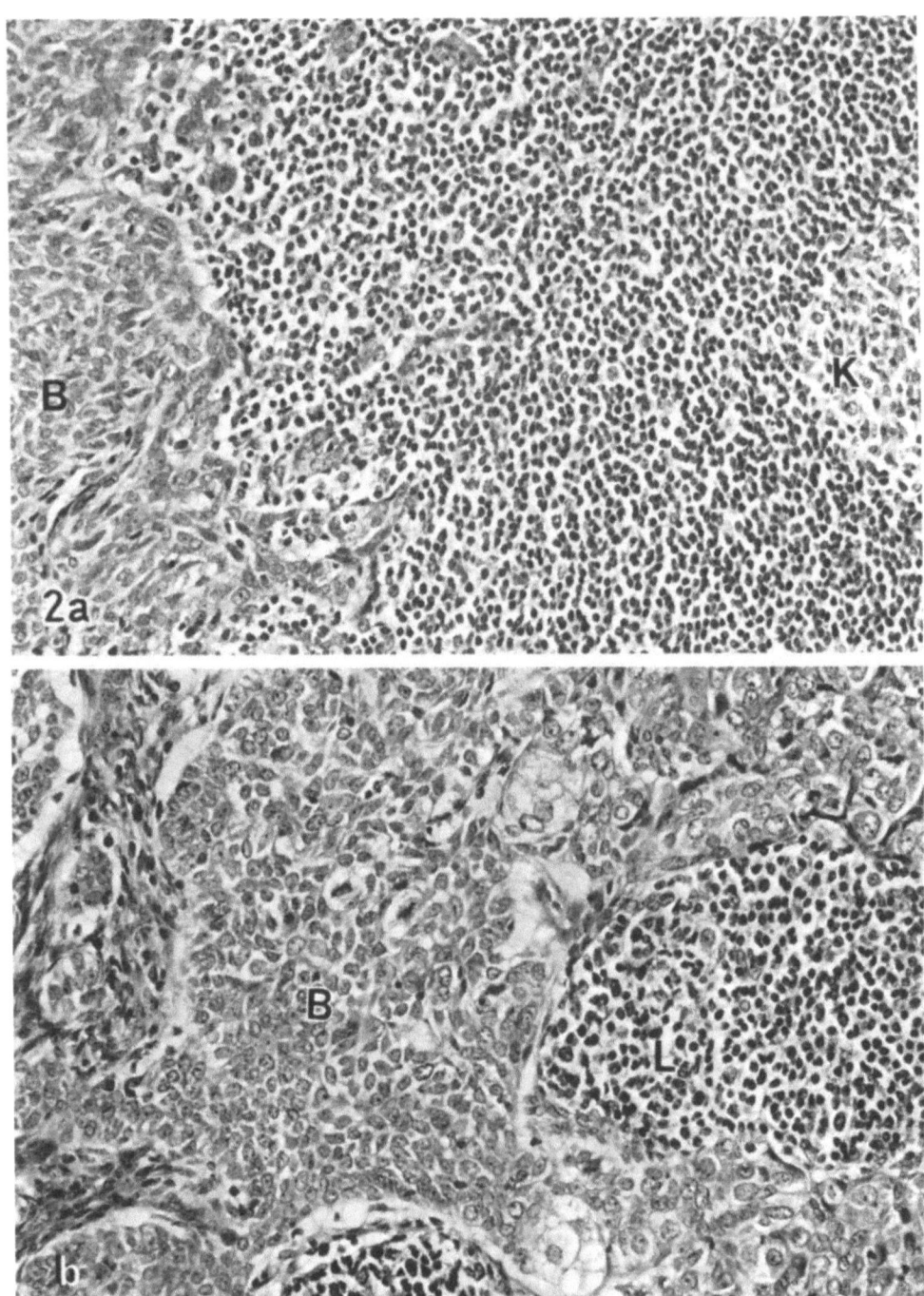

Abb. 2a, b. Inguinaler Lymphknoten. Metastase des in Abbildung 1 dargestellten Basalioms (HE, × 200). K = Keimzentrum, L = Lymphatisches Gewebe, B = Basaliom

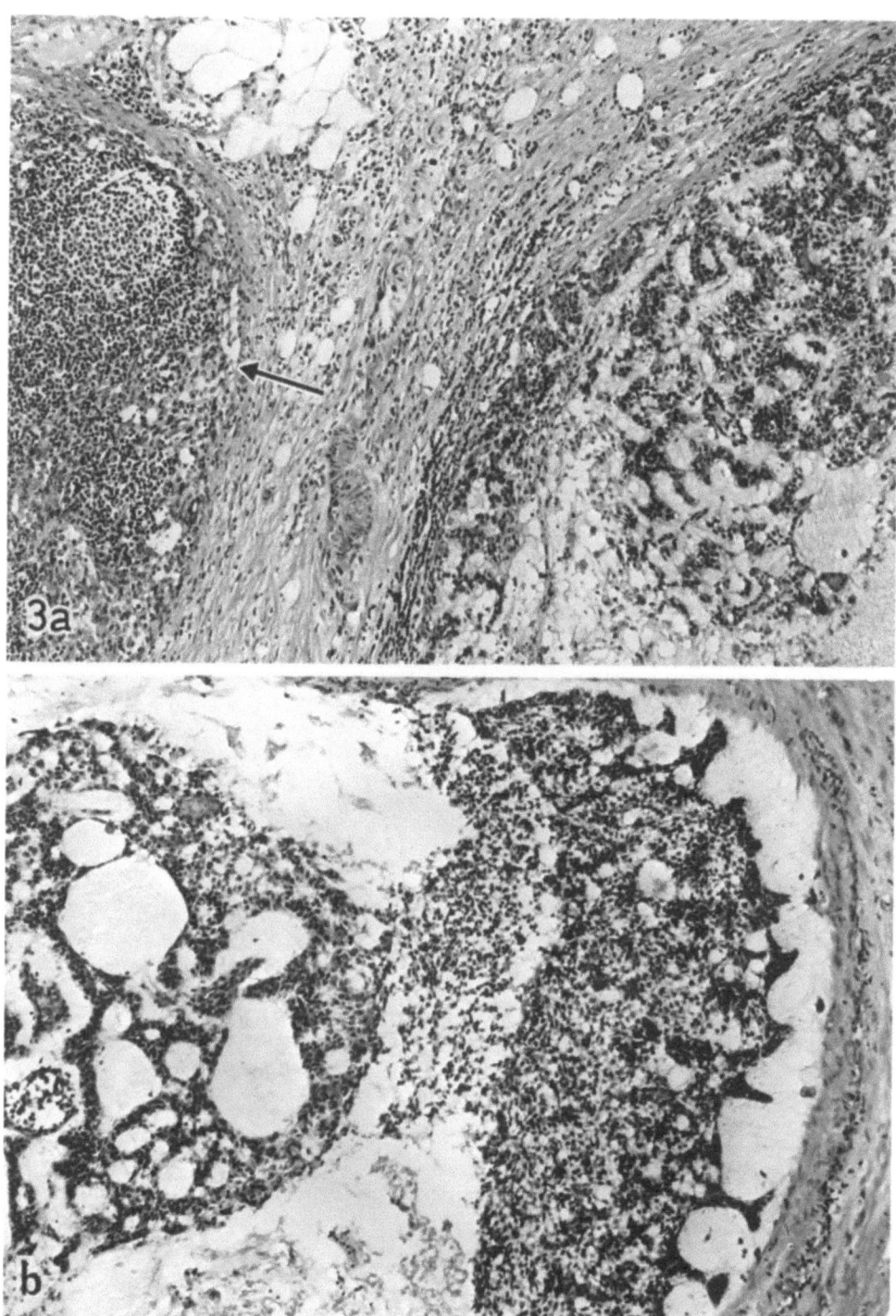

Abb. 3a, b. Zervikale Lymphknotenmetastase des in Abbildung 1 dargestellten Basalioms. Adenoid-adamantinoid-cystisches Muster a) HE, × 40; b) HE, × 200. Lymphknoten (↗)

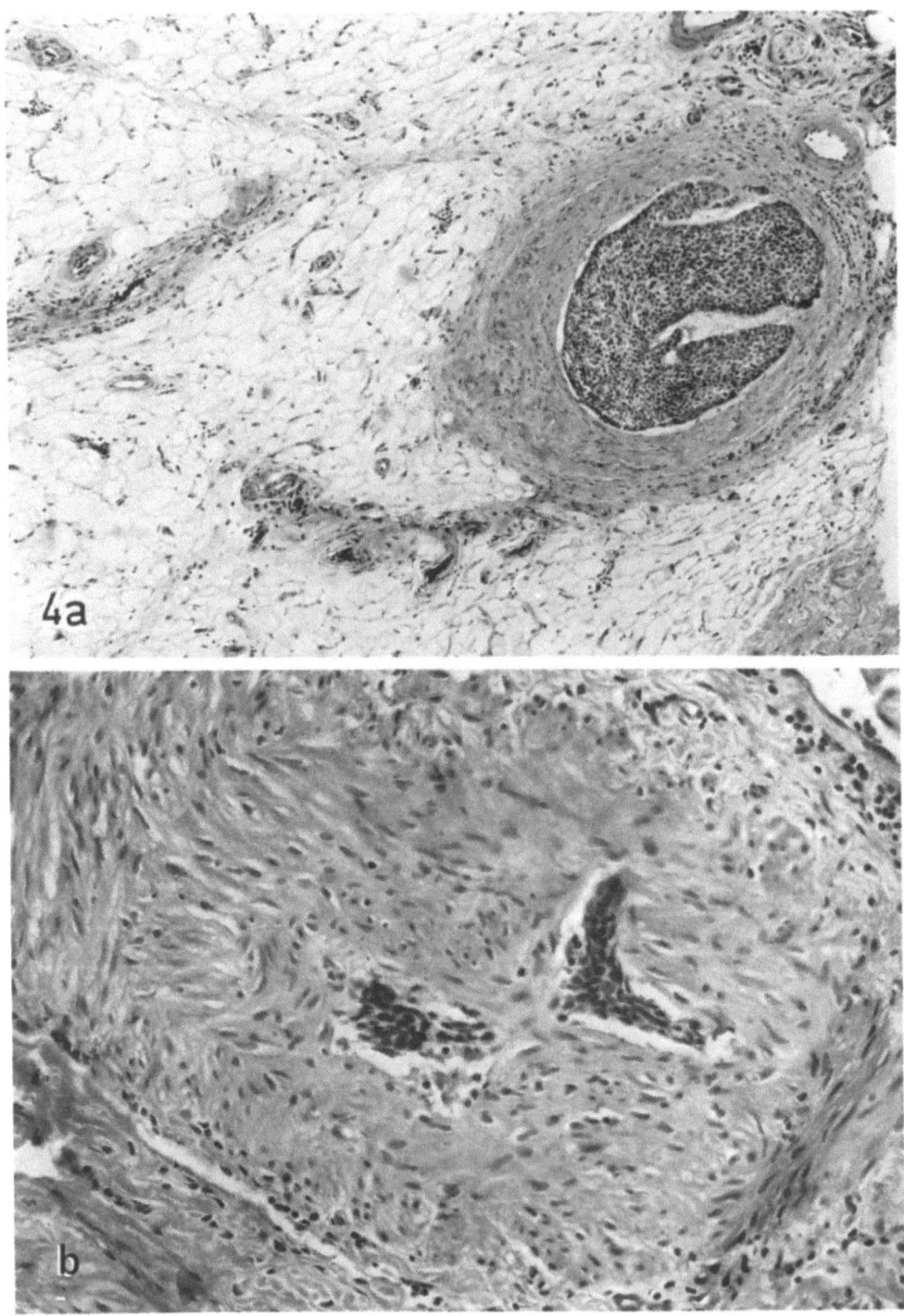

Abb. 4 a) „Basaliom-Thrombus" in einem subcutanen Gefäß (HE, × 40). b) Basaliomnester in einer Vene aus dem Hilusbereich eines inguinalen Lymphknotens (HE, × 200)

fäße nachzuweisen. Dies ist ein deutlicher Hinweis, daß der Metastasierungsprozeß bereits begonnen hat [19, 20].

Die *zellulären Infiltrate* in der Umgebung von Basaliomen zeigen eine Verteilung der B- und T-Zellen, die einer lymphozytär vermittelten allergischen Spättypreaktion entspricht [8, 33]. Dies könnte als Hinweis auf Abwehrmechanismen gegen die Tumorproliferation und auf eine Limitierung der Tumorausbreitung aufgefaßt werden. Zirkulierende Antitumor-Antikörper, welche an der Kontrolle von Metastasen bei Tumoren (z.B. malignes Melanom) beteiligt sein könnten, waren im Serum von Basaliom-Patienten nicht nachweisbar [5].

Ein wichtiges ungeklärtes Phänomen scheint uns noch erwähnenswert. Es ist bekannt, daß Neoplasien in aktinisch geschädigter Haut manchmal tiefe Invasion zeigen, jedoch – im Gegensatz zu Tumoren in Narben nach Röntgentherapie – nur selten metastasieren. Es ist möglich, daß hier die sonnengeschädigte Dermis als solche eine entscheidende Funktion im Hinblick auf die Unterdrückung der Metastasen ausübt.

3. Metastasierungswege und Lokalisation der Metastasen

Die Metastasierung erfolgt hauptsächlich über die *Lymphwege* (Lymphknoten) und die Blutbahn (z.B. Lunge, Knochen). Als besondere Form der Ausbreitung beim metastasierenden Basaliom wird von einzelnen Autoren die direkte Geschwulstübertragung auf sich berührende Hautstellen (z.B. Hand zu Ohr) diskutiert (sog. *Kontakt-Metastasen* mit Entwicklung von *„kissing tumors"*). Von kritischen Beobachtern wird die Entstehung solcher Abklatschmetastasen (Implantation) jedoch abgelehnt. Eine weitere Ausbreitungsroute des Basalioms findet man nach Aspiration von lebenden Tumorzellen über den Respirationstrakt mit Verschleppung in die Bronchien und nachfolgender Proliferation in den Lungen *(Aspirations-Metastasen)*. Diese Fälle werden bei großen in der Nähe der Nase bzw. des Oro-pharyngeal-Bereiches lokalisierten Basaliomen beobachtet, wo durch Gesichtszerstörung, Mißbildungen, Fisteln oder chirurgische Eingriffe eine Verbindung mit dem Respirationstrakt besteht. Die Möglichkeit der Aspirationsmetastasen wird durch Bewußtlosigkeit oder bei fehlendem Hustenreflex noch gefördert [21].

Die häufigsten Lokalisationen der Basaliom-Metastasen finden sich in den regionären Lymphknoten (68%), in Lunge und Pleura (20%) sowie in der Leber (18%) und im Skelettsystem (17%) [2, 18]. Knochenmarksmetastasen können eine Myelofibrose verursachen [27]. Fernabsiedelung in andere Organe wie Haut und Weichteile, Milz, Nebennieren, Niere, Pankreas, Diaphragma, Herz, Schilddrüse und Dura werden seltener beobachtet. In der Mehzahl der Fälle fanden sich solitäre Metastasen, vielfach wurde jedoch auch über eine generalisierte Metastasierung berichtet.

4. Faktoren, welche die Metastasierungspotenz von Basaliomen beeinflussen können

Der Metastasierungsprozeß, von Weiss [48] auch als „Metastasierungkaskade" bezeichnet, involviert die Separation maligner Zellen vom Tumor, ihre Verschleppung, nachfolgende Arretierung an anderen Körperstellen und Proliferation mit der Bildung definitiver Metastasen (Tabelle 2). Alle diese Schritte sind sehr komplex und werden von verschiedenen biologischen Eigenschaften der Zellen und einer Reihe von Faktoren beeinflußt (Tabelle 3). Neben der Fähigkeit zu unreguliertem Wachstum ist der Verlust der „Standorttreue" eines der wichtigsten Charakteristika maligner Zellen. *Veränderungen der Oberflächeneigenschaften,* die den Tumorzellen ermöglichen der Homöostase zu entkommen, sind wahrscheinlich ausschlaggebend

Tabelle 2. Metastatic „Cascade" nach L. Weiss

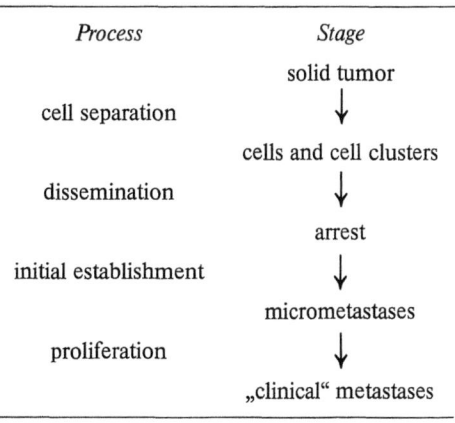

Tabelle 3. Für den Metastasierungsprozeß relevante Faktoren

1. Zelltransformation (z. B. durch Viren oder Röntgenstrahlen) und autonome Zellproliferation Gewerbsinvasion durch Aktivierung lytischer Enzyme (Proteasen und Kollagenasen).
2. Geänderte Oberflächen- und Membraneigenschaften der Tumorzellen. Verminderte Zell-Zelladhäsion. Thromboplastische Aktivität, durch welche die Endotheladhäsion hämatogen verschleppter Tumorzellen gefördert wird.
3. „Tumor angiogenesis factor", der eine Kapillarproliferation induziert.
4. Immunologische Mechanismen. Auftreten von Tumorantigenen. Immunstatus des Wirts.

für die Metastasierung eines malignen Tumors [7, 16, 22, 41, 42, 48].

Basaliomzellen fehlen offensichtlich normalerweise diese ungewöhnlichen Eigenschaften. Während des langen Intervalls zwischen dem Auftreten der Primärtumors und der Entwicklung von Metastasen wird jedoch in seltenen Fällen das biologische Verhalten beeinflußt, so daß der bisher nur lokal invasive „low grade malignant" Tumor in einen „high grade malignant" Tumor umschlägt und die Zellen ein unkontrolliertes autonomes Wachstum aufweisen. Neben den Basaliomen weisen auch die Gliome und Thymome ein invasives Wachstum, jedoch nur ausnahmsweise eine Metastasierungstendenz auf. Weiters sind wahrscheinlich auch beim metastasierenden Basaliom host defense-Mechanismen, hormonelle Faktoren und vielleicht auch Gefäßveränderungen [25, 46] bedeutsam. Auf die entscheidende Rolle der bindegeweblichen Stromakomponente wurde bereits hingewiesen.

Die *Metastasierungspotenz* von *Basaliomen* steht offensichtlich in engem Zusammenhang mit den verschiedenen durchgeführten *Therapiemaßnahmen*. Dafür spricht vor allem, daß bei mehr als 50% der Patienten mit metastasierenden Basaliomen der Primärtumor bestrahlt wurde [1]. Bei zahlreichen anderen Patienten wurden wiederholte chirurgische Maßnahmen durchgeführt. Es gibt genügende Hinweise (vor allem tierexperimenteller Natur), daß eine Strahlentherapie ein „enhancement" im Hinblick auf das Wachstum und die Ausbreitung eines Tumors auslösen kann [13]. Dies wird vor allem bei Tumoren mit primär niedriger Metastasierungsrate, die mit *nicht kurativen Röntgendosen* behandelt wurden, beobachtet. Ein Beispiel stellt das verrucöse Karzinom der Mundhöhle dar, wo es nach inadäquater Bestrahlung zu einem bei diesem Tumor eher ungewöhnlichen Auftreten von Metastasen kommen kann.

5. Prognose und Therapie

Die Prognose metastasierender Basaliome ist sehr ungünstig und die durchschnittliche Überlebenszeit nach dem Auftreten der Metastasen beträgt nur 10 bis 16 Monate [14, 38]. Bei Patienten in schlechtem Allgemeinzustand mit einem immunologischen Defekt ist die Überlebensrate noch geringer [15].

Eine Empfehlung hinsichtlich der Behandlung von Basaliomen mit Metastasen kann nicht gegeben werden, weil wegen der Seltenheit des Krankenbildes verständlicherweise noch zu geringe Erfahrungen vorliegen. Mit den heute verfügbaren Therapiemaßnahmen ist wahrscheinlich keine wesentliche Verbesserung der Prognose zu erwarten. Versuche mit Bleomycin, Vincristin, Fluoruracil, Cyclophosphamid, Methotrexat und verschiedenen anderen Zytostatika blieben erfolglos [9, 27]. Zwei Fälle metastasierender Basaliome wurden offensichtlich mit Erfolg behandelt. Einmal wurde eine Lobektomie bei einer Lungenmetastase, bei einem anderen Patienten eine Kobalt-Therapie einer Femurmetastase durchgeführt.

Bei großen, vernachlässigten, vorbehandelten oder nach einer langen Latenzperiode rezidivierenden Basaliomen sollte der Kliniker wachsam sein. Kurzfristige Kontrolluntersuchungen, sorgfältige Palpation der regionären Lymphknoten, Lungenröntgen, eventuell Knochenröntgen bzw. -szintigramm und Laboruntersuchungen (Leberfunktion, alkalische Phosphatase) sind hier indiziert. Es erscheint uns wichtig, bei Basaliomen mit subklinischem Wachstum (vor allem sklerodermiforme Basaliome größerer Ausdehnung, die besonders strahlenresistent sind) entsprechend radikal vorzugehen. Besonders Basaliome im Bereich des medialen Kanthus und der Naso-labial-Gegend rezidivieren häufig wegen fehlender Radikalität. Bei Problem-Basaliomen besonderen Sitzes und besonderer Ausdehnung sowie mit verschiedenen erfolglosen Therapieversuchen ist die mikroskopisch kontrollierte Chirurgie nach Mohs eine sehr gute Methode [6]. Mikhail [32] empfiehlt die plastische Deckung erst etwa 6 Monate nach der totalen Excision, um sicher zu sein, daß ein eventuell vorhandener Basaliomrest nicht unter dem Transplantat „begraben" bleibt und den Weg des geringsten Widerstandes in tiefere Gewebsschichten sucht.

Summary

1. Basalioma can occasionally metastasize.
2. "Classical" basalioma can also metastasize in extremely rare cases.
3. In metastasizing basalioma a change of the biologic behaviour of the tumor may take place. Histomorphologically this development cannot be unequivocally diagnosed. Future research will have to confirm, whether there is a morphological and functional difference between non-metastasizing and metastasizing basaliomas.
4. The principal location of the primary tumors is the head and neck region. Metastasizing basaliomas are frequently ulcerated. They have a long duration of the disease and a striking resistance to therapy.
5. Among the different histological types, basaliomas with a metatypical pattern have expecially the tendency to metastasize.
6. Metastases are principally found in the regional lymphnodes, in the lungs, liver and bone.
7. Metastatic basalioma has a close connection with repeated traumas and often ineffective treatment. Particularly important are effects of inadequate radiation therapy.

Literatur

1. Albrecht G, Ogbuihi S, Spier H-W (1977) Metastasierendes Basaliom. Hautarzt 28:192–197
2. Assor D (1967) Basal cell carcinoma with metastasis to bone. Cancer 20:2125–2132
3. Bauer EA, Uitto J, Walters RC, Eisen AZ (1979) Enhanced collagenase production by fibroblasts derived from human basal cell carcinomas. Cancer Res 39:4594–4599
4. Beadles CF (1894) Rodent ulcer. Trans Pathol Soc (Lond) 45:176–181
5. Blewitt RW, Aparicio SR, Burrow HM, Rowell NR, Rowell RM (1978) Failure to detect circulating IgG or IgM antibodies to basal cell carcinoma by immunofluorescence. Acta Derm Venereol (Stockh) 58:82–83
6. Burg G (1977) Mikroskopisch kontrollierte (histographische) Chirurgie. In: Konz B, Burg G (eds) Dermatochirurgie in Klinik und Praxis. Springer, Berlin Heidelberg New York, S 72–82
7. Carter RL (1978) General pathology of the metastatic process. In: Baldwin RW (ed) Secondary spread of cancer. Academic, London New York San Francisco, pp 1–52
8. Claudy AL, Viac J, Schmitt D, Alario A, Thivolet J (1976) Identification of mononuclear cells infiltrating basal cell carcinomas. Acta Derm Venereol (Stockh) 56:361–365
9. Costanza ME, Dayal Y, Binder S, Nathanson L (1974) Metastatic basal cell carcinoma: review, report of a case, and chemotherapy. Cancer 34:230–235
10. Cotran RS (1961) Metastasizing basal cell carcinomas. Cancer 14:1036–1040
11. Curry MC, Montgomery H, Winkelmann RK (1977) Giant basal cell carcinoma. Arch Dermatol 113:316–319
12. Darier J, Ferrand M (1922) L'épithéliome pavimenteux mixte et intermédiaire: Forme metatypique du cancer malpighien de la peau et des orifices muqueux. Ann Derm Syph (Paris) 3:385–406
13. Essen CF von, Stjernswärd J (1978) Radiotherapy and metastases. In: Baldwin RW (ed) Secondary spread of cancer. Academic, London New York San Francisco pp 73–99
14. Farmer ER, Helwig EB (1980) Metastatic basal cell carcinoma. Cancer 46:748–757
15. Fitzpatrick P (1979) Metastasizing basal cell carcinoma. Can Med Assoc J 121:522
16. Folkman J (1975) Tumor angiogenesis: A possible control point in tumor growth. Ann Int Med 82:96–100
17. Gerstein W (1963) Transplantation of basal cell epithelioma to the rabbit. Arch Dermatol 88:834–836
18. Go MJ, Delemarre JFM, Hundeiker M (1973) Zur Frage der Metastasierung des Basalzellepithelioms („Basalzellcarcinoms"). Hautarzt 24:449–451
19. Gricouroff G, Veith F, Zajdela A, Durand J-C, Schlienger P (1977) Epithélioma basocellulaire du dos avec métastase ganglionnaire axillaire. Bull Cancer 64:17–30
20. Gricouroff G (1978) L'envahissement des vaisseaux dans l'épithélioma basocellulaire de la peau. Bull. Cancer 65:137–138

21. Guillan RA, Johnson RP (1978) Aspiration metastases from basal cell carcinoma. Arch Dermatol 114:589-590
22. Heymer B (1980) Pathophysiologie und pathologische Anatomie der Metastasierung. In: Heimpel H, Herfarth Ch, Schreml W (eds) Metastasen. Aktuelle Probleme in Chirurgie und Orthopädie, Bd 14. Huber, Bern Stuttgart Wien, pp 10-19
23. Holubar K (1975) Das Basaliom. In: Gottron HA, Korting GW (eds) Nicht entzündliche Dermatosen. Handbuch der Haut- und Geschlechtskrankheiten, Bd. III/3A Springer, Berlin Heidelberg New-York pp 235-390
24. Hornstein OP, Weidner, F (1979) Tumoren der Haut. In: Doerr W, Seifert G, Uehlinger E (eds) Histopathologie der Haut, Bd 7, Teil 2. Springer, Berlin Heidelberg New York, pp 92-309
25. Hundeiker M, Brehm K (1972) Capillararchitektur im Basaliom. Hautarzt 23:169-171
26. Jackson R, Adams RH (1973) Horrifying basal cell carcinoma: A study of 33 cases and a comparison with 435 nonhorror cases and a report on four metastatic cases. J Surg Oncol 5:431-463
27. Jager RM, Weiner LJ, Howell RS (1977) Basal cell carcinoma with bony metastases producing myelofibrosis. Arch Dermatol 113:1288-1289
28. Kint A (1974) Die Histogenese des Basalioms. Hautarzt 25:521-527
29. Kreuzer G, Landes E (1965) Ein Beitrag zur Frage: Kann das Basaliom metastasieren. Dermatol Wochenschr 151:401-409
30. Krompecher E (1903) Der Basalzellkrebs. Fischer, Jena
31. Lattes R, Kessler RW (1951) Metastasizing basal-cell epithelioma of the skin. Cancer 4:866-878
32. Mikhail GR, Nims LP, Kelly AP, Ditmars DM, Eyler WR, (1977) Metastatic basal cell carcinoma. Arch Dermatol 113:1261-1269
33. Panfilis G de Colli V, Manfredi G, Misk I, Rima S, Zampetti M, Allegra F (1979) In situ identification of mononuclear cells infiltrating cutaneous carcinoma: an immunohistochemical study. Acta Derm Venereol (Stockh) 59:219-222
34. Petri M (1979) Neoplastic tissue: The so-called cancer cell. Dan Med Bull 26:342-343
35. Pinkus H (1966/7) The border line between cancer and noncancer. Yearbook of Dermatology Year Book Medical Publish Chicago, pp 1-34
36. Pinkus H, Mehregan AH (1976) A guide to dermatohistopathology, 2nd ed. Appleton Century Crofts, New York
37. Rodermund O-E, Cramer EH (1968) Zur Frage der Metastasierung von Basaliomen. Z Hautkr 43:455-464
38. Safai B, Good RA (1977) Basal cell carcinoma with metastasis. Arch Pathol Lab Med 101:327-331
39. Schimpf A (1979) Das Plattenepithelcarcinom der Haut und Halbschleimhäute. In: Gottron HA, Korting GW (eds) Nicht entzündliche Dermatosen. Handbuch der Haut- und Geschlechtskrankheiten, Bd III/3B. Springer, Berlin Heidelberg New York pp 130-327
40. Scott EJ van, Reinertson RP (1961) The modulating influence of stromal environment on epithelial cells studied in human autotransplants. J Invest Dermatol 36:109-132
41. Stenn K (1979) Metastasizing neoplastic cells. Am J Dermatopath 1:375-376
42. Sträuli P (1977) The spread of cancer in the organism. Facts and problems. Naturwissenschaften 64:403-409
43. Sworn MJ, Hammond GT, Buchanan R (1979) Metastatic basal cell carcinoma of the vulva. Br J Obstet Gynaecol 86:332-334
44. Tang C-K, Toker C (1978) Trabecular carcinoma of the skin. Cancer 42:2311-2321
45. Ten Seldam REJ, Helwig EB (1974) Histological typing of skin tumors. International Histological Classification of Tumors 12. World Health Organization, Geneva
46. Tillmann U, Krause W, Hundeiker M (1971) Bindegewebs- und Gefäßwanddegeneration im Basaliomstroma und die Frage der Basaliommetastasierung. Beitr Pathol 144:231-248
47. Weedon D, Searle J, Kerr JFR (1979) Apoptosis. Its nature and implications for dermatopathology. Am J Dermatopath 1:133-144
48. Weiss L (1976) Fundamental aspects of metastasis. Introduction. In: Weiss L (ed) Fundamental aspects of metastasis. North-Holland Publish Amsterdam Oxford pp 1-6
49. Wermuth BM, Fajardo LF (1970) Metastatic basal cell carcinoma. Arch Pathol Lab Med 90:458-462

Die histologische Variabilität der Basaliome

M. Hundeiker (Gießen)

Zusammenfassung

Basaliome sind histologisch charakterisiert durch „basaloide" Differenzierung der epithelialen Geschwulstzellen und eine besondere „organoide" Interaktion von Parenchym und Stroma. Dieses zeigt einerseits Bindegewebsneubildung, andererseits degenerative Veränderungen. Diese und Schrumpfungsvorgänge bei der histologischen Einbettung wurden früher als Ursache der diagnostisch typischen Hohlraumbildung zwischen Geschwulstkomplexen und Bindewebe angesehen. Hierbei handelt es sich jedoch nicht um bloße Artefakte: Auch Degeneration peripherer Tumorzellen trägt zu ihrer Entstehung bei. Zystische Veränderungen im Inneren von Tumorkomplexen sind nur selten Zeichen drüsenähnlicher Differenzierung, häufiger Folge zentraler stellärer Degeneration der Basaliomzellen, noch häufiger vorgetäuscht durch in der Schnittebene scheinbar im Epithelkomplex liegende Lakunen zwischen ihm und dem Stroma. Zystische Basaliome finden sich in etwa 16%, solide in 53%, superfizielle in 8%, sklerosierende Formen in 16%, adenoide Differenzierungen in weniger als 3% der Fälle. Keratotisch-trichoide Differenzierungen sind häufig, finden sich aber meist nur in umschriebenen Bereichen einer Geschwulst. Ihre Fehldeutung als spinozelluläre Differenzierung war Mitursache für die früher häufigen Diagnosen sog. „metatypischer" Epitheliome, die von den meisten Autoren heute nicht mehr akzeptiert werden. Die Unmöglichkeit prognostischer Schlüsse allein aus histologischen Typdiagnosen muß Anlaß sein, in den Befunden klinische und mikroskopische Angaben über Verlauf und örtliche Ausbreitung mit zu dokumentieren.

Begriffsbestimmung

Histologische Unterschiede waren der erste Anlaß für die Abgrenzung der Basaliome von den spinozellulären Karzinomen der Haut durch Krompecher (1900; 1903). Erst danach wurden zunehmend auch die klinisch-biologischen Unterschiede erkannt. Basaliome sind die häufigsten überhaupt bei hellhäutigen Menschen vorkommenden Geschwülste. Zwar wachsen sie wie Karzinome zerstörend, wenn auch langsamer. Im Unterschied zu jenen fehlen ihnen jedoch Transplantationsautonomie und Metastasierungsfähigkeit, sie sind abhängig von einem speziell differenzierten Stroma. Die sehr wenigen bisher beobachteten Fälle einer Verschleppung bzw. Metastasierung nach langem Verlauf und inadäquater oder erfolgloser Behandlung ändern daran nichts (Go et al., 1973). Deshalb ist auch bei großen Geschwülsten eine bei spinozellulären Karzinomen unmögliche Exzision in mehreren Schritten bei Basaliomen praktikabel (vgl. Kuta, 1958). Der Terminus „Basalzellcarcinom" der WHO-Nomenklatur ist aus diesen Gründen unzweckmäßig und bedarf der Revision (vgl. Greither und Tritsch, 1957; Gottron und Nikolowski, 1960; Holubar, 1975; Hornstein und Weidner, 1979). Das unterschiedliche biologische Verhalten erfordert eine klare Abgrenzung der „semimalignen" Basaliome von den „hochgradig malignen" Plattenepithelkarzinomen.

Entwicklung als Grundlage der Vielfalt

Basaliome gehen von Oberflächenepidermis oder Hautanhangsgebilden aus. Sie können durch gleiche onkogene Noxen ausgelöst werden wie Karzinome (Zackheim, 1963; Hundeiker und Berger 1968; Hundeiker und Petres, 1968; Ehlers, 1968; Holubar, 1975). Hierzu gehört vor allem Ultraviolett-B-Licht. Interessanterweise entspricht aber im Unterschied zu den Karzinomen die Lokalisationsverteilung innerhalb der lichtexponierten

Areale nicht der Intensität der Lichteinwirkung. Das spricht für einen Einfluß genetischer Faktoren. Andererseits kommen gleichartige Geschwülste auf genetischer Basis bei verschiedenen erblichen Syndromen vor, insbesondere beim Basalzellnaevus-Syndrom (Hermans et al., 1960; Musger, 1971; Holubar, 1975). Diese Geschwülste wiederum treten bei gegen Licht gut geschützten dunkelhäutigen Menschen spät und in geringer Zahl auf, bei Europäern wird ihre Manifestation eindeutig durch Lichtexposition und ebenso deutlich durch Röntgenstrahlen (z.B. bei der Therapie der beim Basalzellnaevussyndrom häufigen Medulloblastome) provoziert. Verwandte Erbkrankheiten sind das Trichoepitheliom-Syndrom Jarisch-Brooke mit trichoider und Zylindrom-Syndrom Poncet-Spiegler mit apokrin-adenoider Differenzierung. Beide treten kombiniert miteinander (Knoth und Ehlers, 1960; Guggenheim und Schnyder, 1961) und mit multiplen gewöhnlichen Basaliomen auf. Die charakteristisch differenzierten Geschwülste können nach längerem Bestand undifferenziertes basaliomatöses Wachstum entwickeln.

Das Tumorparenchym und die „Basaliomzelle"

Die epithelialen Tumorformationen bestehen aus charakteristischen Zellen. Diese haben große, längliche oder ovale Kerne und ein relativ schmales Zytoplasma. Dadurch ähneln sie normalen epidermalen Basalzellen, jedoch nur oberflächlich (Hornstein und Weidner, 1969). Sie sind merklich größer als jene. An der Peripherie zeigen sie eine typische Palisadenanordnung und lange und schmale Form. Im Inneren der Geschwulstkomplexe sind die polygonal mit gleichförmigen ovalen Kernen. Mitosen sind relativ selten. Einzelne Fälle mit starker Häufung, verbunden mit Auftreten von Riesenkernen und polynukleären Riesenzellen sowie bizarren, „berstenden" Mitosefiguren bei sonst typischer Histologie zeigen kein abweichendes biologisches Verhalten (Übersicht bei Lever und Schaumburg-Lever, 1975; Kint, 1976). Ebenso wie vielleicht auch die zytophotometrischen Befunde von Ehlers (1966) bei sogenannten metatypischen Epitheliomen repräsentieren sie wahrscheinlich „degenerative" Polymorphie (vgl. auch v. Albertini und Roulet, 1974). Interzellularbrücken sind in normalen Paraffinschnitten meist nicht erkennbar. In gefärbten Semidünnschnitten jedoch lassen sie sich darstellen, wenn auch in geringerer Menge als in spinozellulären Karzinomen. Das erklärt möglicherweise die größere Neigung zu Segregation und Zystenbildung.

Das bindegewebige Stroma

Die epithelialen Tumorformationen sind abhängig von einer besonderen Entwicklung des zugehörigen Stromas. Zwischen beiden scheint eine „organoide" Wechselbeziehung zu bestehen, die als Erklärung für die mangelnde Transplantatautonomie und Absiedlungsfähigkeit herangezogen wird (Nödl, 1952; Herzberg, 1954; Pinkus, 1968). Die Epithelkomplexe sind von zu ihrer Oberfläche parallel gelagerten Kollagenbündeln mit vielen Fibroblasten und Mastzellen umgeben. Reichliche Einlagerung von Mukopolysacchariden und Flüssigkeit bedingen ein unreifes Erscheinungsbild (Steigleder und Kamei, 1963). Das Schrumpfen des muzinös veränderten Gewebes bei der Dehydration und histologischen Einbettung wurde früher als Ursache der Spaltbildung um die Epithelkomplexe angesehen. In den letzten Jahren ist aber deutlich geworden, daß die Basalmembran sich mit dem Stroma zurückzieht, daß degenerative Veränderungen randständiger Epithelzellen zur Bildung dieser „Schrumpfräume" beitragen und sie sich überdies auch in Gefrierschnitten darstellen. Diese peritumoralen Lakunen sind also kein bloßes Artefakt. Diagnostisch sind sie ein charakteristisches Merkmal der Basaliome.

Pigmentierung

Pigmentierung ist in 2,5% der Basaliome so augenfällig, daß sie im Befund vermerkt wird. Diesem markoskopischen und mikroskopischen Merkmal entspricht aber keine eigene histologische Strukturvariante.

Melanozyten geraten leicht mit in die von der Basalzellschicht aussprossenden Tumorkomplexe. Besonders in soliden, zystischen sowie keratotisch-trichoid differenzierten Basaliomen bleiben sie oft produktiv. Sie liegen an der Peripherie. Das Pigment aber sammelt sich zentral an, vor allem in Zysten. Die Basal-

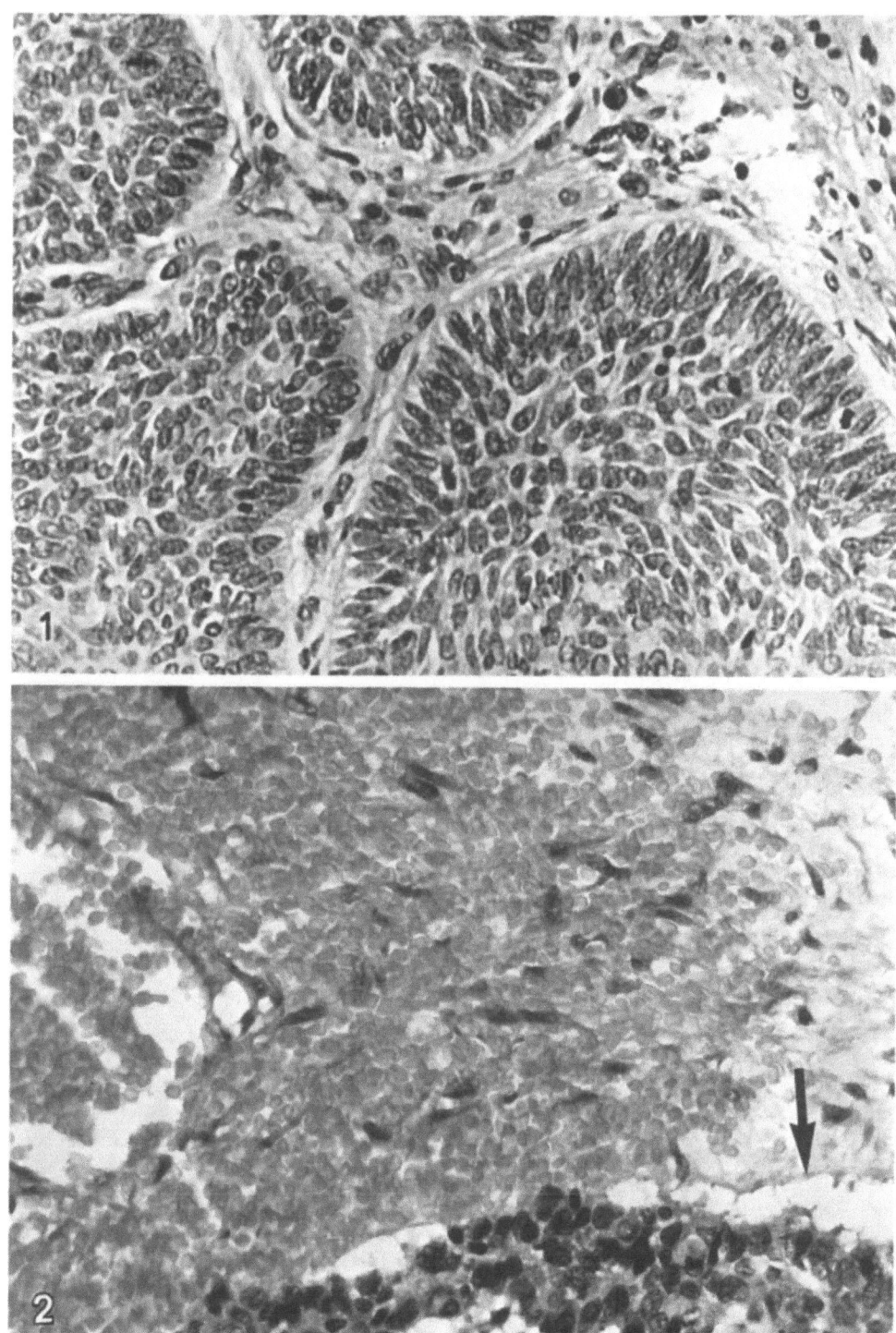

Abb. 1. Charakteristische „Basaliomzellen", Palisadenanordnung am Rande der Tumorkomplexe
Abb. 2. „Basaliomspezifische" mukoide Bindegewebsdegeneration. Wandveränderungen kleiner Gefäße, Extravasate (links), „Lakunenbildung" um Basaliomkomplexe (Pfeil rechts)

zellen selbst sind relativ wenig pigmentiert, am ehesten infolge mangelnder Fähigkeit zur Pigmentaufnahme (Steigleder, 1978; Übersicht bei Hornstein und Weidner, 1979).

Gefäßversorgung und entzündliche Reaktion

Die Basaliomkomplexe sind von netzförmig angeordenten Kapillaren in einer Weise umgeben, die an die Versorgung der Hautanhangsgebilde erinnert (Hundeiker und Brehm, 1972; Steigleder, 1978). Große solide Geschwulstteile haben oft eine doppelschichtige Kapillarhülle. Die Wände kleiner Gefäße werden oft in die „spezifische" muzinöse Bindegewebsdegeneration einbezogen. Das führt zu Ektasien, Extravasaten, manchmal völligem Schwund der Wandstrukturen (Hundeiker und Brehm, 1971; Tillmann et al., 1971). Solche Veränderungen sind besonders deutlich bei zystischer Degeneration des Tumorparenchyms. Ein entzündliches Infiltrat aus Lymphozyten und Histiozyten ist stets im Stroma um die Basaliomstränge vorhanden. Sein weitgehendes Fehlen ist manchmal auffällig bei „verwilderten" und destruierend wachsenden Geschwülsten. Bei Ulzeration sind stets auch Neutrophile an der entzündlichen Reaktion beteiligt.

Differenzierungsmöglichkeiten der Basaliome

Basaliome werden vielfach in zwei Gruppen eingeteilt: „differenzierte" und „undifferenzierte" (Lever und Schaumburg-Lever, 1975; Kint, 1976; Hornstein und Weidner, 1979). Die erste Gruppe umfaßt Formen mit Differenzierungstendenz in Richtung auf Hautanhangsgebilde, also Haarfollikel, Talgdrüsen, apokrine oder ekkrine Drüsen. Zur zweiten Gruppe werden Basaliomformen gerechnet, die keine derartigen Strukturen erkennen lassen. Eine scharfe Trennlinie läßt sich nicht ziehen, denn erstens bleiben alle Differenzierungstendenzen sehr unreif, zweitens sind manche Strukturierungen, wie vor allem die Zystenbildung, in Entstehung und Bedeutung uneinheitlich und drittens können nebeneinander in der gleichen Geschwulst an verschiedenen Stellen unterschiedliche Differenzierungen auftreten (Korting und Hassenpflug, 1966; Hundeiker et al., 1973; 1977).

Superfizielle Basaliome

Diese „undifferenzierte" Form findet sich in unserem Histologiematerial bei etwa 8% der Basaliome, und zwar sowohl bei gewöhnlichen lichtinduzierten Geschwülsten als auch bei den genetisch bedingten „epitheliomatösen Phakomatosen". Sie entspricht dem klinischen Befund des „Rumpfhautbasalioms" oder „Epithelioma pagetoides Darier". Nach wechselnd langem Verlauf entwickeln sich jedoch oft tiefer ins Corium eindringende noduläre bzw. solide Anteile. Diese zunächst flächenhaft sich ausbreitende Basaliomform wird trotz des typischen „Perlsaums" am Rande weit häufiger als die anderen Typen klinisch nicht erkannt. Ihre klinisch feststellbare Ausdehnung entspricht faktisch der histologischen. Ein therapeutischer Sicherheitsabstand von wenigen Millimetern genügt.

Histologisch charakteristisch sind „schwalbennest-ähnliche" oder mit dünnen Stielen der Basalzellschicht der Epidermis anhängende Epithelknospen (Abb. 3). Immer ist die Epidermis an den Stellen des Zusammenhangs stark verdünnt, auch wenn sie sonst bei nicht lichtinduzierten Geschwülsten keine Atrophie zeigt. Die einzelnen Knospen zeigen sich in Serienschnitten untereinander vielfach verbunden. Sie sind umgeben von konzentrischen Lagen fibroblastenreichen Bindegewebes mit Rundzellinfiltraten.

Solide Basaliome

Auch diese Wachstumsform gilt als „undifferenziert" bzw. „primordial". Sie ist weitaus am häufigsten (53%). Klinisch entsprechen diesem Typ vorwiegend noduläre und noduloulzeröse Formen (Ulcus rodens). Die dünnen Zusammenhänge von Tumorparenchym und Deckepidermis lassen zwischen beiden einen Bindegewebsstreifen frei. Darin liegende Teleangiektasien sind diagnostisch charakteristisch, solange die Knoten erhalten sind (Hundeiker, 1969). Nach Ulzeration verschwinden sie. Dafür wird als Rest der Knoten ein peripherer „Perlsaum" aus derben Knötchen sicht- und tastbar. Die Übereinstimmung der klinisch erkennbaren mit der tatsächlichen Ausdehnung ist gut: Bei der Exzision genügt ein Sicherheitsabstand von 3–5 mm (vgl. Burg, 1977; Bönniger und Konz, 1979).

Histologisch finden sich im Corium solide Komplexe „basalioder" Zellen. In mehr als 90% läßt sich ein Zusammenhang mit der Epidermis (Hundeiker und Berger, 1968) oder der äußeren Wurzelscheide von Haarfollikeln darstellen. Die peripheren Zellen zeigen

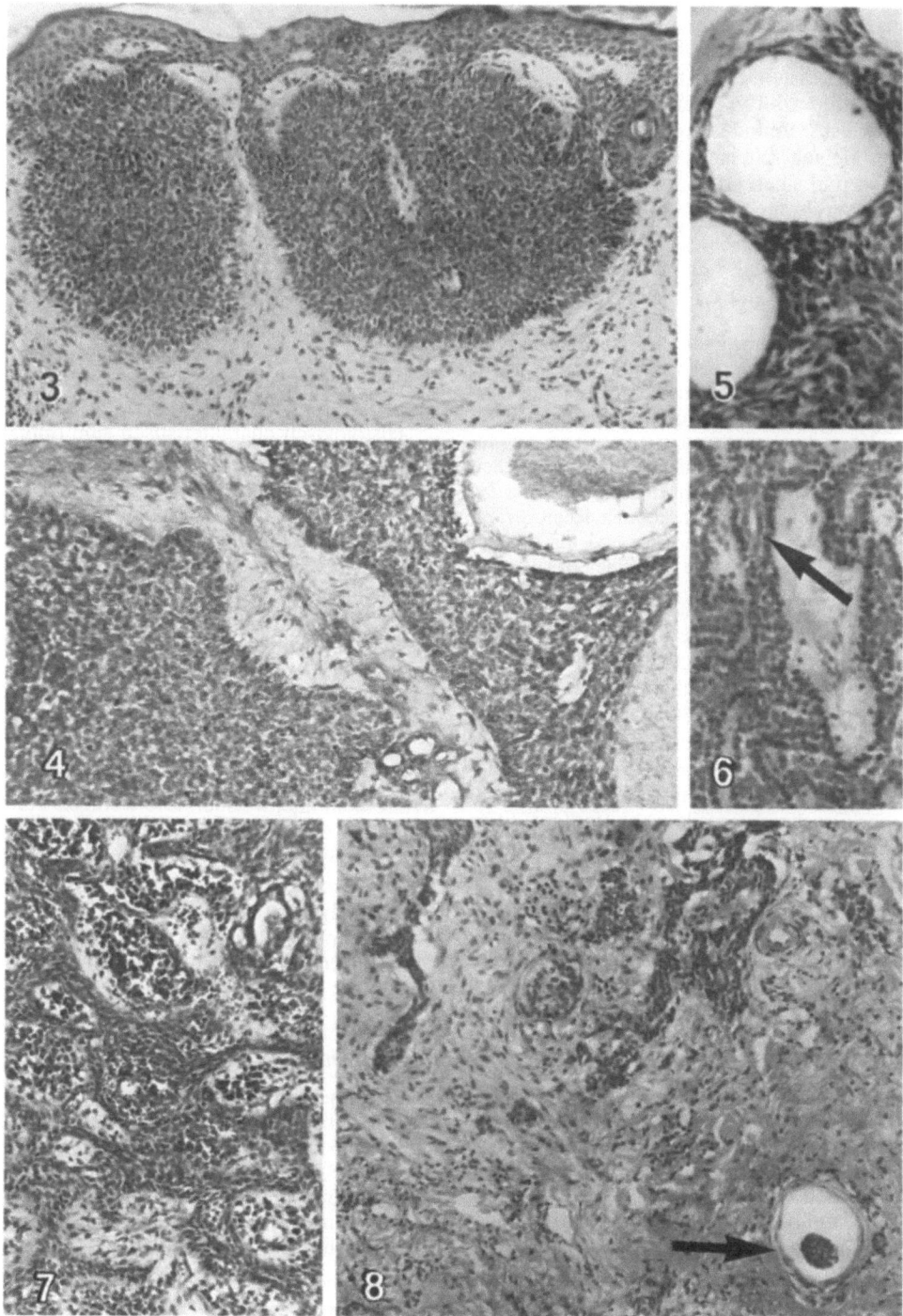

Abb. 3. Superfizielles Basaliom. Die Einzelknospen hängen jeweils stark verdünnten Epithelstellen an
Abb. 4. Solides Basaliom mit Pseudozystenbildung durch Stromadegeneration
Abb. 5. Spiradenomähnliche echte Zystenbildung in solidem Basaliom
Abb. 6. Zylindromatös adenoide Differenzierung mit Lumina (Pfeil)
Abb. 7. Sklerosierendes Basaliom. Starke entzündliche Reaktion im fibroblastenreichen Stroma
Abb. 8. Destruktiv wachsendes Basaliom (Rezidiv) mit auffallend geringer entzündlicher Umgebungsreaktion und Gefäßinvasion (Pfeil)

charakteristische Palisadenanordnung. Die Zellen im Inneren der Komplexe sind mehr zufällig gelagert. Auch bei Fehlen struktureller Differenzierung weisen viele dieser Geschwülste zumindest zwei Zelltypen auf: einen kleinen mit langgestrecktem dichteren Kern und einen größeren mit mehr ovalen, weniger chromatindichten Kern (Lever und Schaumburg-Lever, 1975; Kint, 1976).

Zystische Basaliome

Im eigenen Material finden sich ausgeprägte zystische Veränderungen bei etwa 16% der Basaliome. Sie werden meist als Differenzierungsprodukt aufgefaßt. Das trifft jedoch nur für einen kleinen Teil zu. Klinisch zeigen diese Typen vorwiegend noduläre Form. Meist wird aufgrund des „durchscheinenden" Aspekts und Palpationsbefundes die Zystenbildung bereits makroskopisch diagnostiziert. Das Verhältnis von klinischer und mikroskopischer Ausdehnung ist wie bei soliden Basaliomen.

Histologisch kommt Zystenbildung durch verschiedene Vorgänge zustande. Sehr selten ist Talgdrüsendifferenzierung mit zentraler Desintegration der schaumig verfettenden Zellen (Nikolowski, 1951). Ebenfalls selten sind echte Lumenbildungen bei Differenzierung in Richtung auf apokrine oder ekkrine Drüsen mit Entstehung spiradenomähnlicher Geschwulstanteile (Abb. 5; Kint, 1976; Hornstein und Weidner, 1979). Wesentlich öfter sind stelläre Atrophie oder zentrale Nekrose im nicht ausreichend ernährten Inneren großer undifferenzierter solider Basaliomkomplexe Ursache der Hohlraumentwicklung. Noch größer ist aber der Anteil pseudozystischer Höhlen, entstanden durch basaliomspezifische Bindegewebsdegeneration (Huneiker und Brehm, 1971; Tillmann et al., 1972) und Degeneration peripherer Tumorzell-Lagen (Übersicht bei Kint, 1976). Die diagnostisch charakteristischen „Lakunen" (Abb. 2) zwischen Parenchym und Stroma stehen am Beginn dieser Entwicklung. Im Extrem führt sie zu ausgedehnten Kolliquationsräumen. Wo diese je nach Schnittrichtung von soliden Basaliomformationen umschlossen oder von retikulären Basaliomsträngen durchsetzt erscheinen, wird intraepitheliale Zystenbildung vorgetäuscht.

Adenoide Basaliome

Nur etwa 2,8% der Basaliome in unserem Material zeigen vorwiegend „adenoide" Strukturen. Wie bei den zystischen kommt auch bei diesen nur ein kleiner Teil der entsprechenden morphologischen Veränderungen wirklich durch adnexoide Differenzierung zustande. Diesem Typ entspricht keine besondere klinische Geschwulstvariante. Er findet sich meist abschnittsweise in nodulären Basaliomen.

Histologisch charakteristisch sind dünne Stränge aus oft nur zwei Lagen basaloider Zellen, meist vielfach miteinander vernetzt. In Serienschnitten stellen sich die Stränge oft als Anschnitte dünner gefalteter Platten heraus. Der größte Teil dieser Formen ist in Wirklichkeit den degenerativen, mikrozystischen Varianten zuzurechnen (Abb. 10). Gelegentlich kommen jedoch zylindromähnliche „apokrine" (Abb. 6) oder „ekkrine" spiradenomähnliche (Abb. 5) Differenzierungen mit Lumenbildung vor. Selbst wenn darin auch noch kolloides Material getroffen ist, sind aber sichere Zeichen sekretorischer Aktivität nicht nachweisbar. Die wenigen Fälle syringom- oder spiradenom-ähnlicher ductaler Differenzierung mit Nachweis „ekkriner" Schlüsselenzyme, wie Phosphorylase oder Succindehydrogenase, werden als „ekkrine Epitheliome" abgegrenzt (Kint, 1976). Schweißdrüsengänge sind meist nur sekundär in das Tumorparenchym einbezogen.

Praemaligne Fibroepitheliome

Diese sehr seltene Geschwulstform mit charakteristischen dünnen netzigen Tumorzellsträngen und überwiegenden Stromaanteil zeigt im späteren Verlauf oft zunehmend undifferenziertes Basaliomwachstum. In diesem Band wird sie ausführlich in einem der folgenden Beiträge von F. Eichmann abgehandelt.

Abb. 9. Mikrozystische Auflockerung solider Basaliomkomplexe durch stelläre Degeneration
Abb. 10. „Adenoide" retikuläre Basaliomformationen mit Stromadegeneration
Abb. 11. Verzweigte Basaliomstränge führen je nach Dicke zu mehr „soliden" oder „adenoiden" Bildern
Abb. 12. Keratotisch-trichoide Differenzierung mit Schichtungskugeln und Hornzysten (gleicher Tumor wie Abbildungen 9-11)
Abb. 13. In aktinisch-elastotischem Bindegewebe wird die Bindegewebsneubildung um die Tumorkomplexe bei sklerosierenden Basaliomen oft nicht typisch ausgeprägt

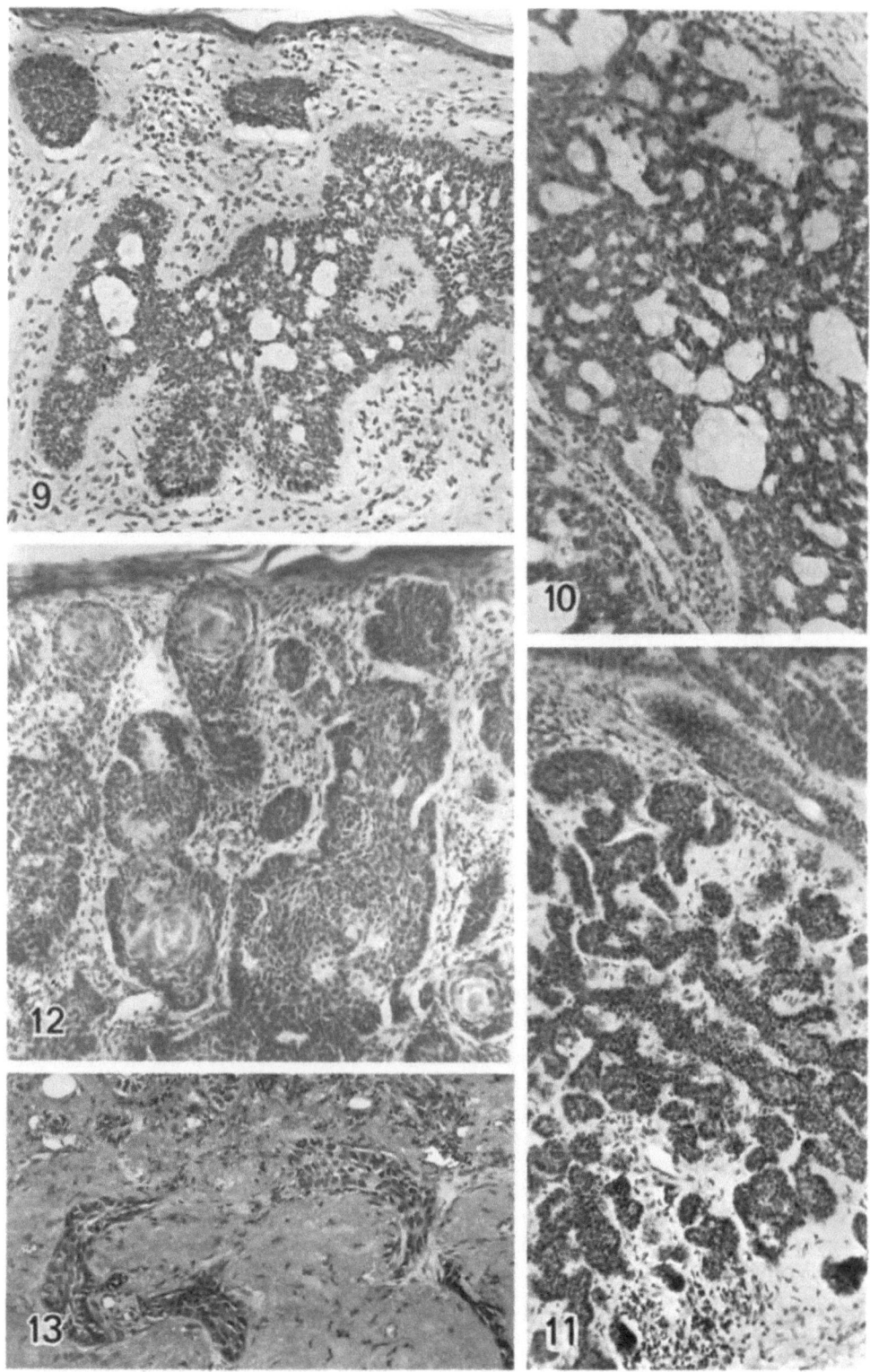

Sklerosierende Basaliome

16% der Basaliome zeigen mehr oder weniger ausgeprägt sklerosierende Veränderungen. Bei überwiegend sklerosierendem Wachstum entspricht diesem Typ auch klinisch eine besondere Ausprägungsform, das zikatrisierende, morphoea-ähnliche oder sklerodermiforme Basaliom. Die besondere Bedeutung dieses Geschwulsttyps ergibt sich aus der mangelnden Sicherheit der klinischen Befundabgrenzung bzw. dem ausgedehnten „subklinischen" Wachstum. Die erforderlichen Sicherheitsabstände sind größer als bei den anderen Formen, im mindesten 8–15 mm (Burg, 1977; Bönniger und Konz, 1979). Mikroskopische Kontrolle aller Schnittränder ist erforderlich. Bei ausgedehnten Befunden kommt eine „statigraphische" mikroskopisch kontrollierte Chirurgie in Frage.

Histologisch steht die Wucherung des bindegewebigen Stromas im Vordergrund. Zahllose meist kleine Inseln und dünne Stränge basaloider Zellen, oft nur eine Lage dick, sind umgeben von konzentrischen Lagen fibroblastenreichen teilweise neugebildeten schwach anfärbbaren Kollagenmaterials, ähnlich wie bei einem szirrhösen Mammakarzinom (Herzberg und Holtschmidt, 1952; Herzberg, 1954). Die Palisadenstellung der randständigen Zellen geht oft verloren. Meist finden sich aber auch einzelne größere Parenchymkomplexe, oft sogar mit verschiedenen Differenzierungsstrukturen. Die diffuse Infiltration des Coriums erschwert die Beurteilung der in toto-Exzision.

Keratotische Basaliome

Eine Differenzierung in Richtung auf Haarfollikelstrukturen ist häufig, aber in sehr wechselnder Ausprägung meist auf umschriebene Bezirke, vorwiegend in solide gewachsenen Tumoren beschränkt. Dementsprechend sind keine genauen Angaben über das Vorkommen möglich, und es gibt kein besonderes dieser histologischen Form zuzuordnendes klinisches Bild.

Histologisch finden sich in fast allen Basaliomen angedeutete Haarfollikelstrukturen ohne Keratinisierung. Meist imponieren sie als Bündel spindeliger Zellen, die in verschiedenen Richtungen die Tumorinseln durchziehen. Sie erinnern an Zellen des oberen Haarbulbusbereiches in Entwicklung zur inneren Wurzelscheide (Kint, 1976). „Schichtungskugeln" mit konzentrisch, manchmal um einzelne keratinisierte Zellen angeordneten basaloiden Zellagen sind häufig, besonders in der Peripherie solider Tumorkomplexe. Weniger häufig sind richtige Hornzysten. Sie stellen gewissermaßen einen mißratenen Versuch der Haarschaftbildung dar. Im Extremfall kann der Befund einem Trichoepitheliom gleichen. Die Verhornung erfolgt normalerweise abrupt wie bei der Haarbildung, ohne Zwischenschaltung eines Stratum granulosum. Nur vereinzelt sind wenige Keratohyalingranula erkennbar. Dieser Modus der Hornbildung ist wichtig für die Differentialdiagnose gegenüber spinozellulären Karzinomen.

Metatypische Epitheliome

Im älteren Schrifttum wurde eine histologisch zwischen Basaliomen und Karzinomen eingeordnete Gruppe abgegrenzt, für die eine klinische Entsprechung fehlt. Sie wurde als mit 8–35% sehr häufig angegeben. Früh schon wurde deutlich, daß es sich hierbei nicht um einheitliche Krankheitsbilder handelt (vgl. Juon, 1929). Eingehendere Untersuchungen vor allem durch Nödl (1952; 1954) haben zur gänzlichen Auflösung dieser Gruppe geführt.

„Gemischte" metatypische Epitheliome des älteren Schrifttums waren meist „Kollisionsgeschwülste" aus nebeneinander in lichtgeschädigter Haut entstandenen Basaliomen und Karzinomen (Juon, 1929). „Intermediäre" metatypische Epitheliome sollten in sich Merkmale und Eigenschaften von Basaliomen und Karzinomen vereinigen. Dabei dürfte es sich großenteils um undifferenzierte nichtverhornende Karzinome gehandelt haben, teils um keratotische Basaliome, deren trichoide Strukturen als spinocellulär fehlinterpretiert wurden. Die meisten neueren Autoren akzeptieren diese Gruppe als Entität nicht mehr (vgl. Lever und Schaumburg-Lever, 1975; Kint, 1976). Die Literatur über dieses Problem ist ausführlich zusammengestellt bei Schimpf (1979) sowie Hornstein und Weidner (1979).

„Verwilderte" Basaliome

Aus der Sammelgruppe der einstigen metatypischen Epitheliome ist ein von Ehlers (1966) auf 2% geschätzter, in unserem jetzigen Material aus der gleichen Klinik noch 1,6% betragender Anteil von Fällen übriggeblieben, die in einzelnen Partien typische Basaliomstrukturen, in anderen einen völligen Verlust jeder charakteristischen Differenzierung aufweisen. Sie zeigen häufig erhebliche destruktive

Potenz (Weidner und Stolte, 1973). Die Verwendung einer eigenen Bezeichnung für diese möglicherweise den wenigen Fällen einer Basaliommetastasierung zugrundeliegende Gruppe bringt die Gefahr mit sich, die in Wirklichkeit vorhandene diagnostische Unsicherheit nomenklatorisch mit dem Schein einer eigenen Krankheit zu überdecken. Inwieweit die kanzeröse Weiterentwicklung ursprünglicher Basaliome als Erklärung herangezogen werden kann, ist viel diskutiert, aber weithin offen (Halter, 1944; Nödl, 1954; Gottron und Nikolowski, 1960; Schimpf 1979). Häufig handelt es sich um Rezidivgeschwülste nach langer Behandlung.

Destruierende Basaliome

Dem klinischen Bild des gefürchteten „Ulcus terebrans" entspricht kein bestimmter histologischer Befund. Zwar finden sich vorwiegend undifferenzierte meist solide oder sklerosierende Tumorformationen in den verschiedenen Anteilen. Doch läßt sich nicht aus dem mikroskopischen Detail die klinische Wachstumsform erschließen. Wie auch bei anderen Geschwülsten erweist sich, daß der histologische Befund die klinische Diagnose sichern, ergänzen oder revidieren, aber nicht ersetzen kann.

Eine besondere Gruppe unter den Basaliomkrankheiten stellen die auf genetischer Grundlage entstandenen Geschwülste dar.

Naevoide Basaliome

Das Basalzellnaevus-Syndrom (BCNS, fünfte Phakomatose) ist eine relativ seltene autosomal dominant vererbte Krankheit. Sie ist charakterisiert durch frühes und multiples Auftreten von Basaliomen auch an nicht belichteten Stellen, oft kombiniert mit Kieferzysten, Zahnfehlstellungen, Hypertelorismus, multiplen weiteren Fehlbildungen. Gehäuft treten dabei Medulloblastome auf (Thies et al., 1960; Hermans et al., 1960; Jablonska, 1961; Holubar, 1975). Die Bezeichnung „Naevus" ist problematisch im Hinblick auf den Geschwulstcharakter des Syndroms (Pinkus, 1965). Anfänglich wachsen die zahlreichen disseminierten Läsionen kaum merklich. Später, besonders nach zusätzlichen onkogenen Einflüssen wie Ultraviolettlicht oder Röntgenstrahlen, setzt mit der „onkotischen Phase" stärker destruierendes Wachstum ein (Herzberg und Wiskemann, 1963; Zackheim et al., 1966; Berendes, 1971).

Histologisch ergeben sich auch in der „naevoiden" Initialphase keine Unterschiede gegenüber gewöhnlichen Basaliomen, abgesehen davon, daß das Fehlen basophiler Bindegewebsdegeneration manchmal den Verdacht auf ein nicht lichtinduziertes Wachstum lenken kann (Hundeiker und Petres, 1968; Musger, 1971; Holubar, 1975). Die Untersuchung der palmaren Grübchen („Pits"), die häufig bei diesem Syndrom auftreten, zeigt oft kleine Basaliomkomplexe und als Ursache der Vertiefungen Epithelverdünnung und weitgehendes Fehlen der Hornschicht über den Stellen, an denen sie der Epidermis anhängen.

Lineäre und generalisierte folliculäre Basalzellnaevi sind äußerst selten (Anderson und Best, 1962; Lever und Schaumburg-Lever, 1975). Die einzelnen Läsionen können solide, adenoid oder keratotisch differenzierte kleine Basaliomkomplexe aufweisen, zumindest aber kleine, einem superfiziellen Basaliom ähnliche Knospen, die der Wand der zahlreichen Komedonen und Epithelzysten anhängen.

Trichoepitheliom-Syndrom Jarisch-Brooke

Trichoepitheliome (Jarisch, 1894), identisch mit dem Epithelioma adenoides cysticum, sind basaloide Tumoren mit Differenzierung in Richtung auf Haarfollikel (Binkley und Johnson, 1951). Gelegentlich treten sie einzeln auf. Ein Teil solcher Beobachtungen würde jedoch heute als „sklerosierende epitheliale Hamartome" eingeordnet werden (MacDonald et al., 1977; Bernstein und Roth, 1978; Hundeiker, 1980). Multiple Trichoepitheliome vor allem im Kopfbereich sind eine dominant vererbte Krankheit (Musger, 1971). Nach Lever und Schaumburg-Lever (1975) sollen Ulzeration und destruierendes basaliomatöses Wachstum selten sein. Wir selbst konnten jedoch bei Patienten mit der Brooke-Spieglerschen Phakomatose beides sowie das Auftreten multipler „Rumpfhautbasaliome" an anderen Körperstellen, vor allem am Stamm, beobachten.

Histologisch sind trichoide Strukturen und Hornzysten charakteristisch. Sie zeigen ein vollständig abrupt ohne Stratum granulosum keratinisiertes Inneres, umgeben von abgeflachten Lagen basophiler Zellen, die morphologisch „Basaliomzellen" entsprechen. Die abrupte Verhornung vom Haartyp ist wichtig für die Differentialdiagnose gegenüber Plattenepithelkarzinomen. Neben den Zysten finden sich solide Zellinseln und adenoid-netzige Strukturen mit peripherer Palisadenanordnung. Das Stroma zeigt gleichartige Veränderungen wie in Basaliomen. Ge-

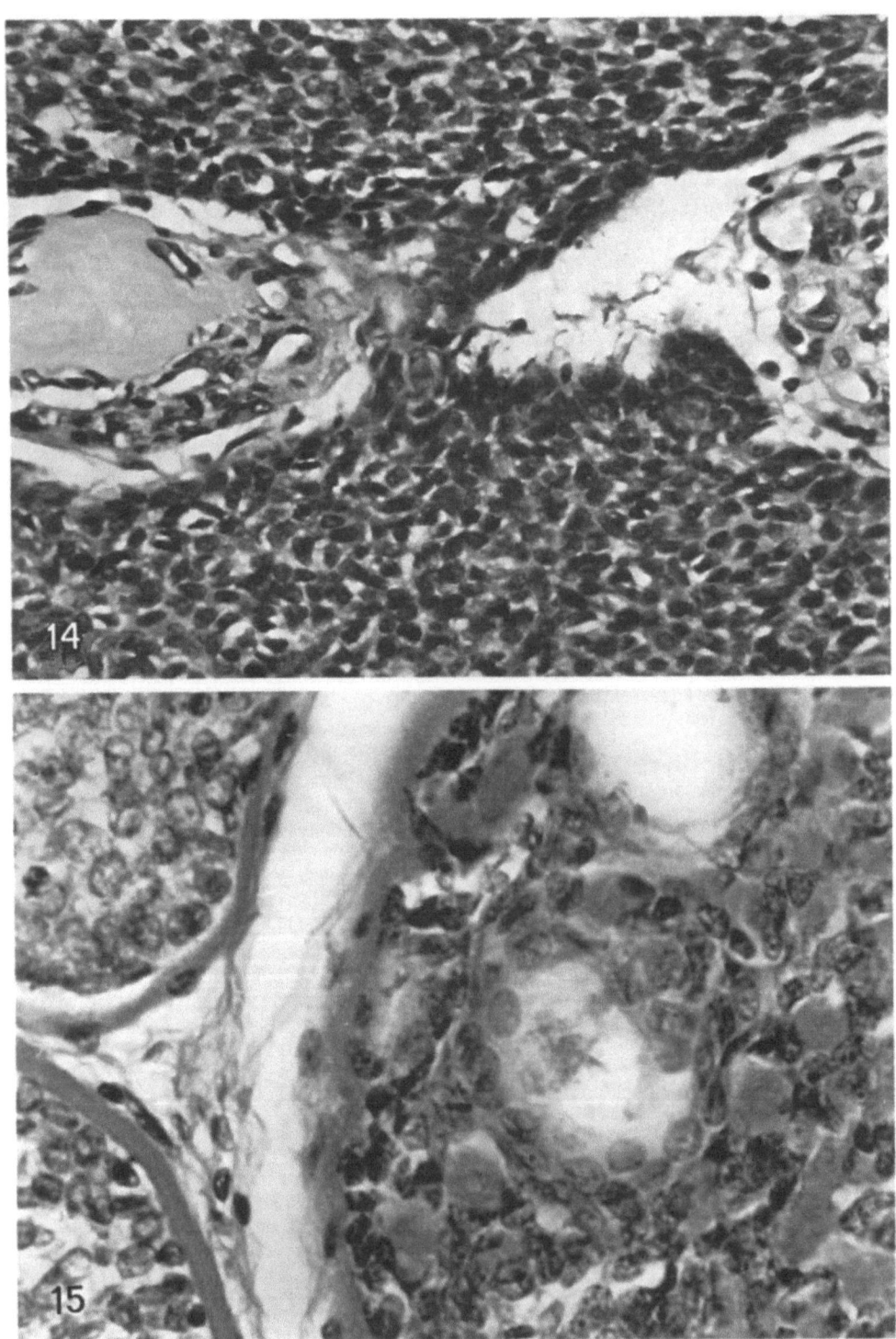

Abb. 14. Hyaline (links) und „mukoide" (rechts) Bindegewebsveränderungen in einem soliden Basaliom
Abb. 15. Hyaline Scheiden um die Tumorzellinseln (links), hyaline tropfige Einschlüsse und drüsenschlauchähnliche Strukturen (rechts) in einem dermalen Zylindrom

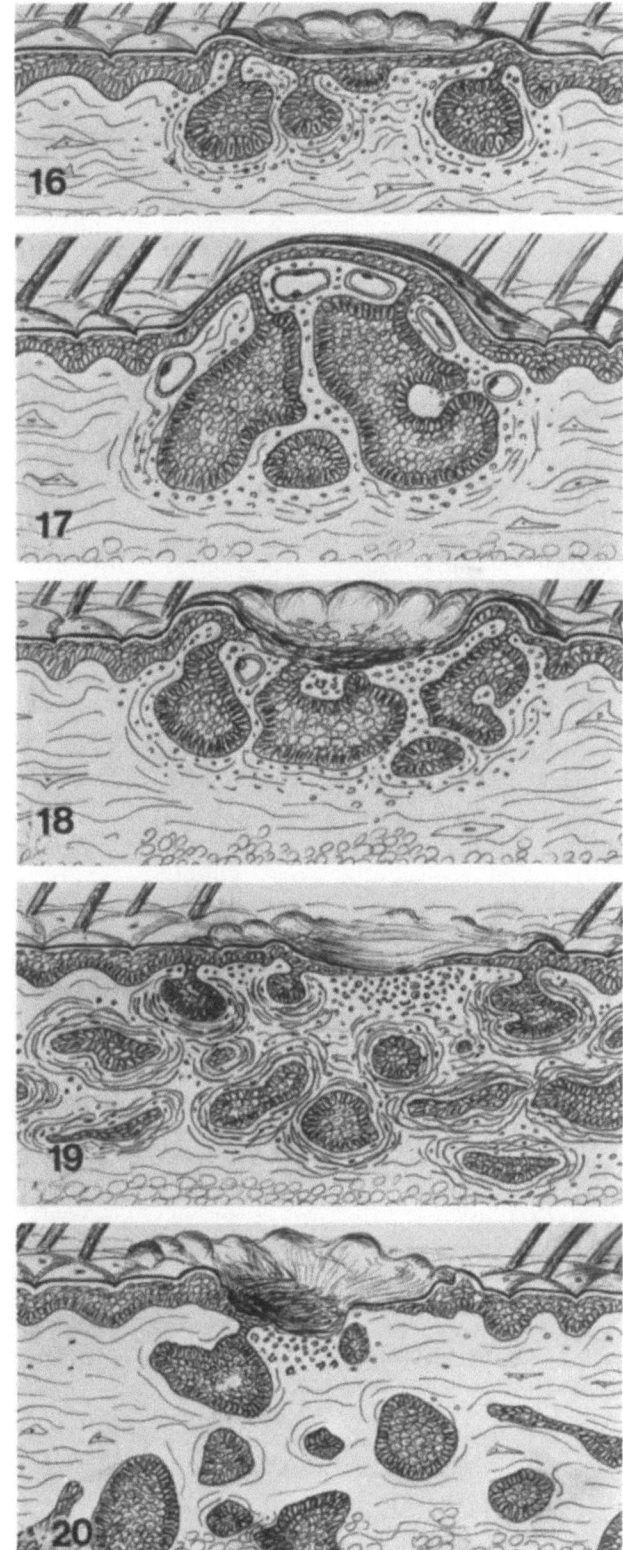

Abb. 16. Schema der Architektur eines superfiziellen Basalioms (klinisch: Rumpfhautbasalioms). Die durch einen „Perlsaum" aus Knötchen markierte makroskopisch erkennbare Abgrenzung entspricht zuverlässig der wirklichen Ausdehnung des Tumors

Abb. 17. Schematischer Aufbau eines nodulären Basalioms. Histologisch liegt meist solides Wachstum zugrunde. Zwischen Tumorkomplexen und atrophischer Epidermis treten ektatische capilläre Gefäße hervor. Sie sind klinisch ein wichtiges differentialdiagnostisches Merkmal. Es kommt auch bei alten ruhenden Naevuszellnaevi vor, aber in Kombination mit anderer typischer Anamneseangabe („seit Kindheit" statt „seit Jahren"). Der klinisch erkennbare entspricht fast dem mikroskopisch darstellbaren wirklichen Umfang

Abb. 18. Schematische Darstellung eines nodulo-ulzerösen Basalioms (Ulcus rodens). Meist liegt solides Wachstum zugrunde. Nach Zerfall größerer Knoten bleibt als makroskopisches Diagnosemerkmal ein „Perlsaum" am Rande erhalten

Abb. 19. Schema der Wuchsform eines sklerosierenden Basalioms. Das Überwiegen der Stromakomponente bedingt das narbenähnliche makroskopische Bild und die schlechte klinische Abgrenzbarkeit. Der Patient wird oft erst durch Schwund der Behaarung beunruhigt

Abb. 20. Schema der Besonderheiten destruierend wachsender Basaliome. Bei noch typischem Zellbild kann die charakteristische Stromareaktion verloren sein und die entzündliche Abwehrreaktion weitgehend fehlen. Das Tiefenwachstum ist Hauptursache der unsicheren klinischen Abgrenzung

wöhnlich ist es sehr zellreich mit konzentrischer Bündelung neugebildeten Kollagens um die Tumorinseln (Wodniansky, 1975).

Cylindrom-Syndrom Poncet-Spiegler

Dermale Cylindrome sind „basaloide" Tumoren mit Differenzierung in Richtung auf Schweißdrüsenstrukturen (Wodniansky, 1975). Sie kommen gelegentlich als einzelne Geschwülste nichtfamiliär vor. Auch gewöhnliche Basaliome können zylindromatöse Strukturen entwickeln. Von größerer Tragweite ist das dominant erbliche Zylindrom-Syndrom mit Auftreten multipler Tumoren vor allem im Kopfhaarbereich. Die Krankheit ist häufig genetisch verknüpft mit dem Trichoepitheliom-Syndrom (Brooke-Spiegler-Phakomatose, Knoth und Ehlers, 1960). Die Verknüpfung dieser beiden Krankheiten ist interessant im Hinblick auf die Histogenese der Geschwülste (Guggenheim und Schnyder, 1961): Bisher besteht keine Übereinstimmung darin, ob Zylindrome ekkrine oder apokrine Tumoren seien. Die Beziehung zwischen apokrinen Drüsen und Haarfollikeln einerseits, die genetische Verbindung der Zylindrome mit den eindeutig follikulär differenzierten Trichoepitheliomen andererseits ist ein zusätzliches Argument für den apokrinen Charakter.

Histologisch ist das Tumorparenchym aufgebaut aus zahlreichen kleinen Inseln epithelialer Zellen unterschiedlicher Größe und Form, dicht aneinandergedrängt, oft nur durch einen hyalinen Grenzstreifen und eine dünne Kollagenschicht voneinander getrennt. Die hyalinen Scheiden sind sehr unterschiedlich dick. Tropfige Einschlüsse des gleichen Materials finden sich innerhalb der Epithelzellinseln. Einzelne Komplexe bestehen großenteils aus Hyalin mit nur wenigen Zellen. Das hyaline Material ist PAS-positiv, diastasebeständig und reagiert nicht mit Alcianblau, enthält also nur neutrale Mucopolysaccharide. Die Tumorzellen gehören zwei verschiedenen Typen an: Solche mit schmalem chromatindichten Kernen liegen vorwiegend an der Peripherie, oft in typischer Palisadenanordnung. Zellen mit großen, heller gefärbten Kernen liegen mehr im Inneren der Komplexe. Meist finden sich tubuläre Lichtungen, die zum Teil amorphes Material enthalten. In einigen früheren Beobachtungen „maligner Degeneration" von Zylindromen wurde Verlust jeglicher charakteristischer Differenzierungen beschrieben. In einer eigenen Beobachtung (Hundeiker und Schmitt, 1978) stellten sich die Geschwulstformationen mikroskopisch als gewöhnliches undifferenziertes Basaliom dar.

Praktische Folgerungen

Aus der Vielfalt der histologischen Differenzierungsmöglichkeiten auch innerhalb derselben Geschwulst, aus der Unmöglichkeit, die biologische Aggressivität aus dem histologischen Detailbefund zu erschließen oder den klinisch destruierenden Basaliomen bestimmte feingewebliche Wuchsformen zuzuordnen (vgl. schon Holubar, 1975; Hundeiker, 1977; Hornstein und Weidner, 1979) ergeben sich Folgerungen für die praktische Diagnostik: Die Angabe des histologischen Geschwulsttyps und der Exzision in toto genügt nicht mehr als Diagnoseangabe. Ein Befund, der wenigstens die Möglichkeit einer Untersuchung und evtl. Beurteilung prognostischer Parameter schaffen könnte, muß einige wichtige klinische Angaben (Alter, Bestandsdauer bzw. Rezidiv, Lokalisation, makroskopische Ausdehnung) mit den histologischen Befunden (Typdiagnose, Angabe der mikroskopischen Ausbreitung analog dem Invasionslevel und vertikalen Geschwulstdurchmesser bei Melanomen) zusammenfassen.

Summary

Basal cell epitheliomas are characterized histologically by a special "basaloid" cellular differentiation and by a special "organoid" interaction of epithelial cells and conncetive tissue. They are induced by common oncogens like ultraviolet radiation, modified by genetic factors. Solely genetically determined forms occur in basal cell nevus syndrome and, with more trichoid or adenoid differentiation, in epithelioma adenoides cysticum and in dermal cylindroma syndrome. In common light-induced basaliomas, undifferentiated forms are predominant: Solid 53%, solid-cystic 16%, sclerosing 16%, superficial 8%. Mainly adenoid differentiated tumors occur in less than 3%. "Run wild" basaliomas are rare. They represent a part of the so-called "intermediate" metatypic epitheliomas of the literature, most of which were probably undifferentiated carcinomas. The so-called "mixed" intermediate epitheliomas were partly coexisting carcinomas and basaliomas in light-damaged skin, partly ordinary basaliomas with misinterpreted keratotic-trichoid differentiation. Such pilary formations without keratinization or with hair type-keratinization are very frequent. In most cases, however, they involve only parts of mainly solid tumors. The variety of differentiation within the very same tumors complicates a sharp delimitation of types. One very conspicuous clinical feature – pigmentation – represents no special histologic growth pattern, but is correlated predominantly with solid or solid cystic differentiation. The impossibility to draw prognostic conclusions only from the histologic type diagnosis necessitates a form of diagnostic report which includes data concerning previous course and actual extent of the disease.

Literatur

Albertini A v, Roulet F (1974) Histologische Geschwulstdiagnostik, 2. Aufl. Thieme, Stuttgart

Anderson TE, Best PV (1962) Linear basal cell nevus. Br J Dermatol 74:20-23

Berendes U (1971) Die klinische Bedeutung der onkotischen Phase des Basalzellnävus-Syndroms. Hautarzt 22:261-263

Bernstein G, Roth GJ (1978) Sclerosing epithelial hamartoma. J Dermatol Surg Oncol 4:87-90

Binkley GW, Johnson HH (1951) Epithelioma adenoides cysticum: Basal cell nevi, agenesis of the corpus callosum and dental cysts. Arch Dermatol 63:73-84

Bönniger F, Konz B (1979) Ergebnisse dermatochirurgischer Basaliombehandlung. In: Salfeld K (Hrsg) Springer, Berlin Heidelberg New York S 201-206

Burg G (1977) Mikroskopisch kontrollierte (histographische) Chirurgie. In: Konz B (Hrsg) Dermatochirurgie in Klinik und Praxis. Springer, Berlin Heidelberg New York S 72-82

Ehlers G (1966) Histomorphologische Untersuchungen an Basalzellepitheliomen eine statistische Auswertung von 1785 Fällen. Z. Hautkr 41:261-273

Ehlers G (1966) Cytomorphologische und cytophotometrische Untersuchungen an verschiedenen histologischen Basaliomtypen. Arch Klin Exp Derm 224:355-361

Ehlers G (1968) Klinische und histologische Untersuchungen zur Frage arzneimittelbedingter Arsen-Tumoren. Z Hautkr 43:763-774

Go MJ, Delemarre JFM, Hundeiker M (1973) Zur Frage der Metastasierung des Basalzellepithelioms („Basalzellcarcinom"). Hautarzt 24:449-451

Gottron HA, Nikolowski W (1960) Karzinom der Haut. In: Gottron HA, Schönfeld W (eds) Dermatologie und Venerologie, Bd IV. Thieme, Stuttgart, S 295-406

Greither A, Tritsch H (1957) Die Geschwülste der Haut. Ihr klinisches und feingewebliches Bild, ihre Erkennung und Behandlung. Thieme, Stuttgart

Guggenheim W, Schnyder UW (1961) Zur Nosologie der Spiegler-Brookeschen Tumoren. Dermatologica 122:274-278

Halter K (1944) Über metatypische Epitheliome, ihre Metastasierungsneigung und die Metastasierungsfähigkeit des Basalioms. Arch Derm Syph (Berlin) 185:436-457

Hermans EH, Grosfeld JMC, Valck LEM (1960) Eine fünfte Phakomatose. Naevus epitheliomatodes multiplex. Hautarzt 11:160-164

Herzberg JJ, Holtschmidt J (1952) Sklerodermiforme Basaliome. Hautarzt 38:371-372

Herzberg JJ (1954) Das Stroma als wichtigstes, gestaltendes Prinzip in der Klinik und Histologie der Basaliome. Z Hautkr 16:340-342

Herzberg JJ, Wiskemann A (1963) Die fünfte Phakomatose. Basalzellnaevus mit familiärer Belastung und Medulloblastom. Dermatologica 126:106-123

Holubar K (1975) Das Basaliom. In: Gottron HA, Korting GW (Hrsg) Handbuch der Haut- und Geschlechtskrankheiten, Bd 3, T 3 A. Springer, Berlin Heidelberg New York, S 235-390

Holubar K (1975) Das Basalzellnaevus-Syndrom (BCNS). In: Gottron HA, Korting GW (Hrsg) Handbuch der Haut- und Geschlechtskrankheiten, Bd 3, T 3 A. Springer, Berlin Heidelberg New York, S 391-419

Hornstein OP, Weidner F (1979) Tumoren der Haut. In: Doerr W, Seifert G, Uehlinger E (Hrsg) Spezielle pathologische Anatomie. Histopathologie der Haut, Bd 7, T. 2. Springer, Berlin Heidelberg New York, S 93-309

Hundeiker M, Berger H (1968) Zur Morphogenese der Basaliome. Arch Klin Exp Dermatol 231:161-169

Hundeiker M, Petres J (1968) Zur Klassifizierung und Differentialdiagnose multipler Basaliome. Dermatol Wochenschr 154:169-176

Hundeiker M (1969) Teleangiektasien bei Hauttumoren. Dermatol Monatsschr 155:113-117

Hundeiker M, Brehm K (1971) Gefäßwanddegeneration im Basaliom. Arch Dermatol Res 240:184-191

Hundeiker M, Brehm K (1972) Capillararchitektur im Basaliom. Hautarzt 23:169-171

Hundeiker M, Baier U, Krause W (1973) Wachstumsformen der Basaliome. Arch Dermatol Res 247:319-327

Hundeiker M, Schmitt H (1976) Basaliomatöse Degeneration familiärer Spiegler-Tumoren. Akt Dermatol 2:193-196

Hundeiker M (1977) Indikationen zur chirurgischen Behandlung von Basaliomen und spinozellulären Karzinomen. In: Konz B, Burg G (Hrsg) Dermatochirurgie in Klinik und Praxis. Springer, Berlin Heidelberg New York, S 65–71

Hundeiker M (1980) Sklerosierendes epitheliales Hamartom. Pathologe 1:159–160

Jablonska St (1961) Basaliome naevoider Herkunft (Naevobasaliome bzw. Basalzellnaevi). Hautarzt 12:147–157

Jarisch A (1894) Zur Lehre von den Hautgeschwülsten. Arch Derm Syph (Wien-Leipzig) 28:163–222

Juon M (1929) Über die „metatypischen" Formen der Hautepitheliome. Arch Derm Syph (Berl) 81:96

Kint A (1976) Pathology of basal cell epithelioma. In: Andrade R, Gumport SL, Popkin GL, Rees ThD (eds) Cancer of the skin, Vol I. Saunders, Philadelphia London Toronto, pp 845–882

Knoth W, Ehlers G (1960) Das Epithelioma adenoides cysticum als Phakomatose Brooke-Spiegler. Zugleich ein Beitrag zu den anlagebedingten und erworbenen Basaliomen. Hautarzt 11:335–345

Korting GW, Hassenpflug KH (1966) Beispiel zur Differenzierungsvielfalt eines Basalioms. Z Hautkr 40:143–147

Krompecher E (1900) Der drüsenartige Oberflächen-Epithelkrebs (Carcinoma epitheliale adenoides). Beitr Pathol 28:1–41

Krompecher E (1903) Der Basalzellenkrebs. Fischer, Jena

Kuta A (1958) Über die chirurgische Behandlung der Basaliome unter besonderer Berücksichtigung des kosmetischen Erfolges. Cosmetologica 19:123–130

Lever WF, Schaumburg-Lever G (1975) Histopathology of the skin, 5th. ed. Lippincott, Philadelphia Toronto

MacDonald DM, Wilson-Jones E, Marks R (1977) Sclerosing epithelial hamartoma. Clin Exp. Dermatol 2:153–160

Musger A (1971) Zur Kenntnis der epitheliomatösen (basaliomatösen) Phakomatose. Wien Klin Wochenschr 83:775–777

Nikolowski W (1951) Beitrag zur Klinik und Histologie der Talgdrüsen-Naevi und -Carcinome und deren Beziehungen zum sog. Basalzellen-Carcinom. Arch Derm Syph (Berl) 193:340–362

Nödl F (1952) Die Bedeutung des Mesenchyms für die Wuchsform und die Strahlenempfindlichkeit des Basalioms. I. Mitt.: Über die Wuchsform des Basalioms und seine Beziehung zum Funktionszustand des Mesenchyms. Strahlentherapie 88:206–216

Nödl F (1952) Die Bedeutung des Mesenchyms für die Wuchsform und die Strahlenempfindlichkeit des Basalioms. III. Mitt.: Über die Wandlung im Tumortyp nach unzureichenden Röntgeninsult. Strahlentherapie 88:228–238

Nödl F (1954) Das sogenannte Übergangsepitheliom. I. Mitteilung: Die randständige Epidermiswucherung beim Basaliom und ihre Bedeutung für das gemischtförmige metatypische Epitheliom. Arch Derm Syph (Berl) 197:256–270

Nödl F (1954) Das sogenannte Übergangsepitheliom. II. Mitteilung: Degenerative Veränderungen des Basalioms mit Entwicklung von Zellstrukturen des sogenannten Übergangsepitheliomas. Arch Derm Syph (Berl) 197:271–280

Pinkus H (1965) Zur Begriffsbestimmung der Naevi, Organnaevi und naevoiden Tumoren. Hautarzt 16:184–190

Pinkus H (1968) The role of the mesoderm in basaliomas. In: Jadassohn W, Schirren CG (eds) XIII. Congressus internationalis Dermatologiae, München 31. 7.–5. 8. 1967, Vol 1. Springer, Berlin Heidelberg New York, pp 8–10

Schimpf A (1979) Plattenepithelkarzinom der Haut und Halbschleimhäute. In: Gottron HA, Korting GW (eds) Handbuch der Haut- und Geschlechtskrankheiten, 3, T 3 B. Springer, Berlin Heidelberg New York, S 130–327

Steigleder GK, Kamei J (1963) Die Beziehung zwischen Tumoren der Haut und umgebendem Bindegewebe. Arch Klin Exp Dermatol 217:457–470

Steigleder GK, Trnka J (1968) Basaliome mit Differenzierung im Sinne von Hautadnexen, im Besonderen Schweißdrüsen, und Carcinoma (Epithelioma) spinocellulare segregans auf Narben einer röntgenbestrahlten Tbc. cutis luposa. Z Hautkr 43:97–103

Steigleder GK (1978) Besondere Aspekte des Basalioms. Z Hautkr 53:55–61

Thies W, Dorn H, Weise HJ (1960) Zur Frage der Naevobasaliome. Arch Klin Exp Dermatol 210: 291–312

Tillmann U, Krause W, Hundeiker M (1971) Bindegewebs- und Gefäßwanddegeneration im Basaliomstroma und die Frage der Basaliommetastasierung. Beitr Pathol 144:231–248

Weidner F, Stolte M (1974) Multizentrisches metatypisches Kopfhautbasaliom (Typ Ulcus terebrans) mit Perforationen der Schädelkalotte. Hautarzt 25:68–72

Wodniansky P (1975) Die gutartigen Neubildungen des Integumentes. In: Gottron HA, Korting GW (Hrsg) Handbuch der Haut- und Geschlechtskrankheiten, Bd 3, T 3 A. Springer, Berlin Heidelberg New York, S 1–210

Zackheim HS (1963) Origin of the human basal cell epithelioma. J Invest Dermatol 40:281–297

Zackheim HS, Howell JB, Loud AV (1966) Nevoid basal cell carcinoma syndrome. Arch Dermatol 93:317–323

Das Wachstumsverhalten der Basaliome

H. Tritsch (Köln)

Zusammenfassung

Beim Basaliom handelt es sich um einen fibroepithelialen Tumor mit Ausgang von der Epidermis oder von der äußeren Haarwurzelscheide. Das Wachstum seiner epithelialen Zellen steht in wechselseitiger Abhängigkeit zum basaliom-spezifischen bindegewebigen Stroma. Unter experimentellen Bedingungen verhalten sich Basaliomzellen wie unreife Epidermiszellen mit der Fähigkeit zur Ausbildung Oberhaut-ähnlicher Formationen. Möglicherweise unterliegt das Basaliomwachstum immunologischen Steuerungsmechanismen. Rezidive entstehen aus nicht beseitigten Tumorresten. Die Rezidivneigung läßt sich aus dem histologischen Präparat vermuten. Tiefenrezidive können fatale Folgen haben, da manchen Basaliomen ein besonders aggressives Wachstumsverhalten eigen ist. Die Randrezidive sind vom sukzessiven Randwachstum bei Basaliomhaut zu unterscheiden. Die Latenzzeit zwischen Behandlung und Rezidiv ist von verschiedenen Faktoren abhängig und kann zwischen Monaten und Jahren schwanken. Bei einem ganz kleinen Prozentsatz von Basaliomen handelt es sich um immer wieder rezidivierende Geschwülste, die meist unter dem Bild des Ulcus terebrans in Erscheinung treten und fast immer zum Tod ihrer Träger führen.

Bei 65% der malignen Hauttumoren handelt es sich um Basaliome. Unter Berücksichtigung von Angaben aus dem Früherkennungsprogramm für Geschwülste dürfte demnach mit 17–20 000 Neuerkrankungen an Basaliom pro Jahr in der Bundesrepublik Deutschland zu rechnen sein [7].

Parenchym und Stroma

Das Basaliom startet als fibroepitheliale Knospe aus der Epidermis oder, seltener, aus der äußeren Wurzelscheide des Haarfollikels (Abb. 1). Bei der Knospe handelt es sich um basalzellähnliche Epithelien, die in ein lockeres, fibröses Stroma eingebettet, von einer PAS-reaktiven Membran umgeben werden [15]. Damit unterscheidet sich das Basaliom vom Plattenepithelkarzinom der Haut, das nach anfänglich auf die Epidermis beschränktem Wachstum deren Basalmembran durchbricht, um dann nach verschiedenen Ebenen hin destruierend vorzudringen.

Die besondere Bedeutung des Basaliom-Stromas für das Tumorwachstum wird aus experimentellen Untersuchungen ersichtlich. Basaliom-Autotransplantate überleben nur, wenn sie zusammen mit ihrem Stroma übertragen werden [13]. Das Wachstum der Basaliomzellnester ist demnach von dem zusammen mit ihnen entwickelten tumorspezifischen Bindegewebe abhängig, ohne das sie keine Eigenständigkeit zu besitzen scheinen (Abb. 2).

Auch im heterologen Übertragungssystem verhalten sich Basaliomzellnester anders als Karzinomgewebe. Im Gegensatz zum Karzinom zeigen sie bei Implantation in die vordere Augenkammer von Kaninchen kein Wachstum [4]. Daraus läßt sich ableiten, daß dem Basaliom die für den echten Krebs charakteristische Autonomie fehlt.

Weitere Aufschlüsse über das biologische Verhalten konnten an Ratten-Basaliomen gewonnen werden. Cooper und Pinkus [2] übertrugen Basaliomgewebe in den pseudoschwangeren Uterus von Tieren des gleichen Stammes. Daraus entwickelten sich verhornende Zysten und ein Epidermis-ähnliches Epithel mit gut entwickelter Basalmembran. Allerdings überlebte nur das Epidermis-ähnliche Epithel.

Die experimentellen Untersuchungsergebnisse werfen automatisch die Frage auf: Um welchen Geschwulst-Typ handelt es sich

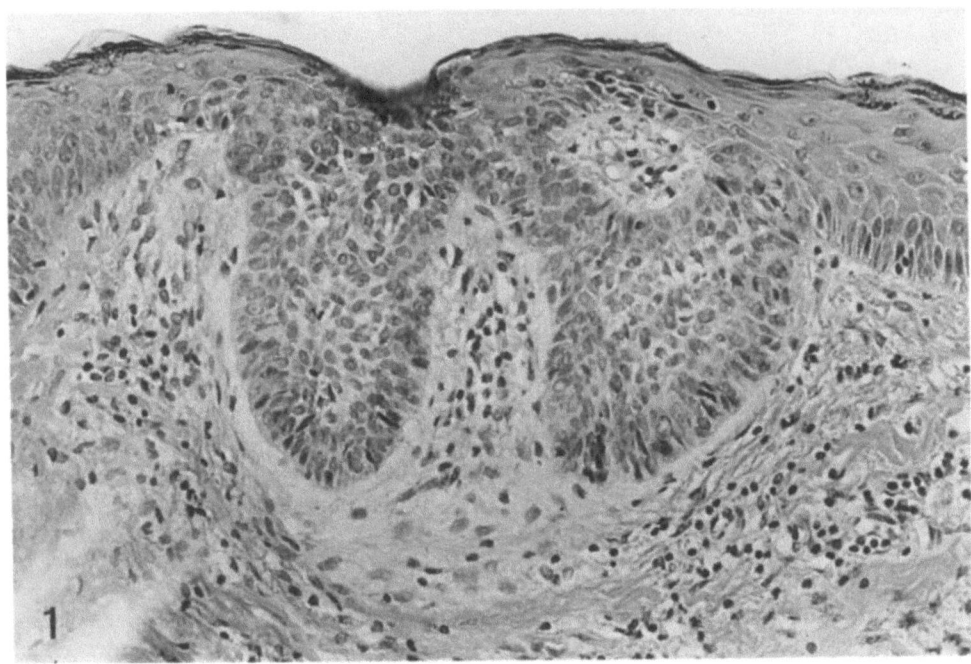

Abb. 1. Basaliom-Knospen

bei dem Tumor, dessen klinisches Verhalten mit destruierendem Wachstum ohne praktisches Metastasierungsvermögen in gewissem Gegensatz zu experimentellen Erfahrungen steht?

Die Frage läßt sich nur partiell und auch nur annähernd beantworten: Wahrscheinlich handelt es sich bei den Parenchymzellen des Basalioms um nicht maligne Epithelien, die durch ihr Stroma in einem unreifen Proliferationszustand gehalten werden. Entfernt man dieses Stroma, dann verhält sich das Epithel wie normale Epidermis [6]. Etwa 5% aller Basaliome zeigen ein metatypisches Verhalten und weichen in mikromophologischer Form und Verlauf von dem der übrigen Basaliome ab.

Auf die Wechselwirkung zwischen Parenchym und Stroma für das Tumorwachstum beim Basaliom hatte bereits Hueck aufmerksam gemacht. Auch Steigleder mißt dem Stroma eine wesentliche Bedeutung zu, vermutet jedoch, daß das tumorspezifische Bindegewebe durch eine in den Parenchymzellen entwickelte Substanz gesteuert wird [8].

Immunologie

Obwohl immunologische Untersuchungen über das Basaliom vergleichsweise spärlich sind, sprechen zumindest die mikromorphologischen Befunde für die Möglichkeit einer immuninduzierten Steuerung. So finden sich, besonders in den Randzonen der Geschwülste, immer wieder unterschiedlich dichte Rundzellinfiltrate, die aus Plasmazellen oder lymphoiden Elementen bestehen und bis zur Ausbildung lymphadenoider Gebilde gesteigert sein können (Abb. 3). In diese Richtung weisen auch Befunde von Claudy et al. [1] über die Zusammensetzung der Infiltratzellen beim Basaliom. Danach entspricht die Relation von T- zu B-Zellen in den Infiltraten der einer zytergischen Reaktion vom Tuberkulintyp wobei ein Teil der Geschwulstlymphozyten im Gegensatz zu den Blutlymphozyten Membran- und Zytoplasma-Immunglobuline besitzt.

Bedeutungsvoll dürfte in diesem Zusammenhang ein Bericht aus dem National Cancer Institute der USA sein [3]. Danach haben Kranke mit Basaliomen signifikant weniger T-Zellen im Blut als Kontrollpersonen. Weiterhin steht die Dichte der lymphoidzelligen Infiltration an der Tumorbasis in Relation zur Anzahl der T-Lymphozyten im Blut. Auch scheint eine Korrelation zwischen Histokompatibilitätsantigenen und T-Zellzahl zu be-

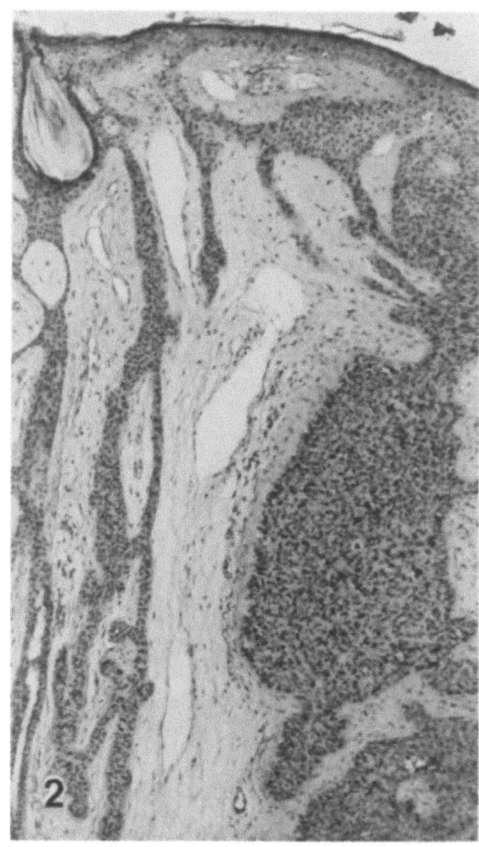

Abb. 2. Formgebender Einfluß des bindegewebigen Stromas beim Fibroepitheliom Pinkus

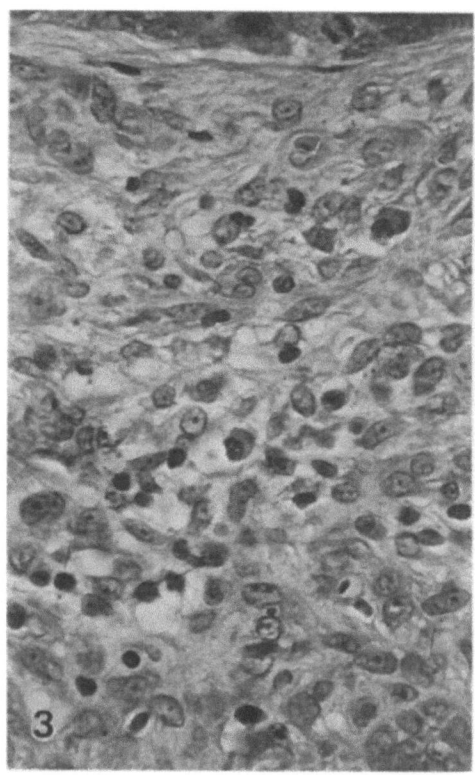

Abb. 3. Plasmazellen im Randbereich eines Basaliom-Zellnestes

stehen. Die Antigene HL-A1 und HL-A8 kommen häufiger bei Patienten mit großen Basaliomen und niedrigen T-Zellzahlen im Blut vor.

Rezidive

Die Heilungsquoten des Basalioms betragen bei adäquat durchgeführter Therapie über 90%. Unterzieht man die verschiedenen Behandlungsverfahren einem multifaktoriellen Vergleich, dann schneidet die Exzision mit Defektverschluß als das Verfahren mit den meisten Vorteilen am besten ab, was auch durch Computeranalysen an großen Fallzahlen bestätigt wird [5, 10].

Ursache für die Tumor-Rezidivquote sind durch die Behandlung nicht ausgeschaltete Basaliomreste. Dies kann einerseits Folge insuffizienten therapeutischen Vorgehens, anderseits aber auch Folge aggressiven Wachstumsverhaltens des Tumors sein, das, trotz vermeintlich ausreichender Beseitigung, zu einem Rezidiv führt [12]. Hier liegt eine wesentliche Aufgabe für den Histologen, den Kliniker nicht nur über das feingewebliche Randbild am Operationspräparat, sondern auch über die Parenchym- und Stromaverhältnisse der Geschwulst zu informieren. Auf aggressives Wachstumsverhalten können Exulzeration, Zelldysplasie im Parenchym, Auflösung der Geschwulstzellverbände, Stromafibrose und geringe oder fehlende entzündliche Begleitreaktion hinweisen (Abb. 4–7). In solchen Fällen sprechen wir von „Verwilderung", einem histologischen Phänomen, das nach unserer Meinung intensivere therapeutische Maßnahmen als sie bei wohl differenzierten Basaliomen erforderlich sind, notwendig macht.

Das Wissen um die Verwilderung und die sich daraus ergebenden Konsequenzen kann

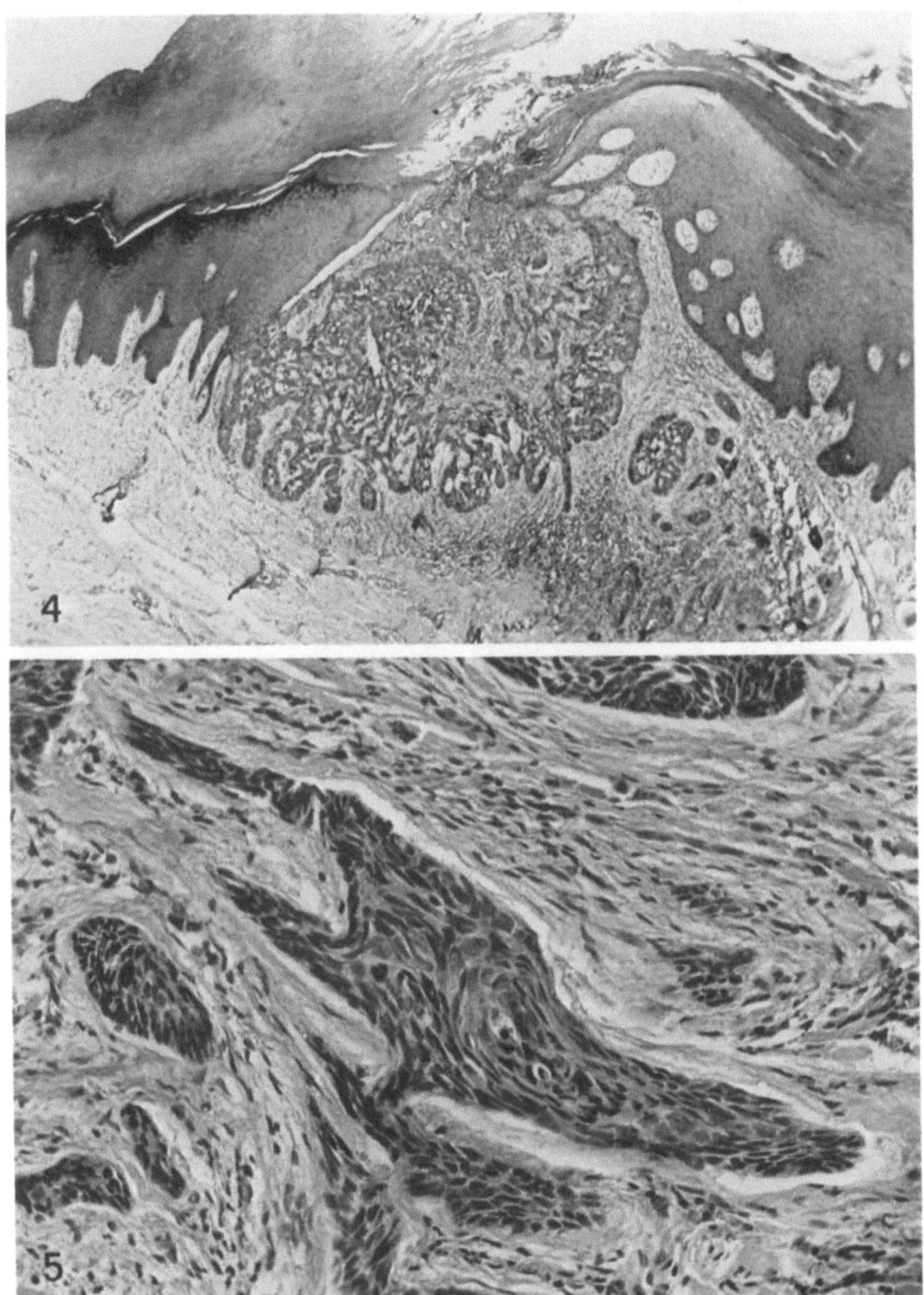

Abb. 4. Exulzeriertes Basaliom; Beugeseute 4. Finger rechts bei einem 44jährigen Mann
Abb. 5. Verwildertes Basaliom mit Zelldysplasie

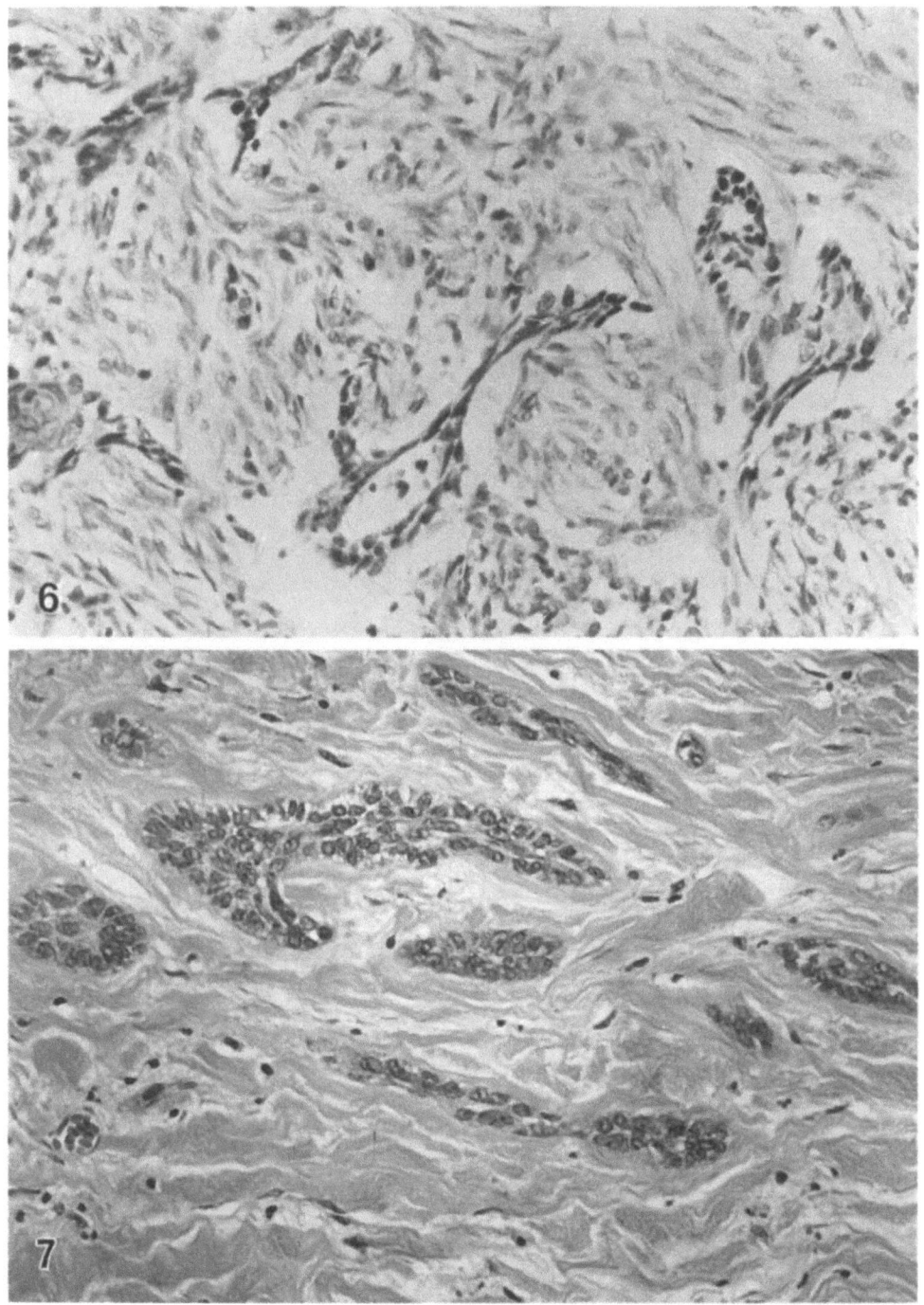

Abb. 6. Auflösung der Epithelformationen mit Stromafibrose bei einem verwilderten Basaliom
Abb. 7. Reaktionslose Infiltration von Basaliom-Zellnestern an der Basis eines Ulcus terebrans

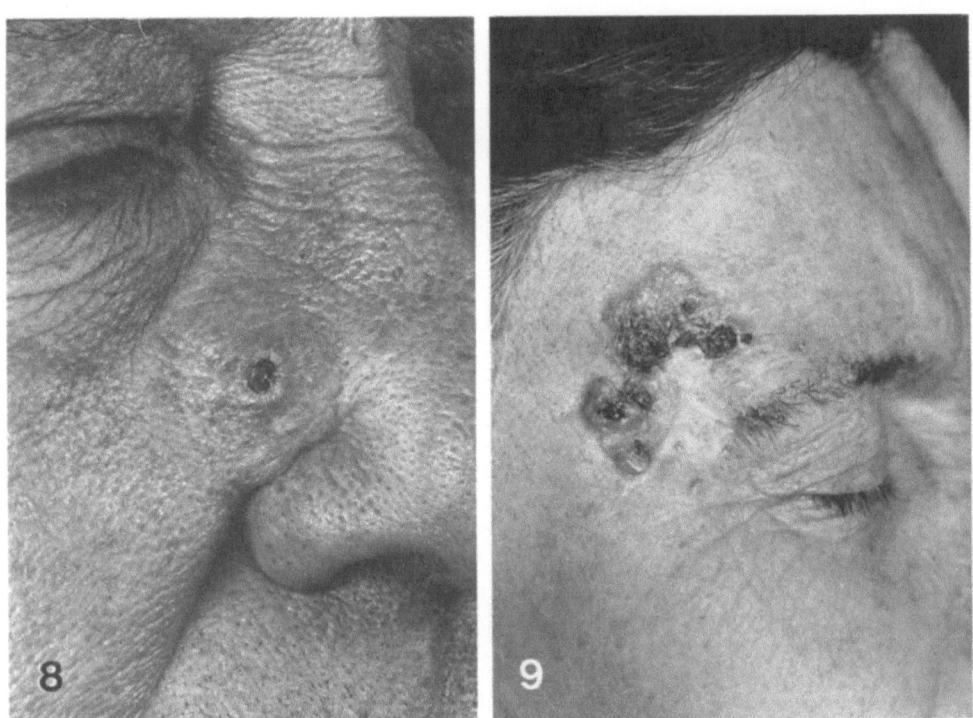

Abb. 8. Tiefenrezidiv bei einem 59jährigen Mann, 14 Monate nach Exzision mit Wundverschluß eines Basalioms

Abb. 9. Randrezidiv 32 Monate nach Radiotherapie eines Basalioms bei einem 48jährigen Mann

dazu beitragen, die Rezidivquoten zu senken; dies setzt die histologische Untersuchung eines jeden Tumors voraus, zumal das klinische Bild keinen Hinweis auf aggressives Wachstumsverhalten zu geben braucht. Sogar superfizielle Basaliome können infiltrativ destruierend wachsende Herde beinhalten.

Bei den Basaliomrezidiven lassen sich Tiefenrezidive von superfiziellen Rezidiven und Randrezidiven unterscheiden. Tiefenrezidive entstehen dann, wenn am Tumorgrund belassenes Basaliomgewebe durch den Wundverschluß überlagert oder Basaliomgewebe durch den Wundverschluß in die Tiefe verlagert wird (Abb. 8). Bis zur Erkennung kann wegen der maskierenden Hülle längere Zeit verstreichen, während der der Tumor, je nach seiner Aggressivität, weiterwuchern kann. Die sich daraus für den Geschwulstträger ergebenden Folgen können fatal sein, wenn es nicht gelingt, den Tiefenrezidivtumor zu beseitigen. Superfizielle Rezidive und Randrezidive treten früher in Erscheinung (Abb. 9, 10). Im allgemeinen sind sie für den Therapeuten unproblematischer.

Randrezidive sind vom sukzessiven, diskontinuierlichen Randwachstum zu unterscheiden [9]. Das sukzessive Randwachstum basiert auf der Fähigkeit der Haut, im Randbereich behandelter Areale neue Basaliome zu produzieren (Abb. 11, 12). Sukzessives Randwachstum ist ein Phänomen der Basaliomhaut wie sie bei Basaliomatose vorliegt.

Nach der Behandlung ist das zeitliche Auftreten von Rezidiven im wesentlichen abhängig von der in loco verbliebenen Tumor-Restmenge, der Lage des Tumor-Restes und Wachstumspotenz des Tumor-Restes [10]. Im allgemeinen variieren die „symptomlosen Perioden" zwischen zwei Monaten und zwei Jahren. Angeblich rezidivieren jedoch nur ca. 30% der histologisch als unzureichend entfernt bezeichneten Geschwülste [11, 14].

Ein kleiner Teil der Basaliome, dessen Häufigkeit mit 1–2% geschätzt wird, bietet größte therapeutische Probleme und führt meist unaufhaltsam zum Tod der davon Betroffenen. Klinisch handelt es sich um Wachstumsformen, die als Ulcus terebrans in Erscheinung treten und trotz exzessiver therapeutischer Eingriffe immer wieder „rezidivieren". Das histologische Bild entspricht dabei meist dem des verwilderten Basalioms. Das „abartige" Wachstumsverhalten dieser Geschwülste ist völlig ungeklärt, weshalb sich für seine Ursache nur Spekulationen anbieten.

Summary

Basalioma of the skin is a fibroepithelial tumor originating from the epidermis or more rarely from the outer root sheath of the hair. Between the epithelial cell complexes and the specific connective tissue stroma exists a mutual interaction concerning the growing be-

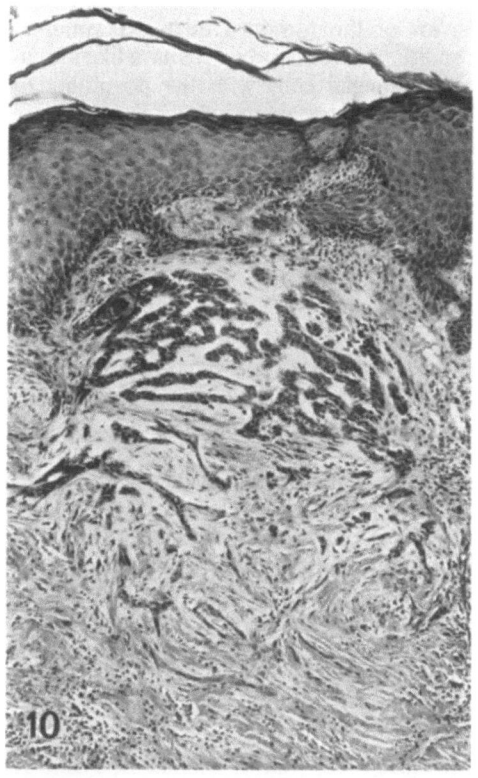

Abb. 10. Histologie des Basaliom-Randrezidivs von Abbildung 9. Pseudoepitheliomatöse Hyperplasie der Epidermis. Im Corium schmalzapfige Basaliom-Zellnester in mukoidem, fibrösem Stroma

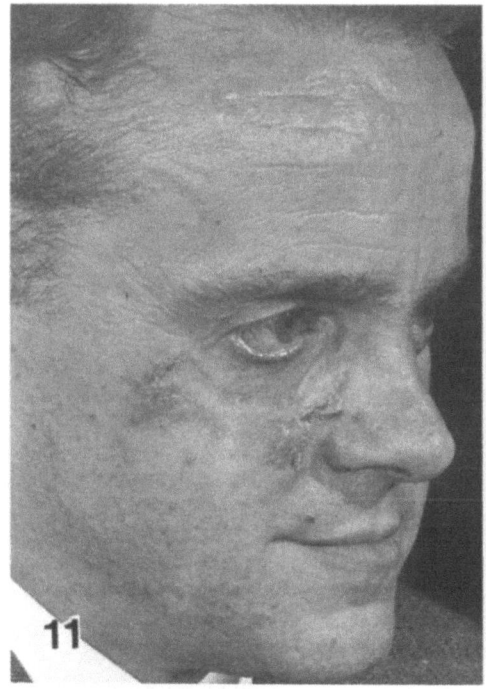
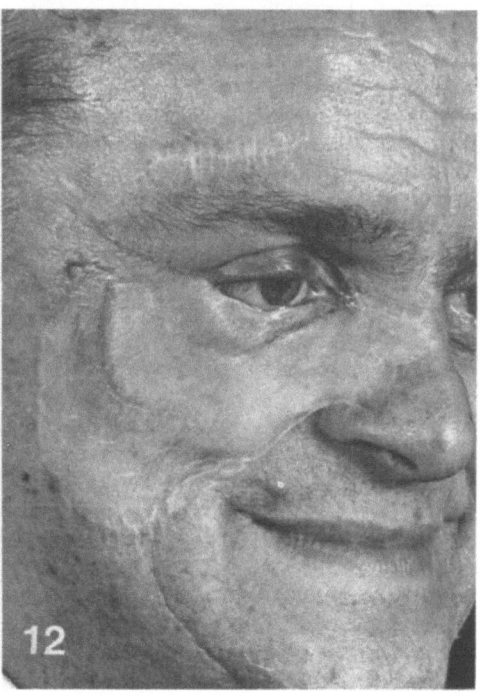

Abb. 11. Basaliom-Haut; 38jähriger Mann
Abb. 12. Sukzessives, diskontinuierliches Randwachstum eines Basalioms am lateralen oberen Pol eines Vollhauttransplantates, 8 Jahre nach Plastik beim Patienten von Abbildung 11

havior of the tumor. Under experimental conditions basalioma cells behave like immature epithelial cells with the possibility to build up epidermal formations. Some factors point to an immune surveillance of the tumor growth.

Relapses are caused by not completely removed tumor rests. The histological examination of basaliomas can hint to the resistance to therapy. Recurrences in the depth by insufficient treatment can have annoying consequences as the result of an aggressive growing behavior of some basaliomas. Border recurrences have to be distinguished from successive discontinuous tumor growth in the borderline zone of well treated basaliomas in cases with basalioma-skin. The latent period between treatment and relapse is dependent from different factors and can fluctuate between month and years. Only a little percentage of basaliomas are always relapsing tumors, mostly under the clinical picture of ulcus terebrans, which cause the death of the bearers.

Literatur

1. Claudy AL, Viac J, Schmitt D, Alaric A, Thivolet J (1976) Identification of mononuclaer cells infiltrating basal cell carcinomas. Acta Derm Venereol (Stockh) 56:361-365
2. Cooper M, Pinkus H (1977) Intrauterine transplantation of rat basal cell carcinoma as a model for reconversion of malignant to beign growth. Cancer Res 37:2544-2552
3. Dellon AL, Potvin C, Chretien PB, Rogentine CN (1975) The immunbiology of skin cancer. Plast Reconstr Surg 55:341-354
4. Gerstein W (1963) Transplantation of basal cell epithelioma to the rabbit. Arch Dermatol 88:834-839
5. Kopf AW (1979) Computer analysis of 3531 basalcell carcinomas of the skin. J Dermatol 6:267-281
6. Pinkus H (1979) Factors involved in skin carcinogenesis. J Am Acad Dermatol 1:267-275
7. Schwartz FW (1980) Maßnahmen zur Früherkennung von Hautkrebs in der Bundesrepublik Deutschland. Dtsch Ärzteblatt 77:123-127
8. Steigleder GK (1978) Besondere Aspekte des Basalioms. Z Hautkr 53:55-61
9. Tritsch H (1974) Basaliome. Dtsch Med Wochenschr 99:480
10. Tritsch H (1977) Häufigste Hautgeschwulst: Das Basaliom. Diagnostik und operative Therapie. Dtsch Ärzteblatt 74:573-578
11. Trnka J (1976) Spontaneous healing of histologically imcompletely excized basaliomas. Cesk Dermatol 51:327-328
12. Trnka J (1976) Greater primary and secondary resistance of some basaliomas to treatment without simultaneous manifestation of increased local malignancy. Cesk Dermatol 51:372-374
13. Scott EJ van, Reinertson RP (1961) The modulating influence of stromal environment on epithelial cells studied in human autotransplants. J Invest Dermatol 36:109-115
14. Waldmann U, Wätzig V (1979) Zur Problematik der Basaliomrezidive nach chirurgischer Therapie. Dermatol Monatsschr 165:531-535
15. Zackheim HS (1963) Origin of the human basal cell epithelioma. J Invest Dermatol 40:281-297

Das prämaligne Fibroepitheliom von Pinkus

F. Eichmann (Zürich)

Zusammenfassung

Das sogenannte prämaligne Fibroepitheliom wurde 1953 erstmals von Pinkus beschrieben und histologisch charakterisiert. Es handelt sich um einen sehr seltenen Tumor, der in der Mehrzahl der Fälle erst aufgrund der Histologie diagnostiziert wird. Die Hauptlokalisationen sind lumbo-sacral, inguinal und Gesäßregion. Es werden drei klinische Unterformen unterschieden. Histologisch findet sich ein Netzwerk von schmalen Basaliomsträngen die in ein hyperplastisches Stroma eingebettet sind. In der histologischen Differentialdiagnose muß vor allem der retikuläre Typ der seborrhoischen Keratose abgegrenzt werden. Hier ist der organoide Aspekt von Stroma und kleinen Basaliomzapfen entscheidend. Wir haben 17 eigene Fälle histologisch nachgeprüft. Ein Fall zeigte das histologische Bild des Anfangsstadiums der Pinkusveränderungen. Elf Fälle zeigten das ausgewachsene Bild eines Pinkustumors mit dem typischen „epithelial sponge"-Aspekt. Bei fünf Präparaten war bereits ein Übergang in ein Basaliom feststellbar. Die sechs Patienten, die klinisch nachkontrolliert werden konnten, zeigten keinerlei Lokalrezidive. Das prämaligne Fibroepitheliom von Pinkus läßt sich als ein mehr oder weniger langes Zwischenstadium einer multizentrischen Proliferation, die ihre Endstation in einem organoiden Basaliom hat, betrachten. Der Übergang eines Pinkustumors in ein Basaliom ist nur eine Frage der Zeit.

1. Geschichte

1952 berichtete Pinkus vor der American Medical Association über vier Fälle von prämalignen Fibroepitheliom [1]. Er verstand diese als besondere Spielart des Basalioms, wollte diese Tumoren jedoch aufgrund histologischer Charakteristika von der Basaliomgruppe getrennt herausstellen. Bereits im damaligen Vortrag erwähnt Pinkus selbst, daß Waelsch 1905 [2] und Danlos und Darier 1909 [3] ähnliche Beobachtungen publiziert hatten. Diese Autoren haben aber ihre Beobachtungen noch nicht im Sinne von Pinkus interpretiert. Insbesondere haben sie ihre Fälle nicht als eigenständiges Krankheitsbild abgegrenzt und herausgehoben. Vor allem die Histologie des Falles von Danlos und Darier erinnert sehr deutlich an das Bild eines Pinkus-Tumors. Nach 1953 haben in rascher Folge verschiedene Autoren weitere derartige Fälle publiziert [4–6].

2. Häufigkeit

Es handelt sich um einen äußerst seltenen Tumor. Pinkus beobachtete seine vier ersten Fälle unter 900 Epitheliomen, die er während drei Jahren gesammelt hatte [1]. Spätere Häufigkeitsangaben liegen in der gleichen Größenordnung (Ebner) [7].

3. Klinische Formen und Lokalisation

Das Alter der Patienten wird in der Literatur durchwegs mit über 50 Jahren angegeben. Es sind jedoch vereinzelte Fälle bei Jugendlichen publiziert worden. Häufig treten die Pinkus-Tumoren multipel auf. Gleichzeitiges Vorkommen mit seborrhoischen Warzen (Pinkus [1], Gartmann [8], Grinspan [9]) und Basaliomen (Gellin [10], Rehtijärvi [11]) wurde wiederholt beschrieben. Als bevorzugte Lokalisation wird die untere Rumpfpartie, lumbosakral, inguinal und proximaler Oberschenkelbereich sowie die Abdominalregion angegeben. Von verschiedenen Autoren sind aber in neuester Zeit Fälle anderweitiger Lokalisation beschrieben worden. So fanden Po-

Tabelle 1. Klinische Unterformen der Pinkustumoren

1. kugelige, weiche, rosa-fleischfarbene Knötchen (ähnlich sessilen Fibromen)
2. flache, ovaläre Papeln, hautfarben (ähnlich Verruca seborrhoica)
3. kleine, makulo-papulöse Läsionen, rosa-hautfarben (ähnlich Präkanzerosen oder kleinen Verrucae seborrh.)

sternak und Civatte [12] unter 70 Fällen von Pinkus-Tumoren 31 Tumoren, die außerhalb der dorso-lumbal-sakral-Region angesiedelt waren. Degos [4] und später Grinspan und Abdulafia [9] haben versucht, aus dem vielfältigen klinischen Aspekt dieser Tumoren drei klinische Unterformen herauszuschälen.

4. Histologie

Das histologische Bild ist dermaßen auffallend, daß es seinerzeit Degos zum Ausspruch „une des plus frappante de toute l'histo-pathologie cutanée" veranlaßte [4]. Dies trifft jedoch nur für die ausgereifte Form des Fibroepithelioms von Pinkus zu. Charakteristisch ist das Überwiegen der Stromakomponente gegenüber dem klassischen Basaliom. Pinkus benannte sie als hyperplastische Stromareaktion [1]. Der Parenchymteil besteht aus einem schwammartigen Gerüst von Basaliomsträngen. Diese Septen sind teilweise nur zwei Zellagen dicht. Sie wurden von Pinkus in dreidimensionaler Betrachtungsweise mit einem „epithelialen Schwamm" verglichen, in dessen Hohlräumen ein proliferierendes zellreiches, gelegentlich mukoides Bindegewebe liegt. Pinkus hat damals bei der Erstbeschreibung besonders die Ähnlichkeit zum Fibroadenoma mammae intracaniculare betont [1]. Entsprechend einer dynamischen Betrachtungsweise der histologischen Befunde, wie sie schon von Paschoud [13] angestrebt wurde, fanden wir bei der Durchsicht der eigenen Fälle drei Grundtypen von Histologien des Fibroepithelioms von Pinkus. Eine erste, die wir als Frühform bezeichnen möchten, zeigt ausgedehnte Kölbchen- und Füßchen-Bildung bei bereits beginnender Stromareaktion. Bei einem zweiten Grundtyp beobachteten wir das ausgewachsene Bild des „epithelialen Schwammes" mit mehr oder weniger zahlreicher Kölbchenbildung innerhalb des Schwammwerkes. Ein dritter Grundtyp schließlich zeigte neben dem ausgewachsenen Netzwerk eine oder mehrere Stellen mit klarem Übergang in ein organoides Basaliom.

5. Differentialdiagnose

Als klinische Differentialdiagnose müssen vor allem gestielte Fibrome, Verrucae seborrhoicae, Morbus Bowen, Naevuszellnaevi, oberflächliche und zystische Basaliome in Betracht gezogen werden. Die Diagnose Pinkus-Tumor wird praktisch immer erst histologisch gestellt. Der Grund dafür mag das sehr seltene Vorkommen sowie die großen klinischen Ähnlichkeiten mit den sessilen Fibromen und seborrhoischen Warzen sein. Die histologische Differentialdiagnose muß das organoide Basaliom, den retikulären Typ der Verruca seborrhoica, das sklerodermiforme Basaliom, das ameloblastische Fibrom und das Trichoepitheliom abgrenzen. Die Diagnose des organoiden Basalioms ist oft nur ei-

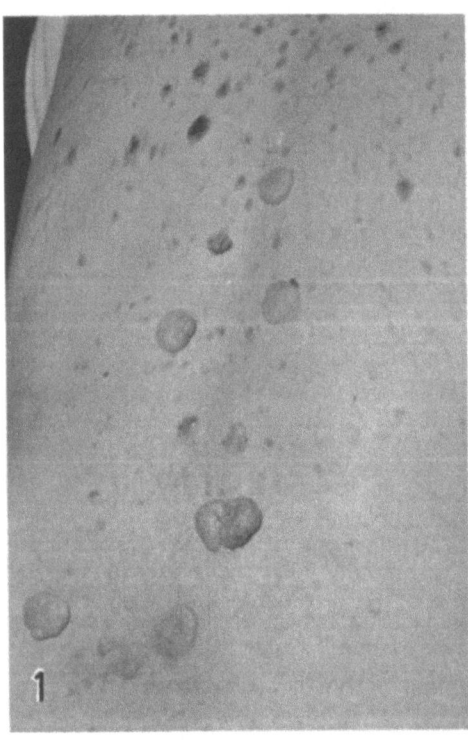

Abb. 1. Multiple Pinkustumoren neben seborrhoischen Warzen am Rücken (Patient von Dr. J.M. Paschoud, Lausanne)

ne Frage des sorgfältigen Suchens nach Stellen, wo bereits ein Basaliom vorliegt. Schwieriger ist die Differentialdiagnose zum retikulären Typ der Verruca seborrhoica. Der organoide Aspekt des Stromas und die seitlichen Epithelsprossen und -körbchen im „epithelialen Schwamm" fehlen beim retikulären Typ der seborrhoischen Warze. Dies wurde von Hornstein [6] besonders herausgestellt. Die Hornzysten, die meist als typisch für die seborrhoische Warze angegeben werden, können relativ häufig auch bei Pinkus-Tumoren beobachtet werden [4]. Schwierigkeiten können sich auch ergeben bei der Abgrenzung zum sklerodermiformen Basaliom. Hier stützt man sich auf die Malignitätszeichen der basaloiden Zellen in den Parenchymsträngen. Daneben ist die Gesamtarchitektur beim sklerodermiformen Basaliom unruhiger und das Maschenwerk zerrissener. Das ameloblastische Fibrom kommt nur im molaren und prämolaren Bereich vor und wird als ein dem Zahnleistenepithel-analoger Tumor angesehen. Beim Trichoepitheliom fehlt meist das Maschenwerk und die Hornperlen überwiegen.

6. Eigene Beobachtungen

Wir haben unter rund 55 000 histologischen Einsendungen der letzten zehn Jahre 17 eigene Fälle herausfinden können. Die Lokalisation und das Alter der Patienten zeigt Tabelle 2.

Interessant ist auch, welche klinischen Diagnosen vor der Exzision gestellt wurden (Tabelle 3).

Bei der Auswertung der eigenen histologischen Fälle sind wir zu folgenden Resultaten gekommen. In allen 17 Fällen war die Stroma-Parenchym-Relation quantitativ deutlich zugunsten des Stromas verschoben. Das Stroma war durchwegs zellreich, in zwei Fällen auch mukoid. Einzelne Hornzysten haben wir bei drei Fällen feststellen können, zwei Fälle zeigten zahlreiche Hornkugeln größeren und kleineren Durchmessers. Entsprechend der dynamischen Betrachtungsweise von Paschoud [13] konnten wir unsere Fälle in drei histologische Grundtypen einteilen, in ein Anfangsstadium, ausgewachsenes „Epithelial-Schwamm"-Stadium und bei fünf Fällen stellten wir bereits einen Übergang in ein

Tabelle 2. Durchschnittsalter und Lokalisation

	eigene Fälle ($n = 17$)
Durchschnittsalter der Patienten	= 63 Jahre
Lokalisation der Tumoren:	
– Abdomen	6
– Dorso-lumbal-sacral	8
– Thorax	1
– Retroauriculär	1
– Mamma	1

Tabelle 3. Klinische Vermutungsdiagnosen (eigene Fälle 1970–1979, $n = 17$)

Basaliom	7 mal
Morbus Bowen	2 mal
entzündl. Verruca seborrhoica	2 mal
Naevus naevocellularis	2 mal
Amelanotisches Melanom	2 mal
Verruca vulgaris	1 mal
Fibrom	1 mal
Pinkus-Tumor	1 mal

Tabelle 4. Histologische Grundtypen (eigene Beobachtungen 1970–1979: $n = 17$)

Anfangsstadium	1
„epithelial sponge"-Bild	11
Übergang in Basaliom mit „epithelial sponge"-Bild	5

Basaliom fest, wobei gleichzeitig das Vollbild des prämalignen Fibroepithelioms anzutreffen war (Tabelle 4).

Sechs Patienten unserer 17 eigenen Fälle konnten wir klinisch nachuntersuchen. Dabei konnten wir folgende Befunde erheben: Bei allen Patienten fehlten Lokalrezidive, auch waren keine neuen, klinisch Pinkus-verdächtige Tumoren aufgetreten. Bei den nachuntersuchten Patienten wurde auch die Frage der Vorbehandlung abgeklärt. Französische, englische und amerikanische Autoren haben mehrere Fälle beschrieben, wo Pinkus-Tumoren später auf bestrahlten Hautarealen auftraten [14–16].

In unseren Fällen ergaben sich folgende Befunde: Keiner der nachuntersuchten Patienten war im Bereich des späteren Pinkustumors früher bestrahlt worden.

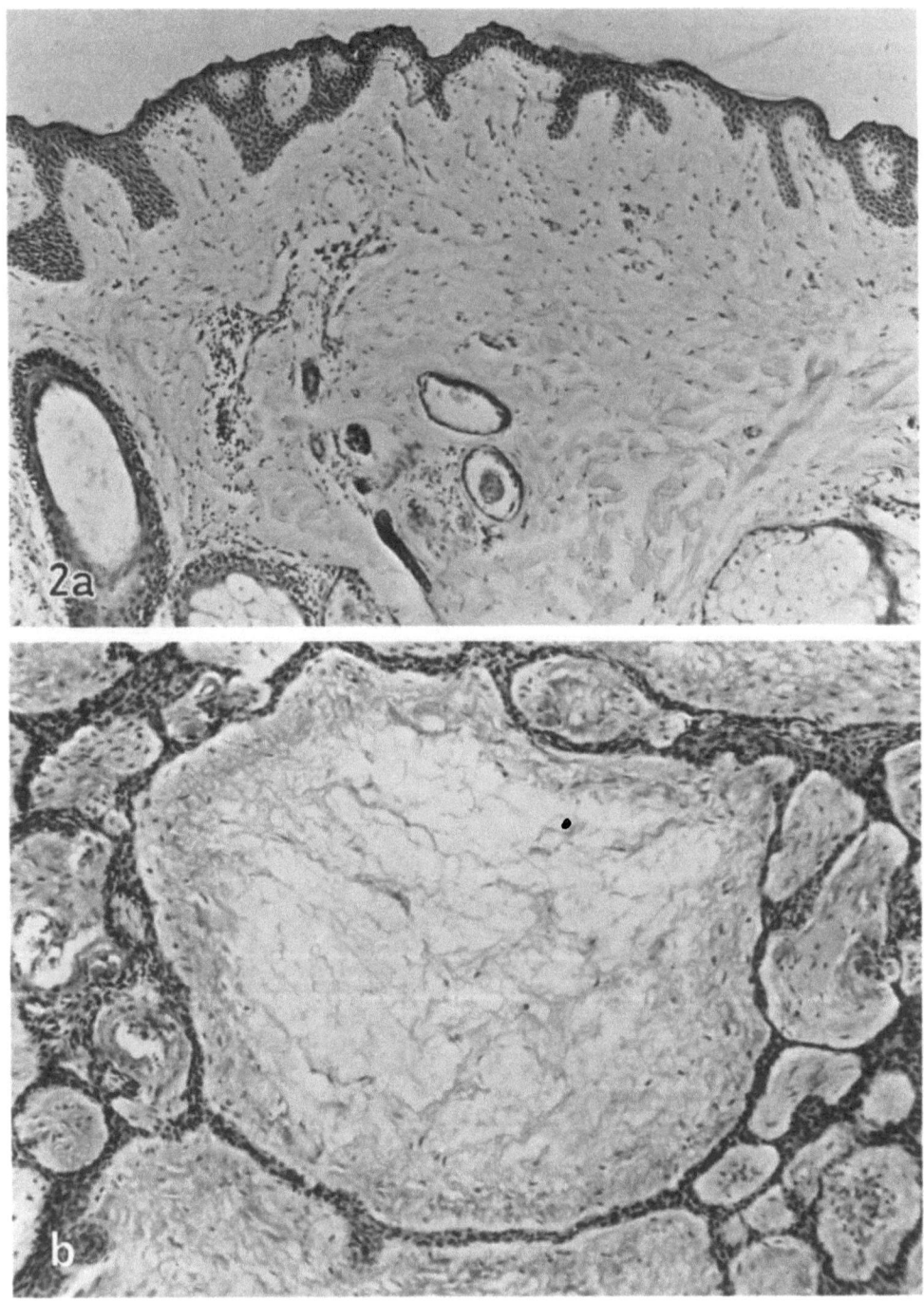

Abb. 2. a) Histologisches Bild des Anfangsstadium eines Pinkustumors HE (Obj. 4). b) Vollbild eines Pinkustumors („epithelial sponge") von Gieson HE (Obj. 25) c) Übergang in Basaliom (oben rechts) „epithelial sponge"-Bild HE (Obj. 10)

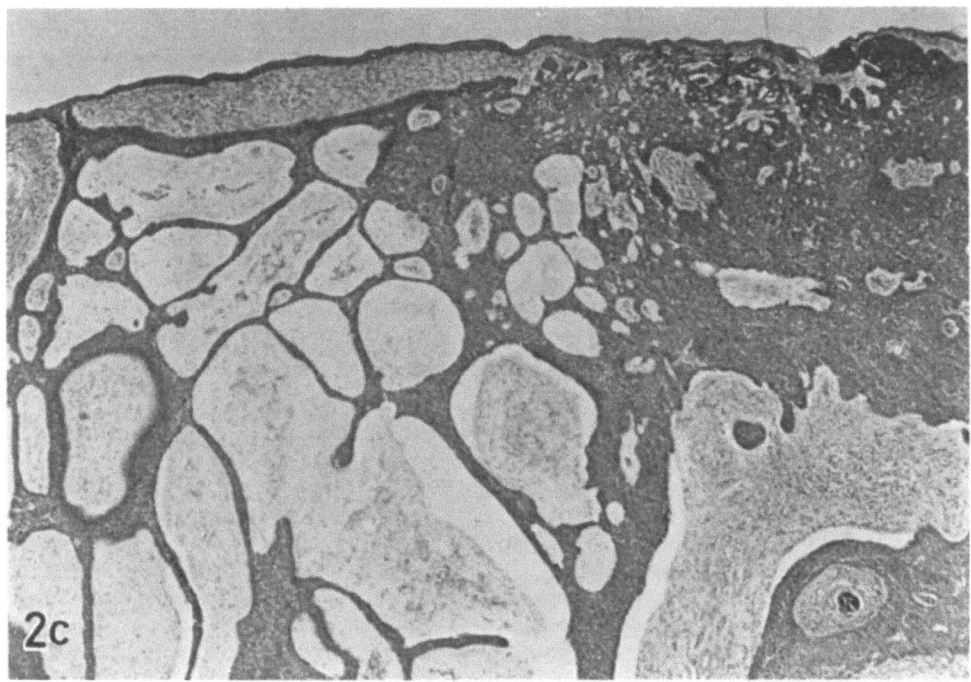

7. Wertung

Wie wir vor allem aus der dynamischen histologischen Betrachtungsweise gesehen haben, hat die Diagnose prämalignes Fibroepitheliom von Pinkus vorwiegend einen quantitativen Charakter. Sie ist zum Teil vom Untersucher abhängig. Wie wir bei der Durchsicht der eigenen Fälle gesehen haben, besteht ein kontinuierlicher fließender Übergang vom beginnenden Fibroepitheliom mit Kölbchen- und Füßchenbildung bei beginnender Stromareaktion bis zum ausgewachsenen organoiden Basaliom. Wir möchten deshalb das prämaligne Fibroepitheliom von Pinkus als ein mehr oder weniger langes Zwischenstadium einer multizentrischen Proliferation, die ihre Endstation in einem organoiden Basaliom hat, betrachten.

Die Therapie dieser prämalignen Fibroepitheliome besteht wegen der doch vorhandenen protrahierten, malignen Potenz in der einfachen chirurgischen Exzision.

Summary

The so-called premalignant fibroepithelioma was described in 1953 for the first time by Pinkus und characterized histologically. It is a very rare type of tumor which in most cases can only be diagnosed on grounds of histological examination. The main localisations are in the lumbal region, the groin and the buttocks. There are three clinical subversions to be differentiated. Histologically we find a network of narrow strands of basal-cells which are embedded in a hyperplastic stroma. In the histological differential diagnosis mainly the reticular type of the seborrhoic keratosis has to be fenced off. Here the organoid aspect of the stroma and small basal-cells-capsules is crucial.

We have examined 17 different histological cases. One case showed the histological pattern of the beginning stadium of the Pinkus-alterations. Eleven cases showed the grown and pattern of a pinkus tumor with the typical epithelial-sponge aspect. In 5 cases the alteration in a basal-cell carcinoma was already noticeable. The six patients who could be recontrolled clinically showed no local recurrences. The premalignant fibroepithelioma of Pinkus is to be regarded in most cases as a long intermediate stage in an organoid basal-cell carcinoma. The transition of a Pinkus-tumor into a basal-cell carcinoma is only a question of time.

Literatur

1. Pinkus H (1953) Premalignant fibroepithelial tumors of skin. Arch Dermatol 67:598–615
2. Waelsch L (1905) Über die Verruca senilis und die aus ihr entstehenden Epitheliome. Arch Dermatol Syph 76:31–53
3. Danlos M, Flandin Ch, Darier J (1909) Epithéliomatose basocellulaire adenoide généralisée de la peau avec transformation maligne par endroits. Bull Soc Franc Dermatol Syph 20:379–387
4. Degos R, Hewitt J (1955) Tumeurs fibro-epitheliales premalignes de Pinkus et épithéliome basocellulaire. Ann Dermatol Venereol 82:124–139
5. Jaeger H, Delacrétaz J (1956) Tumeurs fibro-epitheliales de Pinkus. Rélation de deux nouveaux cas. Dermatologica 112:364–370
6. Hornstein O (1957) Über die Pinkus'sche Varietät der Basaliome. Hautarzt 8:406–411
7. Ebner H, Niebauer G (1967) Maligne Degeneration eines Ulcus cruris unter dem histologischen Bild eines Fibroepithelioms Pinkus. Z Hautkr 42:417–421
8. Gartmann H (1956) Multiple Fibroepitheliome (Falldemonstration). Dermatol Wochenschr 133:119
9. Grinspan D, Abdulafia J (1960) Das prämaligne Fibroepitheliom von Pinkus. Hautarzt 11:400–405
10. Gellin GA, Bender B (1966) Giant premalignant fibroepithelioma. Arch Dermatol 94:70–73
11. Rehtijärvi K, Dammert K, Niemi KM, Knokkanen K (1968) Premalignant fibroepitheliomas and multiple basaliomas in the same patient. Acta Dermatol Venerol (Stockh) 48:370–373
12. Posternak F, Civatte J (1976) Les tumeurs fibro-epitheliales de Pinkus à localisations extradorso-lumbo-sacrées. Ann Dermatol Syph 103:275–279
13. Paschoud JM (1967) Beitrag zur Klinik und Histologie der Fibroepitheliome von Pinkus. Dermatologica 134:312–319
14. Colomb D, Bréchard JL, Gho A, Canx Y (1979) A propos de cinq cas nouveau d'epitheliomas baso-cellulaires et de tumeurs fibro-epitheliales de Pinkus multiples du dos sur des zones ayant antérieurement été traitées par radiotherapie. Ann Dermatol Venereol 106:875–882
15. Sarkani J (1968) Multiple basal cell epithelioma following radiotherapy of the spine. Br J Dermatol 80:90–96
16. Weitzner S (1972) Radiation induced premalignant fibroepithelioma of the groin. Rocky Mt Med J 69:49–51

Basaliome der Vulva

H. Grimmer (Wiesbaden)

Zusammenfassung

Es wird über 14 eigene Fälle berichtet, darunter multiple Basaliome der Vulva als Teilmanifestation eines Gorlin-Goltz-Syndroms und ein terebrierendes Basaliom mit aggressivem Wachstum und Metastasierung in die Leistenlymphknoten. Im übrigen bieten Basaliome des Vulvabereichs den gleichen Formenreichtum in mikro- und makromorphologischer Hinsicht wie die extragenital lokalisierten Tumoren. Bei der Differentialdiagnose machen besonders pigmentierte Basaliome Schwierigkeiten in der Abgrenzung gegenüber dem malignen Melanom, das in der gleichen Häufigkeit mit 2–3% unter den Vulvatumoren auftritt, wie das Basaliom. Da auch eine Reihe übriger Tumoren abzugrenzen sind, in erster Linie der Morbus Bowen, der Morbus Paget, das Hidradenom, das Stachelzell-Ca, der Naevuszellnaevus u.a. mehr, ist in der Regel eine diagnostische Erfassung des Basalioms nur histologisch möglich. Die Therapie erfolgt nach den gleichen Gesichtspunkten wie für die übrigen Basaliome der Haut. Sie ist eine chirurgische oder erfolgt durch Anwendung von Elektrokoagulation. Angesichts der multizentrischen Entstehung der Basaliome ist die Entfernung im Gesunden erforderlich. Die Patientinnen mit Basaliomen müssen jahrelang nachbeobachtet werden, da ebenfalls entsprechend den Verhältnissen an der übrigen Haut mit neuen Tumoren zu rechnen ist.

Angesichts der unter den bösartigen Tumoren der Haut an erster Stelle stehenden Häufigkeit des Basalioms mit vornehmlichem Sitz im Gesicht (etwa 90%), dann am Rumpf, gelegentlich an den Extremitäten, sind Berichte über die vulväre Lokalisation eine ausgesprochene Seltenheit. Im Schrifttum wird der Anteil des Basalioms unter den Karzinomen der Vulva mit 2–3% (Bean u. Becker, 1968; Paladino et al., 1969; Simkin u. Fischer, 1977), bzw. 1,7% (Duarte-Contreras et al., 1969) angegeben.

Die Häufigkeit des Basalioms entspricht somit der des Melanoms am äußeren weiblichen Genitale. Im eigenen Material von bösartigen Tumoren der Vulva war das Basaliom in einem Beobachtungszeitraum von 18 Jahren 14mal, das maligne Melanom nur dreimal vertreten.

Die diagnostische Erfassung bereitet dem vorwiegend palpatorisch, weniger visuell morphologisch orientierten Gynäkologen große Schwierigkeiten, was allerdings im Hinblick auf die Seltenheit des Basalioms im Vulvabereich verständlich ist, wie andererseits die Verkennung dieser Geschwulst oft zu einer konservativen therapeutischen Einstellung führt, so daß das Intervall zwischen dem Beginn der Geschwulst und definitiven Diagnose mehrere Jahre zu betragen pflegt.

Klinik

Die Hauptlokalisation des meist mit Juckreiz verbundenen Basalioms des äußeren weiblichen Genitale sind die großen Labien, seltener die keinen Labien, die Klitoris und der Mons pubis.

Im eigenen Krankengut waren die großen Labien elfmal, der Mons pubis dreimal Sitz der Geschwulst. Das Alter der jüngsten Patientin betrug bei der ersten Untersuchung 57, das der ältesten 86 Jahre. Die jüngste Pat. des Schrifttums war 34 Jahre alt (Breen et al., 1975). In einem der eigenen Fälle lag die Koinzidenz mit einem Morbus Bowen vor (Abb. 1), im Schrifttum ist das gleichzeitige Auftreten mit einem Melanom oder einem Karzinom belegt (Grimmer).

In der Mehrzahl der Fälle entfaltet sich das extragenitale Basaliom auf der gesunden

Haut, gelegentlich auf praeexistenten Veränderungen, die auch zur Entwicklung des Spinalioms disponieren wie röntgenbestrahlte Haut, chronische Entzündungen, Lupus vulgaris (bes. nach Rö-Bestrahlung), Kriegsverletzungen, Ulcus cruris, frühere Arsenbehandlung u.a.m. Für die Basaliome der Vulva sind keinerlei disponierende Faktoren bekannt, auf dem Boden der sekundären Leukoplakie bei Lichen sclerosus et atrophicus entfaltet sich immer nur das Karzinom.

Im weiblichen Genitalbereich zeichnen sich die Basaliome durch die gleiche makroskopische und mikroskopische Variationsbreite aus wie auf dem extragenitalen Integument, es kann somit mikronodulär, makronodulär oder ein Basalioma planum cicatrisans sein (Abb. 2, 3). Eine weitere Variante stellt

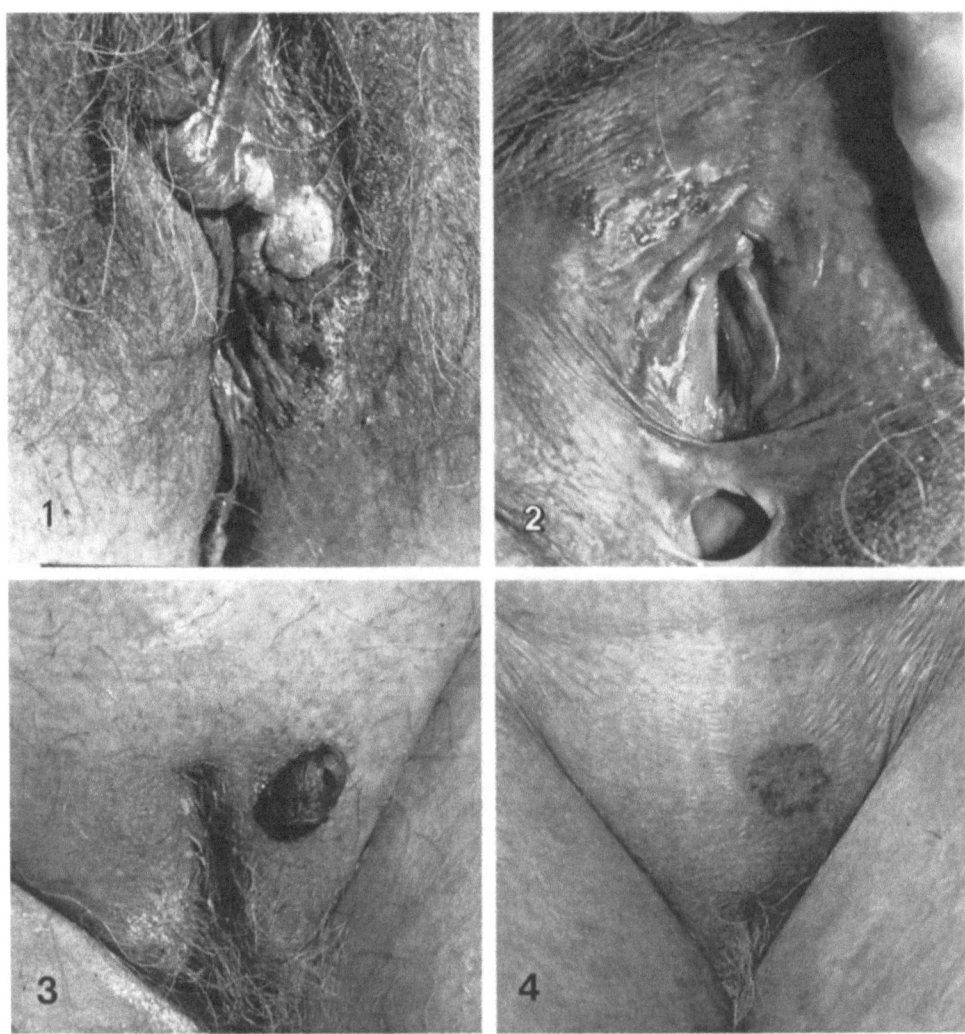

Abb. 1. Basaliom der unteren Hälfte der linken großen Labie in Kollision mit einem papillären Morbus Bowen, den das Basaliom von kaudal umwächst
Abb. 2. Flächenhaftes ulzeröses Basaliom der Innenfläche der rechten großen Labie
Abb. 3. Noduläres schmalbasiges Basaliom des oberen Poles der linken großen Labie
Abb. 4. Pagetoides Basaliom des Mons pubis

das pagetoide Basaliom dar, das meist mit einem Ekzem verwechselt wird (Abb. 4). Besondere Beachtung erfordert das pigmentierte Basalioms, da es leicht als malignes Melanom oder Verruca senilis gedeutet wird. Eine besondere Pigmentierungstendenz hat im Vulvabereich das schmalbasige bzw. gestielte pigmentierte Basaliom, das im eigenen Material in zwei Fällen am Mons pubis und einmal an einer großen Labie vertreten war. Auch das seltenere, den Stirnbereich bevorzugende sklerodermiforme (keloidiforme, morphaeaartige) Basaliom ist an der Vulva bekannt geworden (Grimmer).

Das äußerst seltene, erstmals von Beadles (1894) beschriebene metastasierende Basaliom wurde im eigenen Krankengut bei einer 57jährigen Patientin beobachtet (Abb. 5). Bis 1977 wurden im Schrifttum 78 Fälle zusammengestellt, unter denen die Vulvalokalisation mit Lymphknotenmetastasierung nur einmal beobachtet wurde (Mikhael et al., 1977).

Bei der eigenen Patientin handelt es sich um ein flächenhaft wachsendes, tief infiltrierendes Basaliom der rechten Labien, der Urethralmündung und des oberen Pols der linken großen Labie. Beiderseits greift die

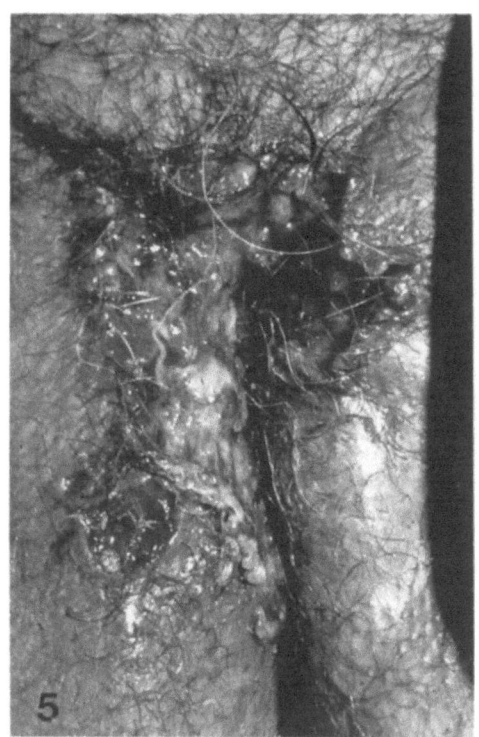

Abb. 5. In die rechten inguinalen Lymphknoten metastasierendes Basaliom

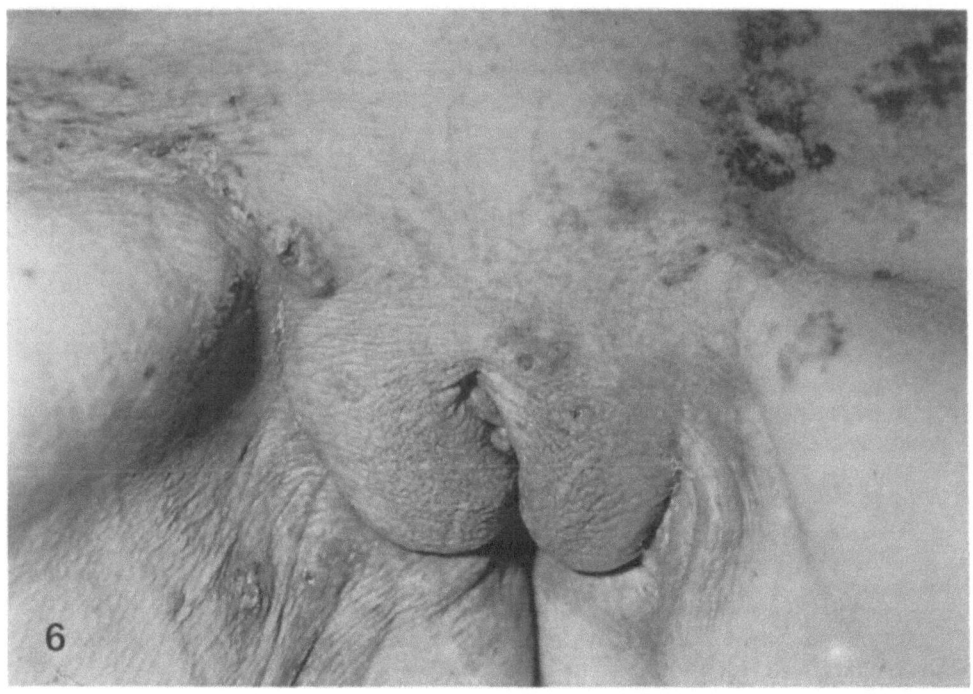

Abb. 6. Multilokuläre Basaliome mit Vulvabeteiligung beim Gorlin-Goltz-Syndrom

Geschwulst auf die Leistenbeuge über. Angesichts des destruktiven und aggressiven Charakters verhält sich der Tumor wie ein Basalioma terebrans.

Die gynäkologische Behandlung bestand in der Vulvektomie mit Ausräumung der inguinalen rechtsseitigen Lymphknoten, in die der Tumor metastasiert war. Ferner wurde das vordere Drittel der Urethra reseziert, die Nachbehandlung erfolgte mit Telekobalt.

Der zweite seltene Fall war ein multizentrisches Basaliom mit Vulvabeteiligung bei ner 83jährigen Patientin. Der röntgenologische Nachweis von Kieferzysten bestätigte das Vorliegen eines Gorlin-Goltz-Syndroms (Naevobasaliomatose) (Abb. 6).

Differentialdiagnose

Die Abgrenzung des Basalioms ist wegen der gestaltlichen Ähnlichkeit mit einer Reihe anderer Tumoren, insbesondere dem Stachelzellkarzinom, den Naevuszellnaevi, dem Melanom, der Verruca senilis, dem Morbus Bowen, dem Morbus Paget, dem Hidroadenom, auch luischen Manifestationen meist nur histologisch möglich.

Therapie

Die Behandlung folgt den gleichen Grundsätzen wie die der extragenitalen Basaliome, d.h. die lokale Exzision im Gesunden oder Elektrokoagulation.

Die Strahlentherapie bleibt für ausgedehnte Basaliome bei älteren Menschen reserviert, denen die Belastung eines radikalen operativen Eingriffes wegen der Gefahr von Komplikationen nicht zugemutet werden kann. Unter Berücksichtigung der multizentrischen Entwicklung des Basalioms ist eine langjährige Nachbeobachtung erforderlich, da auch nach ausreichender Entfernung im gesunden Gewebe der Tumorumgebung die Determinierung neuer Tumoren gegeben ist.

Summary

In view of the fact that among the malignant tumors of the skin of which the basal-cell-carcinoma is in first position in frequency, situated mainly on the face, secondly on the torso, and occasionally also on the extremities, reports on vulvar localisations are an exceptional rarity.

There are reports on 14 cases, among others multiple basal-cell-carcinoma of the vulva as a partial manifestation of a Gorlin-Goltz syndrome and a (destroying) basal-cell-carcinoma with agressive growth and metastasing into the lymphatic nodes of the groin. Furthermore the basal-cell-carcinomas of the vulva region offer the same variety of structure in micro- and macromorphological respect as the extragenitally localised tumors.

When making a differential diagnosis, especially pigmented basals create difficulties in the definition versus the malignant (Melanom) which appears with the same frequency of 2-3% among the vulva tumors as the basal-cell-carcinoma.

As there are a number of other tumors to be differentiated, particularly Morbus Bowen, Morbus Paget, Hidradenoma, Squamous-cell-carcinomas, Nevus and others more, a diagnostic determination of the basal cell-carcinoma can only be done histologically. The therapy follows the same aspects as the other basal cell-carcinoma of the skin.

It is a surgical one or takes place by means of eletrocoagulation. Considering the multicentrical origin of the basal-cell-carcinomas the removal is necessary in the healthytissue. Patients with basal-cell-carcinomas have to be observed for years as, also according to the conditions of the rest of the skin, fresh tumors have to be taken into account.

Literatur

1. Beadles CF (1894) Rodent ulcer. Path Soc London Trans 45:176-181
2. Bean SF, Becker FT (1968) Basal cell carcinoma of the vulva. Arch Dermatol 98:284-286
3. Breen GL, Neubecker RD, Greenwald E, Gregori CA (1975) Basal cell carcinoma of the vulva. Obstet Gynecol 46:122-129
4. Duarte-Contreras A, Gaitan-Yangúas P, Palaúc MI (1969) Cancer de la vulve. Cpt Rend Soc Franç Gyn 39:427-439
5. Grimmer H (1968) Basaliom der Vulva (Basalzellcarcinom Krompecher 1900) Z Hautkr 43:5 [25-40]
6. Mikhail GR, Nimes LP, Kelley jr AP, Dittmars DM, Eyler WR (1977) Metastatic basal cell carcinoma. Arch Dermatol 113:1261-1269
7. Palladino VS, Duffy JL, Bures GJ (1969) Basalcellcarcinoma of the vulva. Cancer 24:460-470
8. Simkin R, Fisher BK (1977) Basal cell epithelioma of the vulva. Obstet Gynecol 49:617-619

Die operative Therapie der Basaliome aus der Sicht des Dermatologen

B. Konz (München)

Zusammenfassung

Die operative Basaliomtherapie des Dermatologen umfaßt nicht allein nur chirurgisch-operative Maßnahmen, sondern auch chemochirurgische Verfahren, mikroskopisch kontrollierte Basaliomchirurgie, Kürettage und Desikkation sowie die Kryochirurgie. Alle diese Methoden können bei indikationsgerechtem Einsatz gute Heilungsergebnisse erzielen. Das Ziel jeder Basaliombehandlung ist in einer totalen Tumorvernichtung zu sehen. Um dies zu erreichen, sind die unterschiedlichen klinischen Basaliomtypen sowie die histologischen Wachstumsformen der Basaliome zu berücksichtigen. Die histologische Kontrolle von Wundrand und Wundgrund ist besonders dann sehr genau durchzuführen, wenn operativ-plastische Verfahren für Defektdeckung nach der Basaliomexzision vorgesehen sind. Nur so können Rezidive mit großer Wahrscheinlichkeit und damit ungünstige Krankenverläufe verhindert werden. Da die operative Basaliomtherapie des Dermatologen nicht auf ein einziges therapeutisches Verfahren beschränkt ist, stellt sie bei indikationsgerechter Auswahl der oben genannten Methoden je nach Basaliomtyp, Lokalisation und Alter des Patienten ein differenziertes Behandlungsprinzip dar.

Die Basaliome weisen unter den malignen Hauttumoren die größte Häufigkeit auf, sind eine Erkrankung des mittleren und höheren Alters, zeigen in ihrem klinischen Bild eine relativ große Variationsbreite, haben ihre Hauptlokalisation im Gesichtsbereich und können in ihrem biologischen Verhalten im Einzelfall manchmal schwer beurteilt werden. Außerdem haben die Basaliome eine deutliche Tendenz zu rezidivieren. Alle diese tumorspezifischen Eigenschaften sind bei der Auswahl des therapeutischen Vorgehens von Bedeutung. Eine Auswahl ist möglich, da zur Behandlung der Basaliome eine ganze Anzahl von Behandlungsverfahren zur Verfügung stehen, die auf ganz unterschiedlichen Wirkungsmechanismen beruhen.

Kürettage und Elektrodesikkation, Röntgen-Therapie, chirurgisch-operatives Vorgehen, Chemochirurgie, Kryochirurgie, zytostatische Therapie und möglicherweise auch immunbiologische Methoden werden empfohlen, diskutiert und angewendet. Alle diese Behandlungsverfahren haben ihre spezifischen Indikationen, ihre Vor- und Nachteile und therapeutischen Erfolgsraten. Trotz diesem weitgespannten Bogen der Therapiearten ist es nicht immer möglich, jede behandlungsbedürftige Basaliomsituation ausreichend und mit Erfolg zu behandeln. Die Grenzen unserer therapeutischen Maßnahmen werden dann bewußt, wenn sich aus einem Basaliom nach Mehrfachrezidiven ein Problemtumor entwickelt hat. In einer solchen Situation ist dann oft keine Therapieart mehr in der Lage, das invasive und destruktive Wachstum des Tumors zu kontrollieren, so daß auch die Prognose nicht mehr zu beurteilen ist. Gerade bei diesen Patienten, deren Basaliomkrankheit zu ausgedehnten strukturellen und funktionellen Gewebszerstörungen geführt hat, muß die Frage gestellt werden, ob die abgelaufenen therapeutischen Maßnahmen ausreichend und indikationsgerecht waren, oder ob sich das Basaliom in seinem biologischen Verhalten von einem semimalignen Tumor in einen aggressiv und destruierend wachsenden Tumor gewandelt hat und inwieweit dieser Wandel durch die therapeutischen Maßnahmen induziert ist.

Diese Überlegungen stimmen mit der klinischen Erfahrung sowie den Angaben in der

Literatur (Mora und Robins, 1978) überein. In ca. 90–95% der Fälle ist eine Heilung der Basaliompatienten zu erreichen, jedoch liegen in ca. 5% Basaliome vor, die mit den angegebenen Methoden nur unzureichend zu behandeln sind. Somit kann prinzipiell nicht von der Vorstellung ausgegangen werden, daß die Basaliomerkrankung mit letztendlicher therapeutischer Konsequenz radikal zu behandeln ist. Es sollte ärztliche Aufgabe sein, die Therapieart auszuwählen, welche in Hinblick auf den Einzelfall mit größtmöglicher Wahrscheinlichkeit Rezidive verhindert.

In diesem Zusammenhang ist es außerordentlich wichtig, die allgemeinen Umstände und Bedingungen zu betrachten, die die Entwicklung von Rezidiven begünstigen können. Vom Tumor selbst abhängige Faktoren sind: Wachstumsdauer, Lokalisation und Größe des Tumors sowie klinischer und histologischer Basaliomtyp. Diesen speziellen Tumorgegebenheiten muß das therapeutische Verfahren situationsgerecht entsprechen, da durch unzureichende Behandlungsmaßnahmen Rezidive bereits bei der Erstbehandlung vorprogrammiert sind. Liegt ein aggressiv und destruktiv wachsendes Basaliom vor, so ist bei der Planung des therapeutischen Vorgehens besondere Sorgfalt geboten. Dies gilt auch für sklerodermiforme Basaliome, deren klinisch nicht beurteilbares subklinisches Wachstum eine makroskopische Größenbeurteilung oft unmöglich macht. Auch hier kommt der Art der Erstbehandlung eine entscheidende Bedeutung für den weiteren Verlauf der Erkrankung zu. Weiterhin ist festzuhalten, daß Basaliome in bestimmten Lokalisationen, z.B. innerer Augenwinkel, Nasolabialfalte, Retroaurikularregion, bereits frühzeitig die Tendenz haben, mehr in die Tiefe zu wachsen, als sich flächenhaft auszudehnen.

Aufgrund der angeführten Gesichtspunkte ergibt sich für bestimmte Basaliome eine absolute Indikation für ein operatives Vorgehen. Denn nur so ist es möglich, das Tumor-

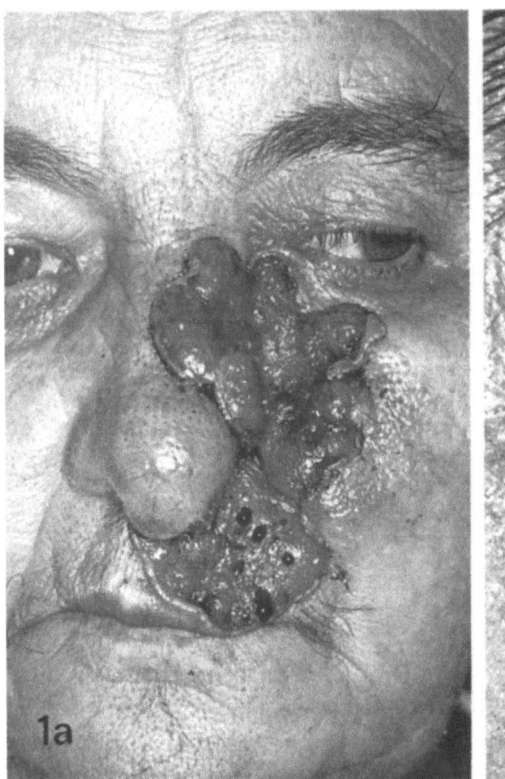
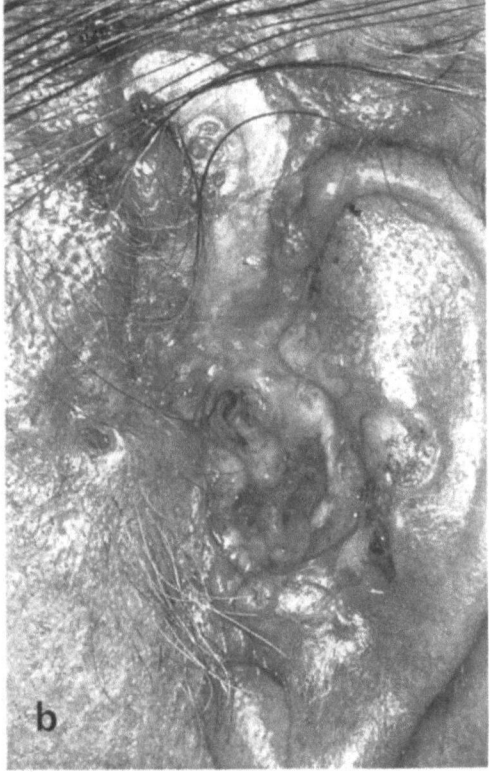

Abb. 1. a) Ausgedehntes Ulcus rodens mit erheblicher Tiefeninvasion in Richtung Nase, Oberkiefer und Orbita. b) Ulcus terebrans mit Befall des gesamten Gehörganges

exzidat einer genauen histologischen Untersuchung zu unterziehen. Die exakte feingewebliche Kontrolle der gesamten Basaliomumgebung gewährleistet in hohem Maße eine Aussage über die totale Tumorexstirpation. In speziellen Fällen, z.B. bei ausgedehnten oder sklerodermiformen Basaliomen und bei Basaliomrezidiven, ist es notwendig, das Tumorexzidat genau zu markieren, um später eine topographiegerechte Rückorientierung vom histologischen Schnitt auf die klinischen Verhältnisse zu ermöglichen. Dies ist am besten mit der mikroskopisch-kontrollierten Basaliomexzision möglich (Burg, 1977), obwohl auch andere Verfahren beschrieben sind (Drepper, 1963).

Für die operative Basaliomtherapie ergeben sich folgende Ausgangssituationen: Handelt es sich
1. um ein primäres Basaliom,
2. um ein Einfachrezidiv des Basalioms,
3. um ein Mehrfachrezidiv des Basalioms oder
4. um ein Problembasaliom, bei dem eine erfolgsversprechende Therapie von vornherein fraglich erscheint.

Therapeutische Problembasaliome können entstehen durch eine sehr lange Wachstumsdauer des Basalioms, ohne daß irgendwelche therapeutischen Maßnahmen unternommen wurden. Es handelt sich meist um indolente Patienten, die erst dann den Arzt aufsuchen wenn es für eine aussichtsreiche Therapie zu spät ist (Abb. 1). Problembasaliome finden sich aber auch nach einem langen rezidivierenden Verlauf (Abb. 2a) oder wenn plastisch-chirurgische Maßnahmen zur Defektdeckung zu früh durchgeführt wurden, ohne daß eine sichere Tumorbeseitigung vorliegt.

In einer solchen Situation kann ein Basaliomrezidiv unterhalb einer Lappenplastik unentdeckt zu ausgedehnten Destruktionen führen und klinisch erst erkennbar werden, wenn es durch die Lappenplastik hindurch nach außen gewachsen ist oder an den Rändern zutage tritt (Abb. 2b). Deshalb sind bei Basaliomen, bei denen aufgrund des Verlaufes, des klinischen und histologischen Bildes mit einer erhöhten Rezidivgefahr zu rechnen ist, trotz ausgedehnter und radikaler Tumorexstirpation sofortige plastisch-chirurgische Maßnahmen zur Defektrekonstruktion nicht ohne Gefahren.

Operative Verfahren zur Basaliomtherapie

An operativen Maßnahmen zur Basaliomtherapie stehen Kürettage und Elektrodesikkation, chirurgisch-operatives Vorgehen, die Chemochirurgie (Chemochirurgie nach Mohs und die sogenannte Fresh-tissue technique) und die Kryochirurgie zur Verfügung. Die Indikation für eines dieser operativen Verfahren wird einerseits vom Tumor selbst und andererseits von der jeweiligen Patientensituation bestimmt. Tumorabhängige Faktoren sind Wachstumsdauer, Tumor-

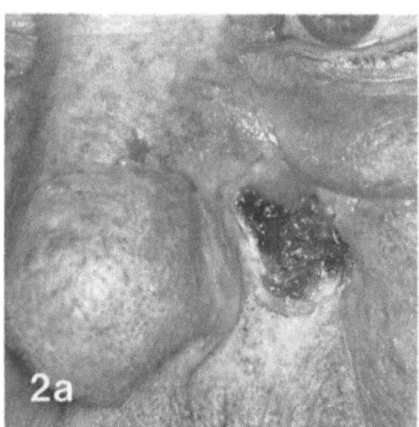
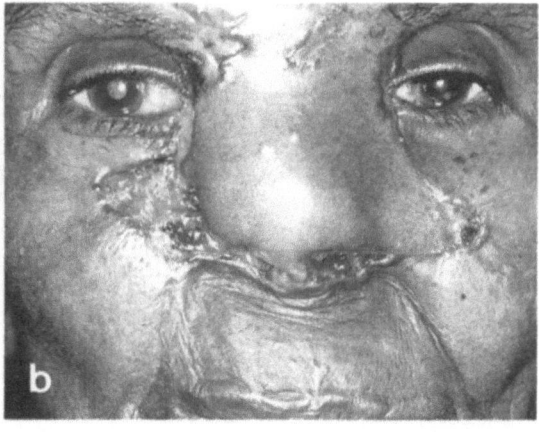

Abb. 2. a) Mehrfach chirurgisch und radiologisch vorbehandeltes Basaliomrezidiv: histologisch verwildertes Basaliom. Klinische Grenzen unsicher, Destruktion des Os maxillare. b) Ausgedehntes Basaliomrezidiv unterhalb eines Stirnlappens nach Converse. Infiltration des Tumors in beide Orbitahöhlen

größe, klinisch-makroskopische Abgrenzbarkeit zur Seite und zur Tiefe, Lokalisation, klinischer und histologischer Basaliomtyp, Primärtumor oder Rezidiv sowie die Art der Vorbehandlung. Vom Patienten kann die Indikation durch Alter, Allgemeinzustand, soziale Verhältnisse und Persönlichkeitsstruktur beeinflußt werden.

Da im vorliegenden Band die Chemochirurgie und die mikroskopisch kontrollierte Basaliomchirurgie sowie die Kryochirurgie ausführlich dargestellt sind, soll im folgenden nur Kürettage und Elektrodesikkation sowie das chirurgisch-operative Vorgehen behandelt werden.

Kürettage und Elektrodesikkation

Bei der Kürettage und Elektrodesikkation (Goldschmidt, 1976) handelt es sich um eine Methode, bei der Basaliomgewebe mit einem scharfen Löffel in zwei oder drei Arbeitsgängen entfernt wird und der Wundgrund jeweils zur Blutstillung und zur Zerstörung noch vorhandener Tumorreste elektrochirurgisch behandelt wird. Zur Elektrodesikkation werden hochfrequente Wechselströme verwendet, und zwar in monopolarer Anwendung. Von der Spitze der aktiven Elektrode fließt ein Strom feiner Funken in das Gewebe. Hier kommt es durch Bildung von Widerstandswärme zu einer Zerstörung der obersten Gewebsschichten, ähnlich einer Verbrennung. Das zerstörte Tumorgewebe wird dann mit dem scharfen Löffel abgetragen und die Elektrodesikkation wiederholt. Mit einiger Erfahrung kann man klinisch relativ gut beurteilen, wann alles Basaliomgewebe entfernt ist. Mit dem scharfen Löffel ist es möglich, den Konsistenzunterschied zwischen der lederartigen festen normalen Kutis unter dem Tumor und dem wesentlich weicheren und bröckeligen Tumorgewebe zu bestimmen. Die Indikation für dieses Verfahren sind kleine und flache Basaliome, größere Basaliome in kosmetisch unwichtigen Regionen, multiple Basaliome besonders bei älteren Menschen sowie die meist zahlreichen und flachen Rumpfhautbasaliome. Kontraindikationen für die Methode sind Basaliomrezidive, sklerodermiforme Basaliome und flächenmäßig ausgedehnte und tiefreichende Tumoren.

Die Kürettage und Elektrodesikkation ist eine in den Vereinigten Staaten sehr gängige und verbreitete Methode zur Behandlung von Basaliomen. Nach Untersuchungen von Kopf (1971) steht dieses Verfahren weit an der Spitze aller Methoden. Die Heilungsraten der Kürettage und Elektrodesikkation, bei indikationsgerechter Anwendung, stellen sich nach den Untersuchungen von Freeman und Knox (1967) als ausgesprochen günstig dar (5-Jahres-Heilungsrate 97%). Es sollte jedoch bedacht werden, daß hier nur flache und kleinere primäre Basaliome zur Behandlung kamen.

Chirurgisch-operatives Vorgehen

Wird die Indikation zu einem chirurgisch-operativen Vorgehen gestellt, so ist die situationsbezogene präoperative Planung von besonderer Bedeutung. Grundsätzlich ist eine radikale Tumorentfernung zu fordern, so daß der Eingriff so zu planen ist, daß dieses Ziel erreicht wird. Daher muß zunächst festgestellt werden, ob Tumorgröße und Lokalisation sowie Alter und Allgemeinzustand des Patienten den Eingriff in Lokalanästhesie ermöglichen oder ob eine Allgemeinnarkose nötig ist. Weiterhin ist zu untersuchen, inwieweit zur Tumorexstirpation ein einzeitiges oder mehrzeitiges Vorgehen indiziert ist und welche Möglichkeiten für den Defektverschluß bestehen. Die Art des Wundverschlusses (Konz, 1979) richtet sich nach Größe und Lokalisation des Defektes und nach dem Umstand, ob durch die Tumorentfernung form- und funktionstragende Strukturen verloren gegangen sind. Die operative Basaliomentfernung muß immer so geplant werden, daß ein genügend großer Sicherheitsabstand eingehalten wird. Keinesfalls darf die notwendige Sicherheitszone, aus Furcht, den Defekt nicht verschließen zu können, reduziert werden. Hier sollte der behandelnde Arzt im Interesse des Patienten seine Grenzen klar erkennen.

Die Größe des Sicherheitsabstandes kann allgemeingültig nicht angegeben werden. Sie hängt gewiß davon ab, ob es sich um ein primäres Basaliom oder um ein Basaliomrezidiv handelt, welche Vorbehandlung durchgeführt wurde, welcher histologische Basaliomtyp vorliegt, wie lange der Tumor bestanden hat sowie von der Lokalisation und der klinischen Basaliomgröße (Burg, 1977). Da nicht in jedem Fall eine dreidimensionale, topographiegerechte histologische Untersuchung wie bei der mikroskopisch kontrollierten Basaliomchirurgie möglich ist, sollte der Sicherheitsabstand besser etwas größer gewählt werden, als man dies vielleicht zunächst tun würde.

Für kleine knotige Basaliome erscheint eine Sicherheitszone von 3-4 mm ausreichend (Epstein, 1973), doch bei sklerodermiformen Basaliomen oder Basaliomrezidiven sind Sicherheitsabstände von 1-2 cm oder mehr einzukalkulieren. Bei den letztgenannten Basaliomtypen wird die Beurteilung eines ausreichenden Sicherheitsabstandes durch die Tatsache erschwert, daß durch das eisbergartige Wachstum dieser Tumoren die klinisch makroskopisch erkennbaren Grenzen keine Aussage über die wahre Ausdehnung zulassen. Hier kann nur die topographiegerechte mikroskopisch kontrollierte Exzision klinisch okkulte Tumorstränge und Nester erfassen und mit großer Sicherheit entfernen.

Über 80% der Basaliome sind im Kopf- und Halsbereich lokalisiert. Für die operative Therapie ist von Bedeutung, daß ca. 66% dieser Basaliome im zentralen Gesichtsanteil auftreten (Abb. 3). Hiervon sind wiederum 44% in der Periorbitalregion und im Bereich der Nase lokalisiert. Die Basaliome finden sich also in Regionen, die an die operative Technik besondere Anforderungen stellen. Wie bereits erwähnt, haben auch primäre Basaliome am inneren Augenwinkel sowie am Nasenflügel und der Nasolabialregion oft eine klinisch kaum zu beurteilende Tiefenausdehnung. Dies gilt besonders für Basaliomrezidive und sklerodermiforme Basaliome in diesen Regionen, die aufgrund der langen Wachstumsdauer entlang anatomisch präformierter Wege erheblich in die Tiefe vorgedrungen sein können. Dies wird dadurch begünstigt, daß in diesen Regionen die Haut meist sehr dünn ist und direkt dem Knochen oder dem Knorpel aufliegt, so daß die Tumoren sehr schnell entlang des Periosts oder des Perichondriums tiefenwärts vordringen können.

Die operative Behandlung kleinerer primärer Basaliome durch spindelförmige oder elliptische Exzision mit anschließendem primärem Wundverschluß stellt in der Regel keine Schwierigkeiten dar und zählt zu den Routinemaßnahmen in der täglichen Praxis. Die Exzisionslinien sollten besonders im Gesichtsbereich den Kraftlinien der Haut, den sogenannten relaxed skin tension lines, folgen (Konz, 1976). Durch die Tumorlokalisa-

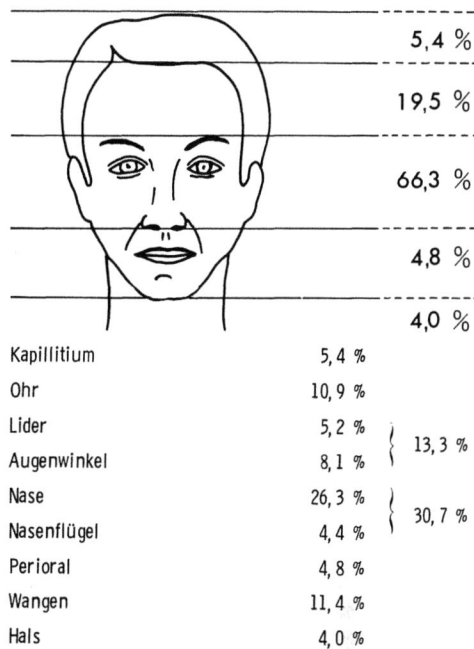

Abb. 3. Anatomische Verteilung der Basaliome im Kopf- und Halsbereich (1968-1976: 594 Basaliome)

tion sind in der Gesichtsregion den einfachen Exzisionen mit primärem Wundverschluß oft enge Grenzen gesetzt, da z.B. an der Nase sowie in der Periorbital- und Perioralregion es leicht zu funktionell und kosmetisch störenden Verziehungen kommen kann. In diesen Fällen, aber auch bei größeren Tumoren oder Basaliomrezidiven, müssen freie Hauttransplantationen, größere Mobilisations- oder Dehnungsplastiken sowie vaskularisierte Hautlappenplastiken zur Defektdeckung angewendet werden. Diese Eingriffe können meist nicht in Lokalanästhesie und unter ambulanten Bedingungen durchgeführt, sondern müssen in Allgemeinnarkose und in der Klinik vorgenommen werden.

Für die Praxis sind neben den spindelförmigen oder elliptischen Exzisionen, die im Gesicht an Stirn, Schläfe, Wange und Kinn sehr gut zur Exzision von Basaliomen geeignet sind, regionale Lappenplastiken von Bedeutung, die dann zum Einsatz kommen, wenn aufgrund der Lokalisation eine spindelförmige Exzision nicht möglich ist (Corso, 1972; Lueders, 1972). Einige Beispiele sollen das Vorgehen erläutern.

Lappenplastik am Nasenrücken (Abb. 4a, b):

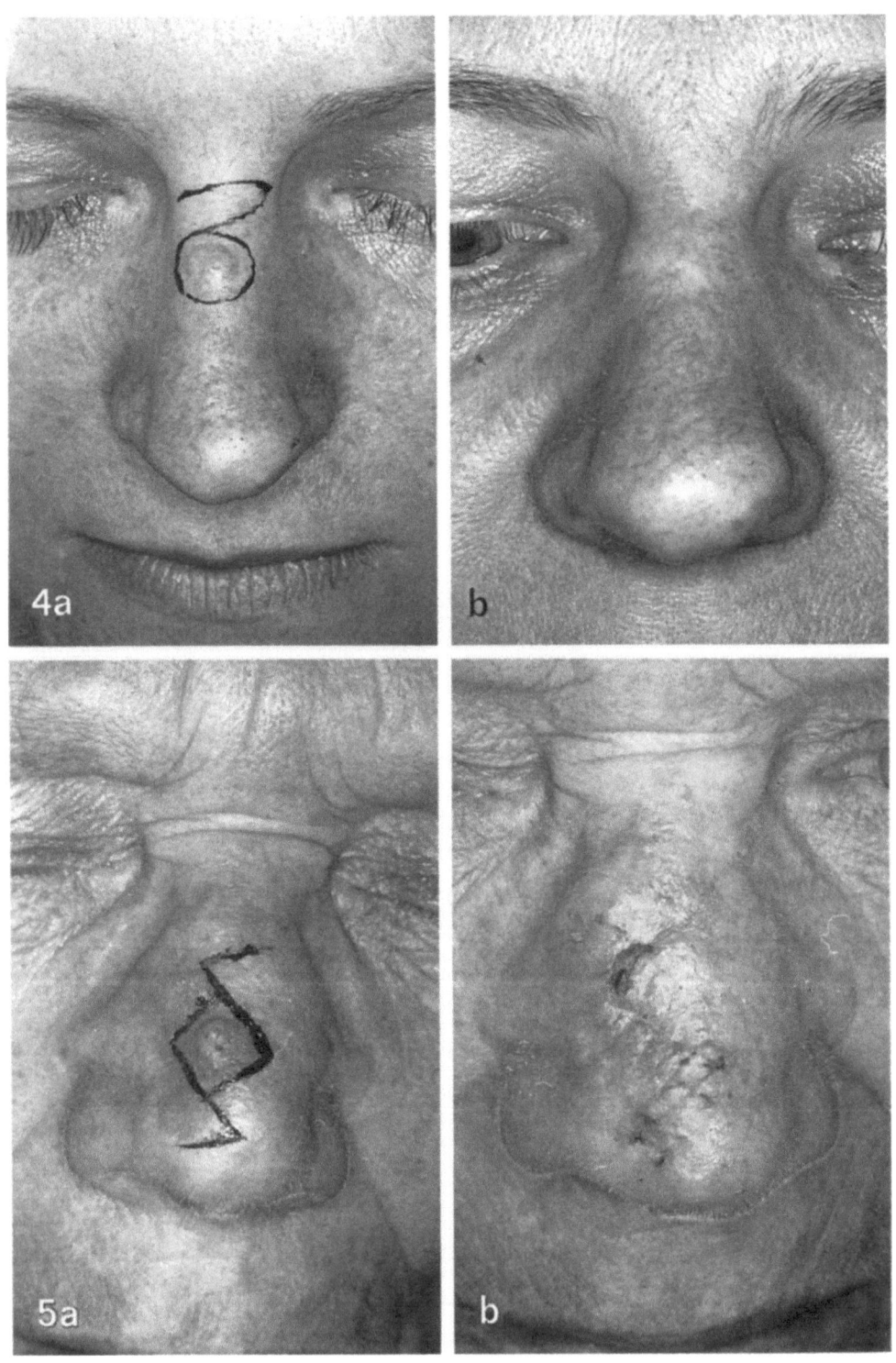

Abb. 4. Regionale Lappenplastik am Nasenrücken
Abb. 5. Rhomboid zu W-Plastik

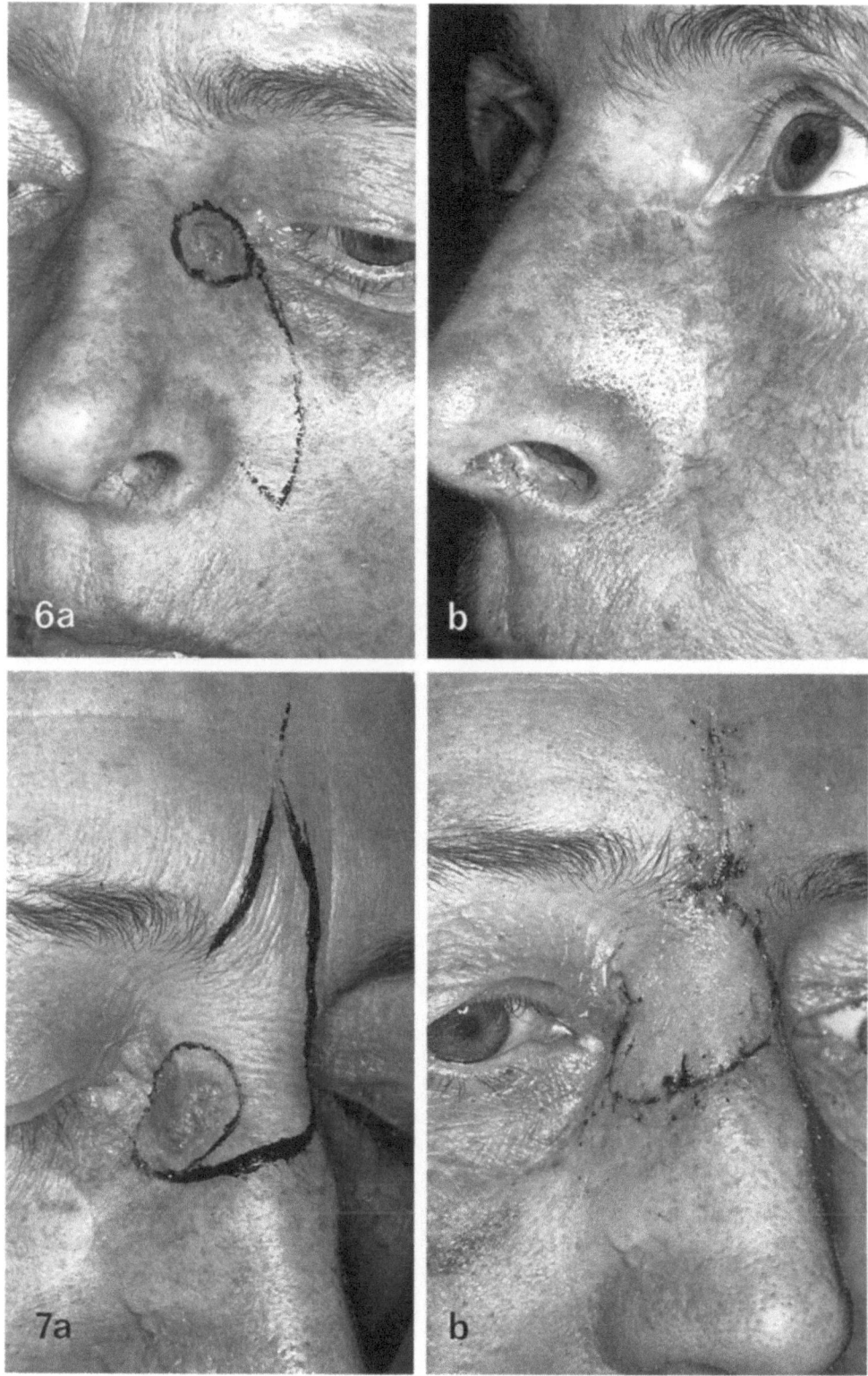

Abb. 6. Rotationsplastik
Abb. 7. Glabella-Transpositionslappen

Bei kleinen knotigen Basaliomen im Bereich des Nasenrückens und der seitlichen Nasenwand wird der Tumor zirkulär entfernt, tiefenwärts bis zum Periost oder Perichondrium. Aus der direkten Defektumgebung wird ein Hautlappen umschnitten, der geringgradig schmäler als der Defekt sein kann und der an seiner Basis mit der umgebenden Haut verbunden bleibt. Nach der Lappenmobilisation wird dieser in den Defekt eingeschwenkt, die Entnahmestelle primär verschlossen und der Lappen eingenäht. Das kosmetische Ergebnis (Abb. 4b) ist in den meisten Fällen sehr gut. Dem Prinzip nach ist diese Methode eine Transpositionsplastik.

Rhomboid zu W-Plastik am Nasenrücken (Abb. 5a, b) (Becker, 1979): Ebenfalls eine operative Technik, die sich gut im Bereich des Nasenrückens, der Nasenspitze sowie der seitlichen Nasenwand anwenden läßt. Hierbei wird der Tumor in Form eines Rhombus exzidiert. An den gegenüberliegenden Polen des Rhombus werden zwei dreieckförmige Hautlappen umschnitten, wobei die gegenüberliegenden parallelen Lappenschenkel gleiche Länge haben sollten. Anschließend wird das gesamte Gebiet unterminiert und die beiden dreieckförmigen Hautlappen in den Defekt eingeschwenkt und vernäht. Auch hier sind die postoperativen Ergebnisse (Abb. 5b) ausgezeichnet. Dem Prinzip nach stellt diese Technik eine modifizierte Limberg-Plastik dar.

Rotationsplastik an der seitlichen Nasenwand (Abb. 6a, b): Bei Tumoren im inneren Augenwinkel können kleine Rotationslappen aus der seitlichen Nasenwand und der angrenzenden Wangenregion zur Defektdeckung benutzt werden. Der Tumor wird zirkulär exzidiert und vom lateralen Exzisionsrand ein Rotationslappen nach kaudal in Richtung Wange umschnitten (Abb. 6a). Um die Beweglichkeit des Rotationslappens zu vergrößern, wird ein Rückschnitt in die Lappenbasis (sog. Cut-back) vorgenommen. Durch den mobilisierten Lappen lassen sich die Defekte in dieser Region befriedigend verschließen (Abb. 6b).

Transpositionslappen aus der Glabellaregion (Abb. 7a, b): Bei etwas größeren Basaliomen am Übergang vom seitlichen Nasenrücken zum inneren Augenwinkel ist zum Defektverschluß der Glabella-Transpositionslappen außerordentlich wertvoll. Aus der sehr mobilen Haut der Glabellaregion kann ein relativ großer Lappen umschnitten werden (Abb. 7a), der mit einem kleinen Stiel mit der Haut des Oberlides in Verbindung bleibt. Der Lappen wird mit einem geringen Anteil subkutanen Fettgewebes mobilisiert und nach kaudal in den Defekt eingeschwenkt. Die Entnahmestelle ist ohne Schwierigkeit primär zu verschließen (Abb. 7b).

Freie Hauttransplantationen werden angewendet, wenn nach der Basaliomexzision ausgedehnte, nicht zu tiefe Defekte entstehen. Je nach Lokalisation und Defektgröße sind Spalt- und Vollhauttransplantate nötig, um einen ausreichenden und spannungsfreien Wundverschluß zu erhalten. Im Gesichtsbereich ergeben Spalthauttransplantate meist weniger günstige postoperative Resultate als Vollhautlappen. Die Vor- und Nachteile der freien Hauttransplantate sind an anderer Stelle ausführlich dargestellt (Konz, 1977). Je nach Situation sind die freien Hauttransplantate im Einzelfall komplizierteren plastisch-chirurgischen Maßnahmen vorzuziehen, da sie bei indikationsgerechter Verwendung gleichgute, wenn nicht sogar bessere postoperative Ergebnisse erbringen.

Freie Hauttransplantate, hier besonders Spalthauttransplantate, werden in der Basaliomchirurgie auch als passagere Wundabdeckung verwendet. Die Indikation hierfür ergibt sich bei ausgedehnten Basaliomen oder bei Basaliomrezidiven, wo aufgrund des intraoperativen Befundes eine sicher in toto-Exzision des Tumors fraglich erscheint. Weiterhin bei Basaliomen, die aufgrund der Lokalisation, des klinischen und histologischen Bildes zu der Tumorgruppe gehören, die eine große Neigung zu Rezidiven haben.

Hier ist es oft besser, trotz ausreichend radikaler Tumorentfernung, den Wundgrund vorläufig mit einem freien Hauttransplantat abzudecken und die endgültige Defektrekonstruktion auf einen späteren Zeitpunkt zu verschieben. Durch dieses Vorgehen ist es viel leichter möglich, den Wundgrund sowie den Wundrand klinisch zu kontrollieren und so-

Abb. 8. a) Knotiges, stark infiltrierendes Basaliom. b) Defekt nach totaler Tumorexzision, kontrolliert durch intraoperative Kryostatschnellschnittuntersuchung. c) Passagerer Wundverschluß durch Spalthauttransplantat. d) Zustand nach 6 Monaten

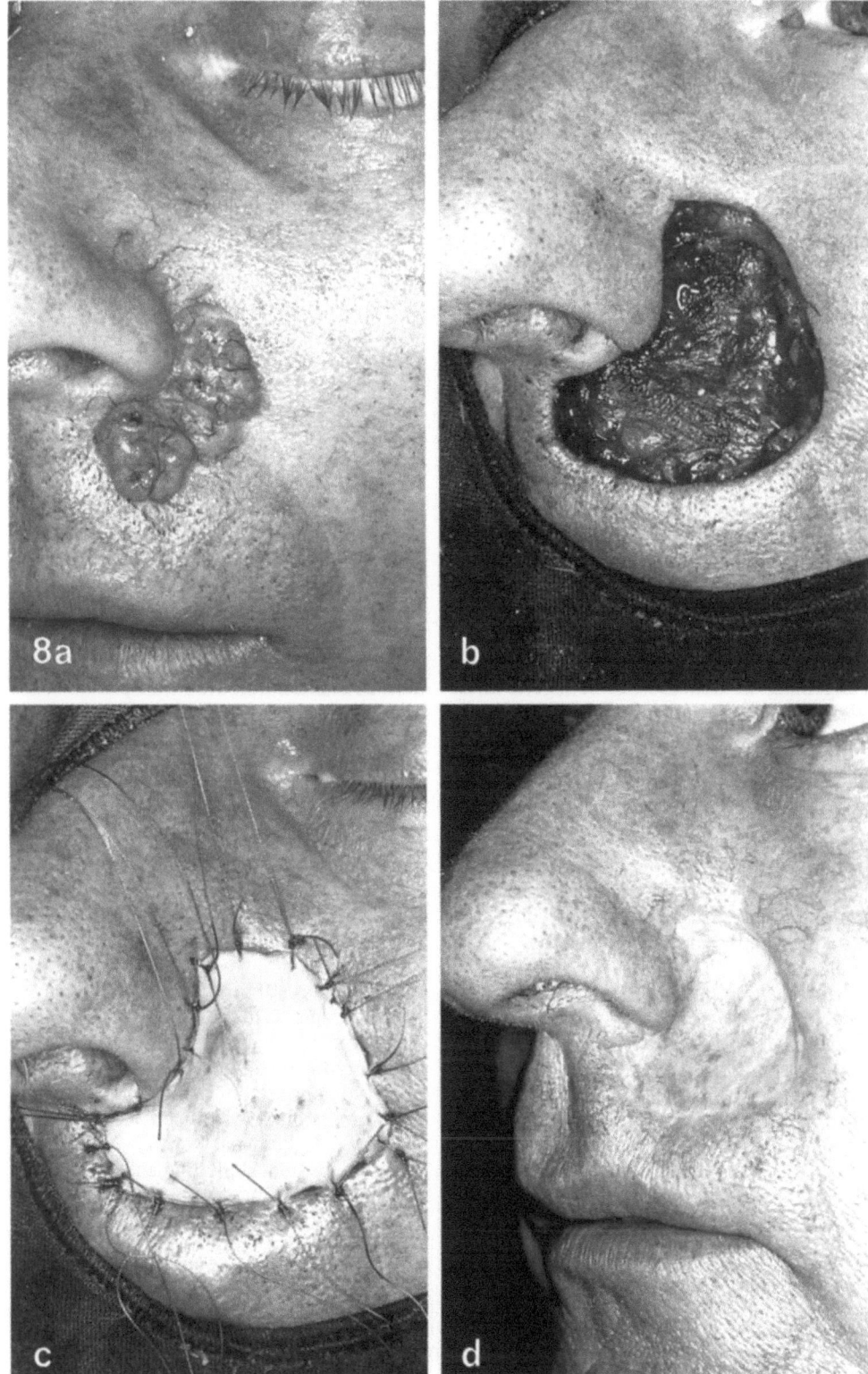

mit das Auftreten eines Rezidives frühzeitig zu erkennen (Abb. 8). Diese sog. Interims-Deckung ist heute durch die Fortschritte der plastisch-chirurgischen Methoden zur Defektrekonstruktion deutlich in den Hintergrund getreten, da geeignete Methoden zur sofortigen Defektrekonstruktion auch nach ausgedehnten Tumorresektionen zur Verfügung stehen. So verlockend es auch scheint, entstellende Defekte im Gesichtsbereich einzeitig sowohl funktionell als auch kosmetisch wiederherzustellen, zeigt die Erfahrung, daß bei bestimmten Basaliomformen erst der klinische Verlauf über die endgültige Rezidivfreiheit entscheidet. In diesen Fällen ist eine vorläufige Wundabdeckung mit einem freien Transplantat und gegebenenfalls eine epithetische Versorgung anderen Maßnahmen vorzuziehen.

Vaskularisierte Hautlappenplastiken haben auf der anderen Seite jedoch einen festen Platz in der operativen Behandlung der Basaliome. Voraussetzung hierzu ist aber die exakte histologisch gesicherte Tumorentfernung. Diese Lappenplastiken sind vornehmlich im Gesichtsbereich von großem Vorteil, da Haut gleicher Struktur und Pigmentierung aus der Umgebung in den Defekt verlagert wird. Weiterhin lassen sich hiermit auch tiefgreifende Defekte, z.B. im Wangenbereich, ohne kosmetisch störende Muldenbildung verschließen. Hat das Tumorwachstum form- und funktionstragende Elemente, wie z.B. das knorpelige Nasengerüst, zerstört, können mit vaskularisierten Lappenplastiken, nach der feingeweblich gesicherten totalen Tumorentfernung, die verloren gegangenen Strukturen, z.B. der Nasenflügel, neu aufgebaut werden.

Eine sichere und gute Operationsmethode, um perforierende Defekte im Nasenbereich wiederherzustellen, ist der mediane Stirntranspositionslappen.

Bei einem 56jährigen Patienten bestand ein exulzeriertes Basaliom im Bereich der Nasenspitze (Abb. 9), das im Laufe von 5 Jahren gewachsen war und bereits zweimal elektrochirurgisch vorbehandelt wurde. In zwei Sitzungen wurde der Tumor durch eine mikroskopisch kontrollierte Exzision entfernt. Es ergab sich ein Defekt, der beide Nasenflügel sowie das Nasenseptum erfaßte. Die Defektrekonstruktion wurde durch einen medianen Stirntranspositionslappen vorgenommen, der an seinem distalen Ende einen zungenförmigen Ausläufer aufwies, mit dem das Nasenseptum aufgebaut wurde. Die Innenauskleidung des Vestibulum nasi wurde mit Spalthaut vorgenommen. Nach Einheilung des Transpositionslappens wurde der Lappenstiel nach 3 Wochen entfernt. 6 Wochen später wurde der eingeheilte Stirntranspositionslappen durch die Entfernung von subkutanem Fettgewebe korrigiert.

In einer früheren Untersuchung (Bönniger und Konz, 1979) wurde die Häufigkeit der einzelnen Operationsmethoden bei primären Basaliomen und Basaliomrezidiven je nach Lokalisation untersucht. Bei den primären Basaliomen zeigte sich, daß aufgrund der kleineren Defekte in mehr als der Hälfte der Fälle ein Wundverschluß mit relativ einfachen operativen Maßnahmen wie Mobilisationsplastik, Dehnungsplastik und kleineren lokalen Verschiebelappen möglich war. Bei den Basaliomrezidiven waren die Defekte in über 70% der Fälle nicht mehr durch diese einfacheren Methoden zu versorgen, sondern es mußten freie Hauttransplantationen, im Gesichtsbereich meist Vollhauttransplantate und vaskularisierte Lappenplastiken, verwendet werden.

Neben der Überprüfung der eigenen Arbeitsweise ist es eine wichtige ärztliche Aufgabe, und dies gilt nicht nur für die operative Basaliomtherapie, sondern auch für die anderen Therapieformen, daß eine sorgsame Nachkontrolle der behandelten Patienten von großer Wichtigkeit ist.

Dies stößt in einer nicht geringen Anzahl von Patienten auf große Schwierigkeiten, da altersbedingte Gründe, Wohnungswechsel, weite Anfahrtswege und vieles andere Nachuntersuchungen durch den Arzt, der die Therapie vorgenommen hat, verhindern. Die trotzdem noch notwendigen Kontrollbeobachtungen sollten dann durch Kollegen in freier Praxis oder in der zunächst gelegenen Klinik durchgeführt werden. Dies setzt einen guten Informationsaustausch voraus. Die Nachbeobachtungszeit sollte bei primären Basaliomen mindestens 5 Jahre betragen, bei

---

Abb. 9. a) Exulzeriertes Basaliom der Nasenspitze. b) Zustand nach Tumorentfernung mittels mikroskopisch-kontrollierter Exzision. c) Defektdeckung durch medianen Stirntranspositionslappen. d) Rekonstruktives Ergebnis nach 8 Monaten

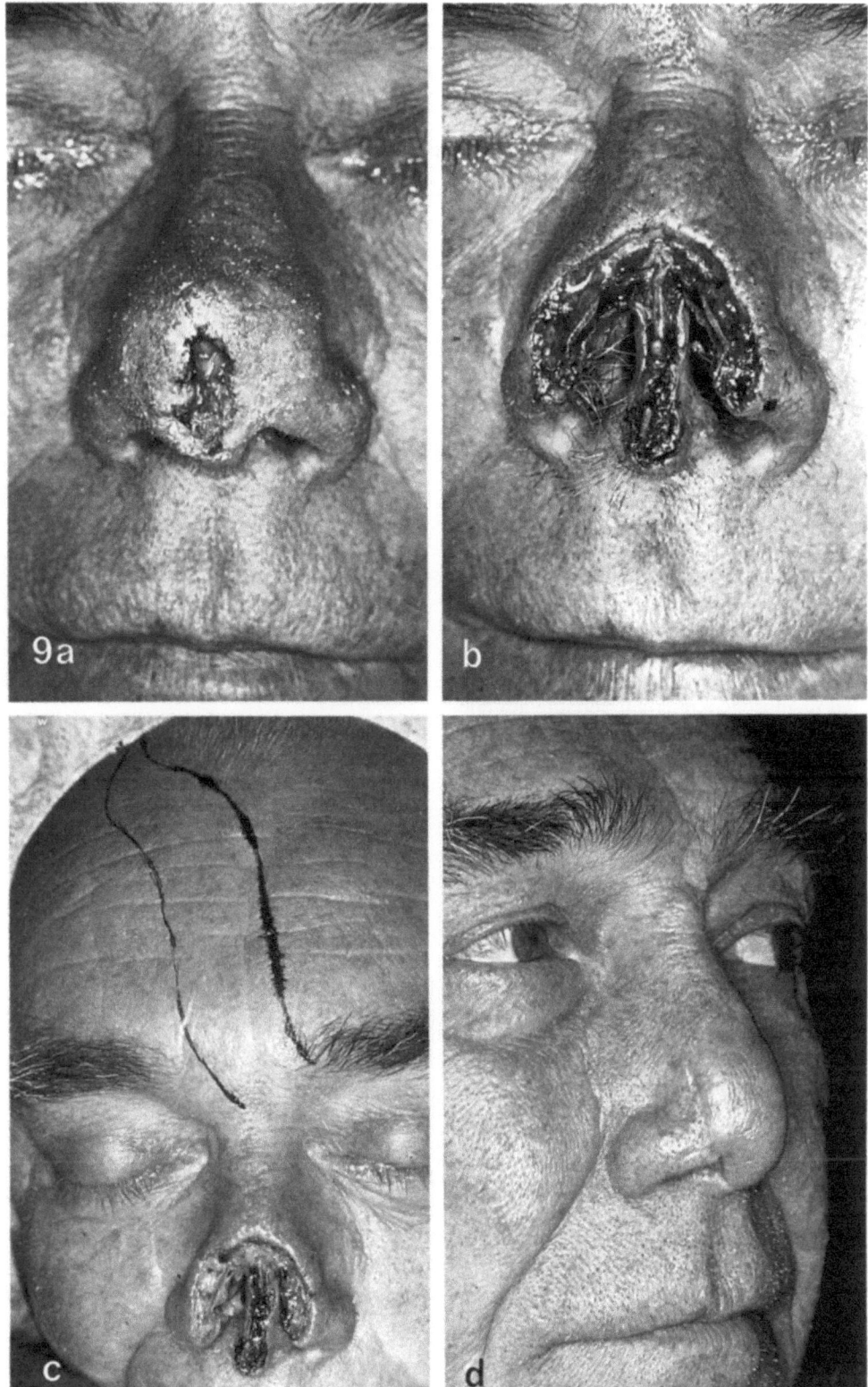

Rezidivbasaliomen mindestens 10 Jahre. Bekanntlich treten Rezidive in statistischer Häufigkeit in den ersten beiden Jahren nach der Therapie auf, so daß hier Kontrollintervalle von mindestens einem halben Jahr notwendig erscheinen. Allgemein ist jedoch anzustreben, daß Patienten, die einmal an einem Basaliom erkrankt waren, zeitlebens nachuntersucht werden, nicht nur um Rezidive zu erkennen, sondern auch um neu auftretende Basaliome frühzeitig therapieren zu können.

Es ist ein großer Vorteil des Dermatologen, daß er bei der Behandlung von Basaliomen nicht auf eine einzige Therapieart angewiesen ist. Je nach Basaliomtyp und individueller Patientensituation kann das am besten geeignete therapeutische Verfahren differenziert ausgewählt werden. Da es trotzdem schwierige Therapiesituationen in der Behandlung der Basaliome gibt, ist die Zusammenarbeit mit plastischen Chirurgen, Hals-Nasen-Ohren-Ärzten, Augenärzten und Strahlentherapeuten von großer Bedeutung. Durch eine kollegiale Zusammenarbeit kann in schwierigen Fällen das optimale Vorgehen ausgewählt werden, wodurch die Radikalität der Tumorbehandlung verbessert wird und ungünstige Krankheitsverläufe am ehesten verhindert werden.

Summary

Dermatosurgical methods for the treatment of basal-cell carcinoma not only consist of scapel surgery, but also include curettage and electrodesiccation, chemosurgery, microscopically-controlled surgery and cryotherapy. If employed with proper indication all these methods may achieve satisfactory cure rates. The ultimate goal of any treatment of basal-cell carcinoma is the total eradication of the tumor. To achieve this aim the different clinical types and the histological features have to be taken into consideration. Histological control of the margins of the excised specimen has to be performed thoroughly especially when plastic and reconstructive surgery for the wound closure is to be applied. Only this way recurrencies can be prevented with high probability. The possibility to choose from several methods the one which is most suitable according to type, size, localisation of the tumor and age of the patient, turns the dermatological treatment of basal-cell carcinoma into a flexible differentiated therapeutical principle.

Literatur

Becker H (1979) The rhomboid-to-W technique for excision of some skin lesions and closure. Plast Reconstr Surg 64:444–447

Bönniger F, Konz B (1979) Ergebnisse dermatochirurgischer Basaliombehandlung. In: Saalfeld K (Hrsg) Operative Dermatologie. Springer, Berlin Heidelberg New York, S 201–206

Burg G (1977) Mikroskopisch kontrollierte (histographische) Chirurgie. In: Konz B, Burg G (Hrsg) Dermatochirurgie in Klinik und Praxis. Springer, Berlin Heidelberg New York, S 72–82

Corso PF (1972) The use of regional flaps for reconstructive procedure of the head and neck. Area. In: Conley J, Dickinson JT (eds) Plastic and reconstructive surgery of the face and neck. Thieme, Stuttgart, S 131–141

Drepper H (1963) Die systematische histologische Kontrolle des Tumorbettes als Fortschritt bei der operativen Entfernung des tiefgreifenden Gesichtskrebses der Haut. Hautarzt 14:420–423

Epstein E (1973) How accurate is the visual assessment of basal carcinoma margin? Br J Dermatol 89:37–43

Freeman RG, Knox JM (1967) Recent results in cancer research, Vol 11. Treatment of skin cancer. Springer, Berlin Heidelberg New York

Goldschmidt H (1976) Kürettage und Elektrodesikkation bei Basaliom, spinozellulärem Karzinom und Keratoakanthom. In: Braun-Falco O, Marghescu S (Hrsg) Fortschritte der praktischen Dermatologie und Venerologie, Bd 8. Springer, Berlin Heidelberg New York, S 41–48

Konz B (1976) Dermatochirurgie im Gesichtsbereich. In: Braun-Falco O, Marghescu S (Hrsg) Fortschritte der praktischen Dermatologie und Venerologie, Bd 8. Springer, Berlin Heidelberg New York, S 79–84

Konz B (1977) Möglichkeiten zum Wundverschluß im dermatochirurgischen Bereich. In: Konz B, Burg G (Hrsg) Dermatochirurgie in Klinik und Praxis. Springer, Berlin Heidelberg New York, S 20–40

Konz B (1979) Operative Techniken, Wundverschlußmöglichkeiten, Auswahlkriterien je nach Art und Lokalisation der Veränderung. In: Saalfeld K (Hrsg) Operative Dermatologie. Springer, Berlin Heidelberg New York, S 11–22

Kopf AW (1971) Therapy of basal cell carcinoma. In: Fitzpatrick TB, Arndt KA, Clark WH, Eisen AZ, van Scott EJ, und Vaughan JH (eds) Dermatology in general Medicine. McGraw-Hill, New York

Lueders HW (1972) Regional nasal flaps. In: Conley J, Dickinson JT (eds) Plastic and reconstructive surgery of the face and neck. Thieme, Stuttgart, S 148–150

Mora RG, Robins P (1978) Basal-cell carcinomas in the center of the face: Special diagnostic, and therapeutic considerations. J Dermatol Surg Oncol 4:315–321

Die Basaliome aus der Sicht des plastischen Chirurgen

H.U. Buff (Zürich)

Zusammenfassung

Die chirurgische Behandlung eines auf die Haut beschränkten Tumors stellt keine besonderen Probleme. Auch das Vorgehen bei noch nicht vorbehandelten in die Tiefe wachsenden Tumoren ist klar und eindeutig: radikale Exzision im Gesunden und plastische Wiederherstellung. Viel komplexer sind die Probleme bei der Behandlung der Rezidive, insbesondere nach ein- oder mehrmaliger Bestrahlung. Diese „ausbestrahlten" und im histologischen Bild „verwilderten" Fälle sind in ihrem Verlauf völlig atypisch und unberechenbar. Es muß unabhängig von der Radikalität des Eingriffs mit weiteren Rezidiven, oft in größerer Entfernung, oft an verschiedenen Stellen gleichzeitig auftretend, gerechnet werden. In diesen Fällen empfiehlt es sich, mit der definitiven plastischen Rekonstruktion vorläufig zuzuwarten und sich vorerst auf einfache Maßnahmen, vor allem freie Transplantate, zu beschränken. Dies erlaubt eine genaue Kontrolle und hält alle rekonstruktiven Möglichkeiten für einen späteren Zeitpunkt offen. Die Probleme sollen an einigen typischen Fällen gezeigt werden.

Die operative Behandlung der Basaliome stellt eines der schwierigsten Probleme für den Plastischen Chirurgen dar. Warum?

Man sollte meinen, daß die Plastische Chirurgie alt genug sei, um gelernt zu haben, einen Hauttumor irgend welcher Lokalisation radikal im Gesunden zu exzidieren und den Defekt durch direkte Naht, einen lokalen Verschiebelappen, ein freies Transplantat oder eine Fernlappenplastik mit befriedigendem kosmetischem Resultat zu verschließen.

So ist es auch, sofern es sich um ein primäres, noch nicht vorbehandeltes und auf die Haut beschränktes Basaliom handelt.

Die primäre Behandlung solcher Hautbasaliome wird jedoch durch den Dermatologen durchgeführt.

Ein Basaliom, das in die Hände des Chirurgen kommt, hat aufgehört, ein Basaliom zu sein. Es ist das Rezidiv eines Basalioms, meistens nicht einmal das erste, sondern das zweite, das dritte oder vierte Rezidiv und, was wahrscheinlich das Schlimmste ist, ein Rezidiv in einem mehrmals bestrahlten Gebiet. Wir Chirurgen sprechen in solchen Fällen von *ausbestrahlten Basaliomen*.

Die Pathologen und Dermatologen, die das Exzisat unter dem Mikroskop betrachten, können in diesen Fällen nie mehr ein typisches, klassisches Bild eines Basalioms feststellen. Sie sehen die verschiedensten Bilder und pflegen die Beschreibung zusammenzufassen in Worte wie „intermediäre", „metatypische", "pflasterzellähnliche", „verwilderte", „Übergangs-" und „Misch-Formen".

Diese verwilderten, ausbestrahlten Tumoren sind das Unberechenbarste und oft Zerstörerischste, das man sich denken kann.

Gibt es ein chirurgisches Rezept für deren Behandlung?

Es liegt auf der Hand, zu sagen: radikale Entfernung weit im Gesunden; Deckung durch eine Hautplastik. Das tönt sehr einfach. Was bedeutet dies jedoch in der Wirklichkeit?

1. Wenn man wirklich radikal sein will, so ist eine verstümmelnde Operation unumgänglich. Ein Auge, die Nase, ein Teil des Oberkiefers etc. müssen geopfert werden. Es bleiben Defekte zurück, die nicht in wirklich befriedigender Weise korrigiert werden können. Die Patienten werden gesellschaftsunfähig, sie sind in den engsten Familienkreis verbannt.

2. Bei noch so rücksichtsloser Radikalität besteht trotzdem keine Gewähr, daß der Patient wirklich geheilt ist.

3. Eine kleine, nicht auf Radikalität bedachte Operation, die aber keinen kosmetischen Schaden zur Folge hat, kann genügen, a) weil der Tod aus anderen Ursachen bei den oft betagten Patienten früher eintritt als das Rezidiv, oder
b) weil das nächste und auch die folgenden Rezidive wiederum mit einer kleinen Operation behoben werden können und dadurch ev. viele, d.h. 5 bis 10, ja bis 20 Jahre gewonnen werden, während deren der Patient ein normales Aussehen hat und ein normales Leben führen kann, und
d) weil gelegentlich auch bei sparsamster Exzision eine Dauerheilung erreicht wird.
(Diese Feststellungen werden durch einige typische Beispiele in Diapositiven demonstriert.)

Auf Grund meiner Erfahrungen während der letzten 33 Jahre komme ich zu folgenden Schlußfolgerungen:

1. Ein ausbestrahltes, verwildertes Basaliom ist in seinem weiteren Verlauf unberechenbar.
2. Die Rezidive pflegen invasiv und zerstörend zu sein.
3. Rezidive oder neue Tumoren treten nicht nur in der nächsten Umgebung der primären Lokalisation, sondern auch in kleinerer oder größerer Distanz davon auf, wobei sich die Frage zu stellen pflegt, ob es sich wirklich um eigentliche Rezidive oder aber um multizentrische Tumoren handelt.
4. Die Ausdehnung der Operation muß individuell gestellt werden. Radikaloperation im Gesunden kann nicht als Dogma aufgestellt und durchgeführt werden.
5. Zur Deckung des postoperativen Defektes sollen *ausschließlich freie Transplantate* angewendet werden. Sie sind einfach, belasten den Patienten nicht und führen nach kurzer Zeit zu einem Wundverschluß. *Sie ermöglichen eine genaue Kontrolle.* Ein Rezidiv kann nicht lange verborgen bleiben. Sie lassen zudem für später alle Möglichkeiten einer Deckung durch Lappenplastiken offen.

Eine Lappenplastik hingegen, die bei solchen Rezidiven entweder aus großen Lappen der näheren Umgebung oder aber aus Fernlappenplastiken bestehen würde, stellt sehr große Eingriffe dar. Sie brauchen viel Zeit, viel Arbeit für den Chirurgen und insbesondere viel Geduld und Leiden vom Patienten.

Ihr Hauptnachteil besteht jedoch darin, daß Rezidive in der Tiefe lange Zeit unbemerkt bleiben können.

Wenn neue Rezidive aufgetreten sind und die ganze Lappenplastikgegend wiederum exzidiert werden muß, sind die Möglichkeiten einer neuerlichen Lappenplastik sehr beschränkt. In der gleichen Weise lassen sie sich nicht mehr wiederholen. Die günstigste Haut ist bereits verbraucht. Es sind dann also noch kompliziertere, noch aufwendigere Operationen notwendig.

Das Resultat der Lappenplastiken bei großen Gesichtsdefekten ist zudem kosmetisch nie wirklich befriedigend. Das Aussehen der Patienten ist so verändert, daß sie doch nicht gesellschaftsfähig werden.

6. Eine Lappenplastik soll also erst bei längerer Rezidivfreiheit in Erwägung gezogen werden. Bei großen Defekten ist jedoch eine gute Epithese vorzuziehen.

Summary

The surgical treatment of a tumor restricted to the skin does not cause any particular problems. Also the procedure of not yet pretreated tumors growing into depth is clear and plain: radical excision in the healthy tissue and plastic restoration. The problems in the treatment of recidives are much more complex, in particular after one or more irradiation. These "sufficiently radiated" and in the histological pattern "savage" cases are in their development totally untypical and unpredictable. It has to be reckoned this with further recidives, independent of the radicality of the operation, often in greater distance, often appearing on different spots at a time. In these cases it is adcisable to wait for the time being with the definite plastic reconstruction, and to keep the simpler means especially free transplantated. This allows for a better control and keeps all reconstructive possibilities open for a later point in time. The various problems should be demonstrated on some typical cases.

Die Chirurgie der Basaliome im Nasen- und Ohrbereich

U. Fisch, Chr. Gammert, C. Matthias (Zürich)

Zusammenfassung

87,9% aller Basaliome manifestieren sich im Kopf- und Halsgebiet und treten dort gehäuft mit 35% im Bereich der Nase (eigenes Krankengut 15/38) und in 9,5% (eigenes Krankengut 15/38) im Ohrbereich auf. Die adäquate Behandlung der Basaliome sowie der histologisch ähnlichen Formen (basosquamöses Karzinom) liegt in einer primären Resektion, welche eine Heilungsrate von 95,8% erzielt. Bei den schon vorgängig behandelten Patienten beträgt die Rezidivrate 25%. Die Exzision erfolgt nach vorangegangener Biopsie unter onkologischen Gesichtspunkten weit im Gesunden mit besonderer Berücksichtigung der Multizentrizität und einer möglichen Tumorausbreitung in die Tiefe, was intraoperativ durch Gefrierschnitte kontrolliert werden muß. Aufgrund der modernen wiederherstellenden Chirurgie im ORL-Bereich lassen sich selbst große Defekte form- und funktionsgerecht rekonstruieren. Je nach Lokalisation und Ausdehnung der Basaliome, z.B. in den Augenwinkel und Lippenbereich, müssen dazu unterschiedliche rekonstruktive Maßnahmen durchgeführt werden. So lassen sich Defekte im Bereich des Nasenrückens gut durch Verschiebelappen aus dem Wangenbereich decken, Defekte im Nasenspitzenbereich besser durch Skalp-Stirnhautlappen. Im Ohrbereich kommen sowohl freie Spalthautlappen als auch große deltopektorale Lappen zur Anwendung. Bei ausgedehnteren Prozessen oder Rezidivoperationen schließen wir eine Nachbestrahlung an. Ein zweizeitiges Vorgehen bietet in der Beobachtungszeit vor der sekundären Rekonstruktion die besten Voraussetzungen für die Früherkennung eines Rezidivs.

Nach der *Literatur* manifestieren sich rund 90% aller Basaliome im Kopf- und Halsgebiet und treten dort gehäuft mit 35% im Bereich der Nase und in 10% im Ohrbereich auf. In unserem Krankengut verteilen sich die Basaliome nahezu zu gleichen Anteilen auf die Nasen- und Ohrregion, wobei insbesondere im Nasenbereich der Nasenrücken und die Nasenflügel mit ihren angrenzenden Regionen am häufigsten befallen werden, und sich andererseits die Basaliome im Ohrbereich besonders in den oberen $2/3$ der Ohrmuschel-Vorderseite im Helix-Bereich sowie im Gehörgang anhäufen.

Bezüglich der *Pathologie* der Basaliome im Nasen- und Ohrenbereich ließen sich in unserem Krankengut ebenfalls die allgemein am häufigsten beschriebenen drei verschiedenen Formen finden, und zwar das knötchenförmige sekundär ulzerierende Basaliom, das Ulcus rodens sowie das Ulcus terebrans, die in ihrem klinischen Verlauf teilweise insbesondere wegen ihres infiltrierenden und unaufhaltsam destruierenden Wachstums mit selten sogar deletärem Verlauf den Karzinomen glichen. Es fanden sich jedoch auch histologisch nicht selten Mischformen, Metatypien und Übergänge zum echten Krebs. Hierbei sei insbesondere das basosquamöse Karzinom erwähnt, das zwar auf Grund der Literatur z.B. im Ohrmuschelbereich mit 2% aller Hauttumoren recht selten vorkommt, jedoch zwischen Basaliom und Pflasterepithel-Karzinom einzuordnen ist, wobei es mit letzterem insbesondere die gleiche Tendenz zur Metastasierung aufweist.

Eine deutliche klinische Änderung des Wachstums zu malignen Formen zeigte sich besonders bei den Basaliom-Rezidiven, was auch in der Feinstruktur in einer Tendenz zur Verwilderung des histologischen Bildes zum Ausdruck kam. Eine präoperative bioptische Abklärung ist deshalb für eine entsprechende operative Planung obligatorisch.

Bezüglich der *Altersverteilung* (Abb. 1) verhalten sich die Basaliome ähnlich den

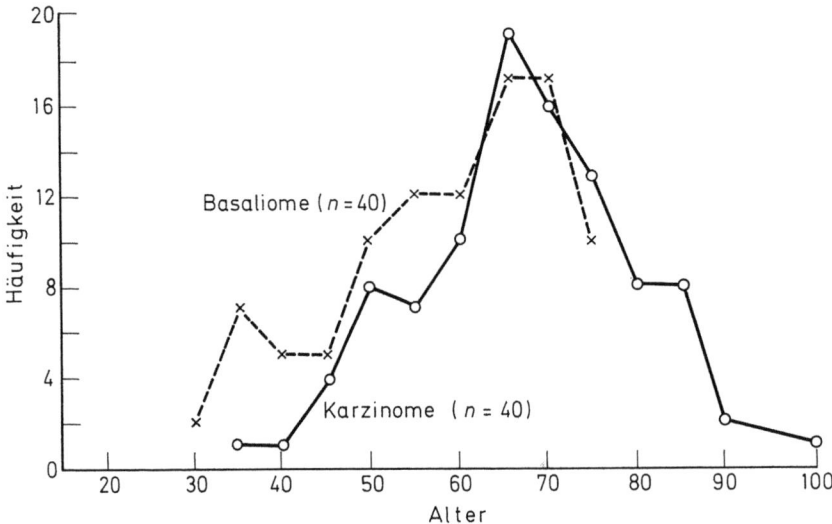

Abb. 1. Altersverteilung Basaliome − Karzinome

Karzinomen und nehmen ebenfalls mit steigendem Alter besonders nach dem 5. Lebensjahrzehnt deutlich zu.

In unserem eigenen *Krankengut* gingen von 40 erfaßten Patienten (Tabelle 1) in 24 Fällen der ersten Konsultation mehrere Vorbehandlungen voraus, insgesamt 22 Bestrahlungen und elf Voroperationen. Vier Patienten wurden äußerlich mit Salben behandelt.

Bezüglich der Ausdehnung der Basaliome blieben zehn Fälle in ihrem größten Durchmesser unter 5 mm, bei 32 Fällen handelte es sich teilweise um große Defekte mit Destruktionen in der Tiefe.

Auf Grund unserer Erfahrungen halten wir eine großzügige chirurgische Behandlung der Basaliome im Nasen- und Ohrenbereich für adäquat, vor allen Dingen aus folgenden Gründen:

1. Das Ausmaß der Bösartigkeit der Basaliome ist im Einzelfall sehr schwer abzuschätzen, weshalb immer mit einem verschieden hohen Grad von Malignität und selbst mit gleichzeitigem Vorliegen eines Karzinoms gerechnet werden muß.

2. Die Exzision erfolgt nach präoperativer Biopsie weit im Gesunden mit besonderer Berücksichtigung der Multizentrizität mit möglicher Tumorausbreitung in die Tiefe.

3. Eine intraoperative histologische Kontrolle der Defektränder und des Grundes erbringt die besten primären Heilungsquoten. Alle Tumoren wurden unabhängig von ihrer Lokalisation und Größe unter gleichen onkologischen Gesichtspunkten operiert.

4. Auf Grund der modernen wiederherstellenden Chirurgie im ORL-Bereich lassen sich bessere kosmetische Erkenntnisse erzielen und selbst ausgedehnte Defekte form- und funktionsgerecht rekonstruieren.

Die Behandlungsdauer ist im allgemeinen kurz und belastet auch ältere Patienten in den meisten Fällen nur in einem zumutbaren Ausmaß.

6. Bei ausgedehnteren Prozessen oder Rezidivoperationen schließen wir eine Nachbestrahlung an. Ein zweizeitiges Vorgehen bietet dabei in der Beobachtungszeit vor der sekundären Rekonstruktion die besten Voraussetzungen für die Früherkennung eines Rezidives.

7. In extrem ausgedehnten Fällen führen palliative Eingriffe unter Belassung von

Tabelle 1. Eigenes Krankengut

Auswärts wegen Basaliomen vorbehandelte Patienten	$N = 24$
Radiotherapie	22 x
Chirurgie	11 x
Salben	4 x
unvorbehandelte Patienten	$N = 16$

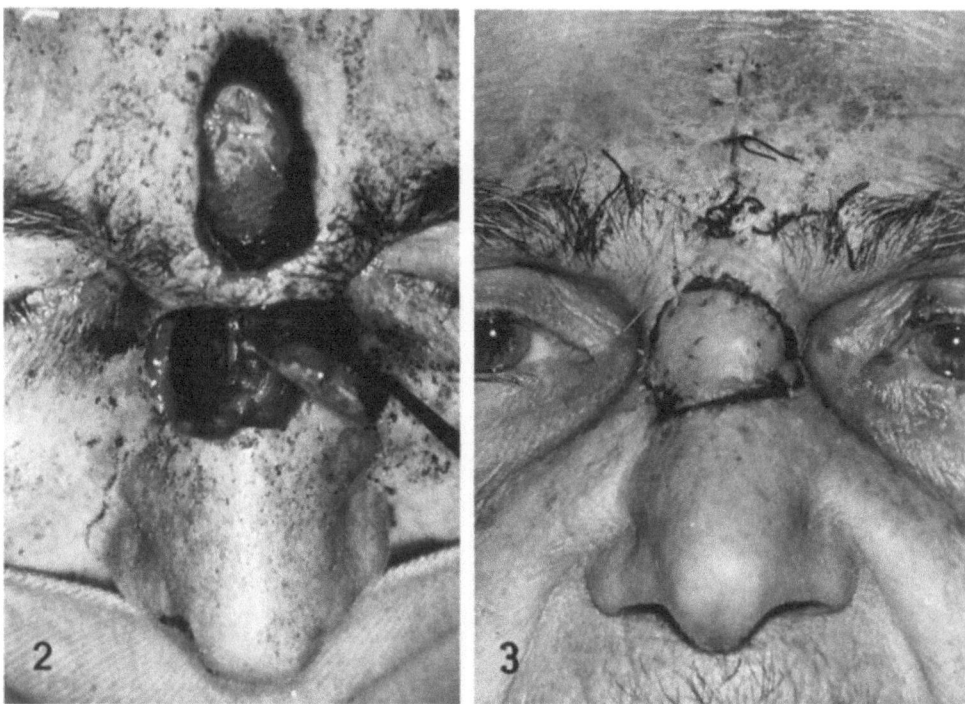

Abb. 2. Resektion eines Basalioms und der darunterliegenden knöchernen Strukturen. Bildung eines Insellappens aus der Stirnhaut
Abb. 3. Eingeheilter Insellappen, acht Tage nach Deckung des in Abbildung 2 gesetzten Defektes. Primärer Verschluß im Stirnbereich

schon infiltrierten lebenswichtigen Strukturen zu pflegeleichten Situationen.

Aufgrund der besonderen anatomischen Situationen im Nasen- und Ohrenbereich, insbesondere bezüglich der Haut und den darunterliegenden knorpeligen und knöchernen Strukturen, wurden je nach Lokalisation und Ausdehnung der Basaliome unterschiedliche rekonstruktive Maßnahmen entwickelt, die zu kosmetisch günstigen Ergebnissen führen. So lassen sich Defekte im Bereiche des Nasenrückens zum Beispiel gut durch Insel- oder Stirnlappen decken, die seitlichen Partien durch Verschiebelappen aus dem Wangenbereich, wo hingegen Defekte im Nasenspitzenbereich sich besser durch fronto-temporale Lappen oder freie, zusammengesetzte Transplantate rekonstruieren lassen. Im Ohrbereich kommen je nach Ausdehnung sowohl freie Spalthautlappen als auch große deltopektorale oder muskulokutane Lappen zur Anwendung.

Beispiele

Je nach der Verschieblichkeit und der Ausdehnung des Prozesses kann die Entfernung und Rekonstruktion relativ einfach, andererseits sich aber auch sehr schwierig gestalten.

In den Abbildungen 2 und 3 wird gezeigt, wie ein Basaliom im Nasenwurzelbereich mit Infiltrationen ins knöcherne Nasengerüst nach Resektion auch dieser Partien gut mit einem Insellappen vom Stirnbereich gedeckt werden kann.

Größere Basaliome erfordern jedoch ausgedehntere Eingriffe, besonders wenn sich, wie in Abbildung 4, der Prozeß zum Mittelohr ausdehnt und umliegende Regionen, wie etwa Parotis- oder Kalottenanteile, miteinbeziehen (Abb. 5). Im hier gezeigten Beispiel bestand zusätzlich eine Infiltration in die Dura, so daß u.a. eine totale Petrosektomie und partielle Unterkieferresektion durchgeführt werden mußte. Nach anschließend mikrochir-

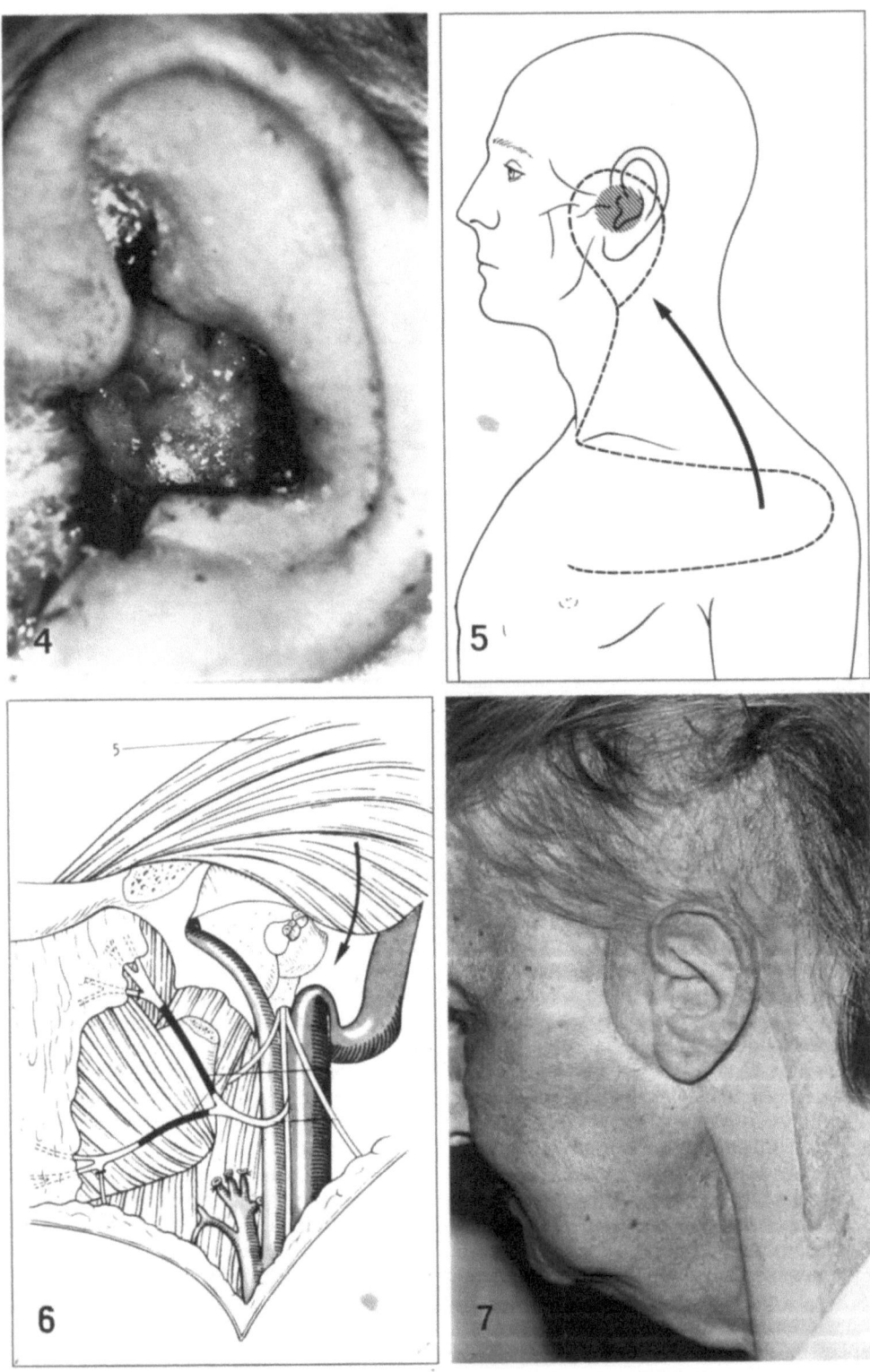

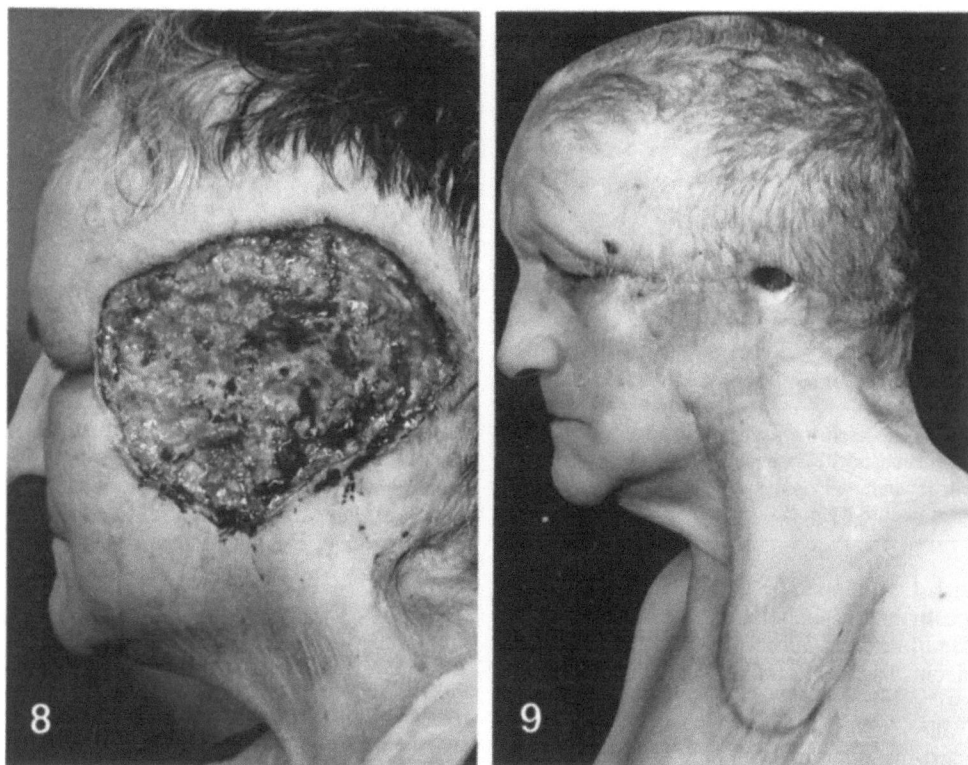

Abb. 8. Ausgedehntes, unvorbehandeltes Basaliom, ausgehend von der linken Ohrmuschel
Abb. 9. Zustand nach palliativer Operation des in Abbildung 8 dargestellten Befundes mit Bildung des linken äußeren Gehörganges

urgisch durchgeführter Hypoglossus-Facialisplastik mit freier überbrückender Nerventransplantation (Abb. 6) wurde der Defekt mit einem Deltopektorallappen gedeckt und später eine Ohrepithese angepaßt (Abb. 7). Postoperativ fanden sich Basalzell- und Plattenepithel-Karzinom-Gewebe. Die Patientin ist seit vier Jahren rezidivfrei.

Abschließend sei darauf hingewiesen, daß mit palliativen Eingriffen die Lebensqualität der Patienten verbessert werden kann. Abbildung 8 zeigt ein ausgedehntes Basaliom der linken Ohrregion mit Tiefeninfiltration in den Felsenbein- und Jochbeinbereich.

Durch einen breiten, doppeltgestielten Skalplappen sowie einen breiten Rotationslappen von der Schulter her konnte dieser Defekt unter gleichzeitiger Anlegung des äußeren Gehörganges primär verschlossen werden, so daß dieser Bereich über längere Zeit keiner aufwendigen Pflege bedurfte (Abb. 9).

Ergebnisse

Aufgrund der postoperativen Histologie konnten wir folgende Feststellung treffen (Tabelle 2). In 22 Fällen bestätigte sich die präoperative Histologie. In einem Fall zeigte

---

Abb. 4. Gehörgangsbasaliom mit Destruktionen in die Umgebung und in die Tiefe (Kiefergelenk, Mittelohr)
Abb. 5. Hautschnittführung mit Exzision des größten Anteiles der Ohrmuschel und der Umgebung des in Abbildung 4 gezeigten Basalioms. Darstellung eines deltopektoralen Lappens
Abb. 6. Subtotale Petrosektomie (schematische Darstellung nach Fisch). Facialishypoglossus-Anastomose unter Spaltung des Hypoglossusstumpfes und Einsetzen von zwei Transplantaten aus dem N.suralis
Abb. 7. Zustand nach Einheilung eines deltopektoralen Lappens, der zur Deckung des in Abbildung 6 entstandenen Defektes verwendet wurde. Ohrepithese

Tabelle 2. Verteilung der praeoperativen und postoperativen histologischen Diagnose

Präop. Diagnose	Postop. histolog. Diagnose	
	Basaliom	Karzinom
Biopsie		
Basaliom	22	5
Karzinom	1	-
Klinisch		
Basaliom	14	3
Karzinom	1	-

Tabelle 3. Ergebnisse der Chirurgie der Basaliome ORL-Klinik Zürich (1964–1979, $N = 40$)

rezidivfrei nach 1. Operation	
unvorbehandelte Patienten	94 %
vorbehandelte Patienten	80 %
overall cure-Rate	97,3%

sich bei präoperativ gesichertem Karzinom postoperativ auch Basaliomgewebe. Bei 14 Hauttumoren wurde nur die klinische Verdachtsdiagnose Basaliom gestellt, welche histologisch bestätigt werden konnte. In drei Fällen jedoch handelte es sich um ein Pflasterzellkarzinom. Besondere Beachtung muß die Tatsache finden, daß in fünf Fällen bei präoperativ bioptisch gesichertem Basaliom auch Karzinomgewebe vorhanden war.

Aufgrund unseres beschriebenen chirurgischen Vorgehens konnte nach dem ersten Eingriff eine primäre Heilungsrate aller Patienten von 86,2% erreicht werden. Dabei zeigte sich, daß bei weiterer Unterteilung des Patientengutes die primäre Heilungsrate bei unvorbehandelten Patienten 94% betrug und bei vorbehandelten Patienten auf 80% abfiel. Mit anschließenden Nachresektionen, die bei einigen Patienten mehrmals durchgeführt werden mußten, sowie nach Bestrahlungen konnte insgesamt in dem Zeitraum von 1964 bis 1979 eine Heilungsrate von 97,3% erzielt werden (Tabelle 3).

Da sich die Rezidivhäufigkeit besonders bei Voroperierten und ausgedehnten Fällen steigerte, ist es in besonderen Fällen abzuwägen, ob eine primäre Rekonstruktion sofort vorgenommen werden sollte oder ob der wiederherstellende plastische Eingriff nach einer ausreichenden Beobachtungsdauer erfolgen soll. Dabei zeigte sich, daß es bei kleineren Defekten in der Folgezeit auch zu einem spontanen Verschluß mit kosmetisch derart günstigen Resultaten kommen kann, so daß auf eine zweite Operation verzichtet werden konnte.

Eine postoperative Chemotherapie bei ausgedehnten inoperablen Fällen lassen wir nicht mehr durchführen, da keine klinischen Erfolge, sondern eher zusätzliche Belastung für den Patienten auftraten.

Summary

Approximately 90% of all basaliomas are found in the head and neck region. Systematic radical resection under frozen section control will produce the best results in treatment of these tumors. Excellent functional and cosmetic results are obtained with modern plastic and reconstructive techniques, depending upon the extent of the area requiring resection. All patients treated at the ENT clinic, University Hospital Zurich, Switzerland for basaliomas of the ear and nose during the period 1965 to 1978 are included in the study. These were divided into two groups according to whether the primary intervention was performed in our clinic or elsewhere. In patients in which the primary therapy was performed by us, the cure rate was 95.8%. In patients recured here for the first time after primary therapy elsewhere, the cure rate dropped below 80%. Several patients required multiple attempts at resection before a cure was effected. The eventual cure rate for the entire group of patients was 97%. The safest form of therapy is a primary resection with later secondary reconstruction. After the period of observation usually the wound has either healed spontaneously or merely requires coverage with a split thickness skin graft.

Literatur

Bart RS, Schrager D, Kopf AW, Dubin N (1978) Scalpel excision of basal cell carcinoma. Arch Dermatol 114:739–742

Mohs FE (1978) Chemosurgery: Microscopically controlled surgery for skin cancer – past, present, future. J Dermatol Surg Oncol 4:1

Schuller D, Berg JW, Sherman G, Krause CJ (1979) Cutaneous basosquamous carcinoma of the head and neck: a comparative analysis. Otolaryngol Head Neck Surg 87:420–427

Schumann K, Laniado K (1979) Das Basaliom im Gesicht, Probleme der Behandlung und Rehabilitation. Laryngol Rhinol Otol (Stuttg) 58: 623–628

Tromovitch TA (1978) Microscopic-controlled excision of cutaneous tumors. Cancer 41:2

Die Basaliome im Ohren- und Nasenbereich

C. Walter (Düsseldorf)

Zusammenfassung

Harmlos bis extrem bösartig kann man die Basaliome im Nasen- und Ohrenbereich nennen, wenn wir den klinischen Verlauf dieser Tumoren in Abhängigkeit zu ihrer histopathologischen Wertigkeit beobachten. Hieraus ergeben sich gewisse Forderungen an die Therapie. – Die erste lautet für die Exzision die Sicherstellung einer vollständigen Tumorbeseitigung durch histologische Kontrolle, wobei die sogenannte Mohs-Technik zunehmende Verbreitung findet. Weiter ist die Rekonstruktion der gesetzten Defekte erst nach endgültig gesicherten freien Rändern zu empfehlen. Wir kennen bei den Ohren den Sofortverschluß am Helixrand oder das Annähen des Ohrmuschelrestes an die Mastoidhaut, die Unterfütterung mit Knorpel oder „Composite grafts" und nach dem Abheben die Abdeckung mit Spalthaut. Die Insellappendeckung für anteriore Defekte ist ein sehr einfaches Verfahren und hinterläßt keine Entnahmedefekte. Bei größeren Verstümmelungen müssen Nahlappen herangezogen werden. Ähnliche Grundprinzipien werden auch bei der Behandlung solcher Tumoren an der Nase herangezogen. Die meist gut verschiebliche und gut durchblutete Wangenhaut gestattet die Defektdeckung mit horizontalen Verschiebe- oder Rotationslappen, Insellappen und auch mit freien Haut-Knorpeltransplantaten. Das operative Vorgehen wird näher erläutert.

Als Co-Referent zu dem Thema der Nasen- und Ohrrekonstruktion bei der Behandlung der Basaliome auf dieser Tagung zu sprechen, ist eine Ehre und besondere Aufgabe zugleich. Wir alle haben die schönen Erfolge miterleben können, die uns von Herrn Fisch und seinen Mitarbeitern gezeigt wurden. Herr Fisch hat mich gebeten, einige aus meiner Sicht sich ergebende Besonderheiten hier zu erläutern, um dadurch den uns gesteckten Rahmen abzurunden. Sie werden mir aber bei der gegebenen Thematik verzeihen, daß sich Überschneidungen ergeben können.

Ich möchte meine Ausführungen in zwei Gruppen aufteilen, und zwar in den Themenkreis Ohr- und Nasenrekonstruktion, wobei wir die freien Transplantate und die gestielten Lappen in besonderer Form hervorheben möchten.

Das Basaliom ist meines Erachtens bisher immer etwas verkannt und daher stiefmütterlich behandelt worden, und es ist interessant zu beobachten, daß allein in diesem Jahr drei Kongresse – der nächste organisiert durch die European Joseph Society am 20. 6. in Salzburg und der nächste Kongreß im Herbst in Frankreich – dieses Thema ausführlich zur Erläuterung und Diskussion haben.

Verkannt wurde das Basaliom insofern, als man aus seinem langsamen Wachstum einen geringeren Grad der Bösartigkeit ableitete. Wenn wir aber den unaufhaltsamen Prozeß der Zerstörung im menschlichen Antlitz erleben, der trotz intensiver Behandlung fortschreitet, so muß man die Forderung nach noch frühzeitigerer radikaler Chirurgie stärker herausstellen.

Das Tückische an der Sache ist die Tatsache einer subkutanen Ausbreitung *ohne* sichtbare Hautveränderungen auf Distanzen, die man kaum für möglich hält. Selbst trotz sorgfältigster Inspektion der Wundränder durch den Pathologen können im Exzisat aus dem Nasen- und Nebenhöhlenbereich, aber auch aus dem Bereich der Ohrmuschel, Zellgruppen nicht erfaßt werden, die ihr todbringendes Wachstum fortsetzen. Daher halten wir den plastischen Wundverschluß erst nach absoluter Abklärung durch den Pathologen für gerechtfertigt, wenn der Zustand des Patienten mehrmalige operative Eingriffe und

Narkosen erlaubt. Selbst dann muß man noch mit Rezidiven rechnen.

An der Ohrmuschel wird von uns bei der randständigen Tumorinvasion die weite Exzision und dann das Einnähen der Ohrmuschelränder auf die Mastoidhaut bevorzugt.

Wenn wir die Hautinzision auch im distalen Bereich komplettieren, entsteht ein stationärer Insellappen. Dieser Insellappen erlaubt die Sofortimplantation eines Composite Transplantates aus der gegenseitigen Koncha, um den Helixrand zu rekonstruieren. Hierbei muß die Haut unmittelbar neben der Inzision und von dieser ausgehend unterminiert werden. Danach wird das Transplantat mit seiner Epithelseite zum Mastoidknochen weisend subkutan eingesetzt und sorgfältig vernäht.

Einige Wochen später wird der Ohrmuschelbereich mit einem entprechend geschnitzten autologen Knorpelstützgerüst aus der Rippe versehen. Wiederum einige Wochen später wird die neu gebildete Ohrmuschel vom Planum mastoideum abgehoben.

Für die postauriculäre Hautabdeckung haben wir Abstand von den Spalthauttransplantaten genommen. Wir halten mehr von Vollhauttransplantaten aus der Leiste, weil diese Haut viele elastische Elemente besitzt, oder versuchen, durch einen an der Haargrenze liegenden, relativ dicken Schwenklappen den postaurikulären Bereich abzudecken und nehmen dann für den Mastoidbereich die Vollhaut oder hier eventuell Spalthaut, weil die Spalthaut auf dem Knochen kaum schrumpfen kann. Beides sichert die Schaffung eines normalen postaurikulären Sulcus ohne erneute Kontraktion.

Zur Abdeckung anteriorer Defekte eignet sich der von uns empfohlene postaurikuläre Insellappen, der sich bis in den Gehörgang führen läßt, und bei dem wir mit zusätzlichen anterioren Schwenklappen recht große Exzisionsdefekte verschließen können.

Postaurikulär wird entweder direkt verschlossen, oder es wird ein Vollhauttransplantat aus der Leiste eingesetzt. Ein leichter Druckverband sollte 8 Tage lang den Wundbereich ruhigstellen.

Nun zur Nase: Auch hier stehen freie Transplantate oder Lappenplastiken im Wechselspiel zueinander oder dienen der beiderseitigen Ergänzung.

Freie Hauttransplantate sollten meines Erachtens keine Verwendung finden, da sie aufgrund der anatomischen besonderen Strukturen der Nase leicht zu störenden Niveauunterschieden führen. Im Vergleich dazu sind zusammengesetzte Transplantate viel geeigneter, weil man damit der Natur wieder nahekommt und die relativ dicke Haut im Vergleich zum Transplantat mit Knorpel ausgleicht oder direkt den entfernten Knorpel ersetzt.

Aus der Ohrmuschel können wir anterior oder posterior Gewebe entnehmen. Wegen der Krümmung des Knorpels wird man postauriculäre zusammengesetzte Transplantate für die äußere Deckung heranziehen und anteriore Koncha-Transplantate für den endonasalen Defektersatz, sollte er relevant werden.

Entgegen anderen Empfehlungen halten wir die sorgsame Abdeckung des Transplantates für 8 Tage für notwendig, wodurch unseres Erachtens ein Austrocknen in der Einheilungsphase vermieden wird.

Neben den lokal zu gewinnenden Schwenklappen erscheint uns der Insellappen gerade bei älteren Menschen wegen ihrer lockeren Haut außerordentlich geeignet zur Deckung sonst schwerer zugänglicher Hautpartien. Man kann sie auch aus entfernter liegenden Bereichen heranführen, wenn der Gefäßstiel sorgfältig herauspräpariert wird. Kombinierte Plastiken aus der Stirn und Nasolabialfalte erlauben schmalere Entnahmestellen und damit weniger sichtbare Gewebedefekte zu setzen.

Ein gutes Gelingen setzt eine sorgfältige Planung voraus; bei ihr sollten der Zirkel und das Zentimetermaß nicht fehlen, gleichzeitig aber auch nicht die Beachtung des Verlaufes der versorgenden Gefäße und der sog. RSTL (Relaxed Skin Tension Lines). Dies wird die Narben weniger hervortreten lassen. Mit Visierlappen sind wir in der Lage, Defekte zu schließen, die nicht nur einen Gesichtsbe-

---

Abb. 1.a) Rekonstruktion des Präauricularbereiches b) und c) mit einem Nahlappen
Abb. 2.a) und b) Bilaterales Tumorwachstum an beiden Nasenflügeln. c) Defektdeckung mit einem Skalplappen, der zwei Wochen vorher mit zusammengesetzten Transplantaten aus der Ohrmuschel unterlegt worden war

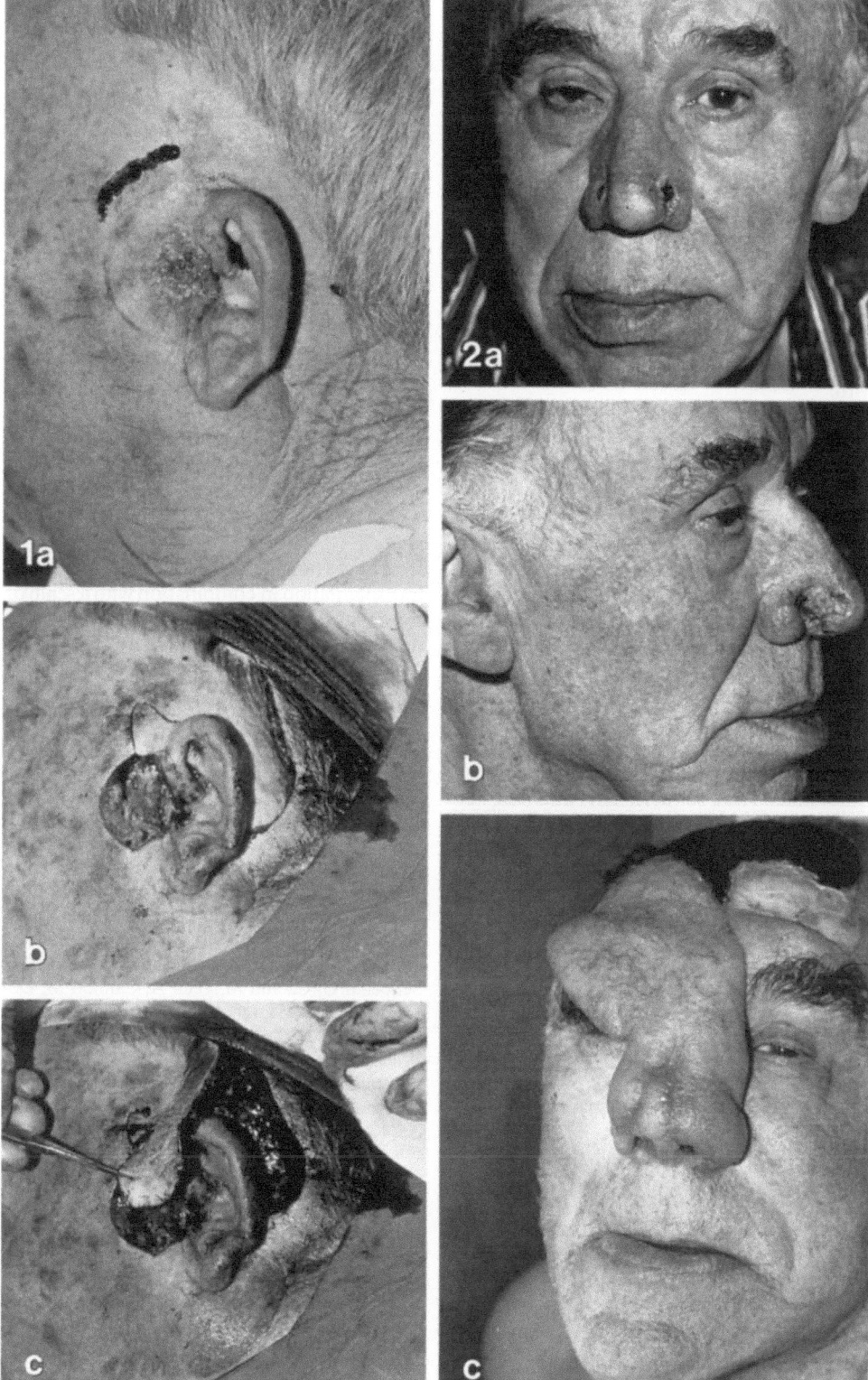

reich betreffen. Ich denke hier an die Abdekkung von Nasenwurzel und Lidern, Nase und Oberlippe mit Wangen.

In einer zweiten oder dritten Sitzung kann man dann noch mit Hautknorpeltransplantaten weitere modellierende Korrekturen vornehmen. So ist es möglich, Nasenlöcher neu anzulegen, wenn das mit einem Stirn-, Wangen- oder Skalplappen primär nicht möglich war. Ein gutes Einheilen setzt eine exakte Nahttechnik voraus und eine sorgfältige Nachbehandlung mit Salbenstreifeneinlagen für Wochen ist notwendig, damit es nicht zu Granulationsbildung kommen kann, durch die das Transplantat mazeriert und aufgelöst wird.

Die Erkenntnisse von Esser und die Erfahrungen aus dem Bereich der ästhetischen Chirurgie gestatten die Mobilisierung großer Hautflächen als Verschiebeplastik, um Nasen- und Wangendefekte gleichzeitig abzudecken. Hier setzt das Gelingen eine sehr sorgfältige Präparation der zu verschiebenden Wangenhaut voraus. Sie darf nicht zu dick sein, um keine Verletzung des Nervus Facialis herbeizuführen und nicht zu dünn, um die Blutzirkulation nicht zu gefährden.

Das Basaliom ist ein sehr ernst zu nehmender Gegner, der sich nicht leicht geschlagen gibt und bildlich gesprochen hinterrücks wieder angreift. Leider trifft er nicht den behandelnden Arzt, sondern den Patienten, der sich vertrauensvoll in die Behandlung begeben hat. Leider verfügen wir auch heute noch nicht über eine solche Einteilung der Basaliome, die uns präzise gestattet, das notwendige chirurgische Vorgehen auf den Tumor abzustimmen. Besonders die Rezidive verursachen größere Schwierigkeiten.

Kein derartiger Tumor darf daher leicht genommen werden, sondern sollte immer primär radikal therapiert werden. Nur so wird man dem Patienten ein Leben in Misery mit einem inkurablen Tumor ersparen.

Summary

On the auricle we discern peripheral and central lesions. According to the location the treatment is divided. In peripheral tumor growth the mastoid skin is used in combination with a composite graft as external tissue replacement, underlined with autogenous cartilage. Full thickness skin grafts as a postauricular cover considered better than split skin grafts.

Central lesions are treated after excision by composite grafts from the contralateral side. The value of local flaps is also stressed.

The restauration of the nose is completed after tumor excision and according to the location by island flaps, median forehead- or scalp flaps. Single three or double layer composite grafts can only be used in selected cases when after proper excision the remaining defect renders free tissue transplantation possible.

The advantage of a free composite tissue transplantation in combination with a scalp or forehead flap lies in time saving and a more natural appearance of the nostrils.

Literatur

Converse, JM (1977) Reconstructive plastic surgery. Saunders, Philadelphia

Mouly R, Papadopoulos O, Taddeo P de (1979) Lambeau sous-cutané pour la reconstruction de la conque et de la face anterieur du pavillon de L'oreille. Ann Chir Plast. 24:191–194

Schramm VL, Myers EN (1978) Reconstruction of conchal defects. Laryngoscope 88:1868–1870

Sénéchal G, Cachin M, Pech A, Cannon M, Demard F (1977) La chirurgie réparatrice en cancérologie cervico-faciale. Arnette, Paris

Walter C (1972) Survey of the use of composite grafts in the head and neck region. Otolaryngo Clin North Am 5

Chirurgische Behandlung der Lidbasaliome

M. Hatt (Zürich)

Zusammenfassung

In der Lidregion stellen die Basaliome wegen ihrer Tendenz, in die Tiefe der Orbita vorzuwachsen, und wegen der Komplexität der Lidanatomie und -physiologie besondere Ansprüche an den Therapeuten. Um möglichst viel gesundes Gewebe zum Schutz des Sehorgans und seiner Funktion zu erhalten, exzidieren wir den Tumor in Stufen unter mikroskopischer Kontrolle. Die anschließende chirurgische Deckung des Defektes ergibt bei kurzer Rekonvaleszenzzeit funktionell und kosmetisch die besten Resultate.

Basaliome sind in der Augenregion häufig, vor allem der mittlere Kanthus und das laterale Unterlid können als eigentliche Prädilektionsstellen aufgefaßt werden [1, 2]. Trotz relativ langsamen Wachstums und geringer Tendenz zur Metastasierung sind weder Rezidive noch ein Einwachsen in die Tiefe der Orbita in einem ausgewählten Patientengut außergewöhnlich. Dauernde Invalidität und Visusverlust sind bei ungünstigem Verlauf nicht selten und die Mortalitätsrate kann bis zu 3,5% betragen [3]. Die vollständige Heilung des Basalioms im ersten therapeutischen Anlauf ist deshalb im Bereich der Orbita unbedingt zu fordern. Wegen der komplizierten anatomischen Verhältnisse, der differenzierten Physiologie und der Bedeutung der Augengegend für die Physiognomie stellen Basaliome an den Ophthalmologen hohe Ansprüche. Einerseits sollte der Tumor vollständig entfernt werden, anderseits das gesunde Gewebe möglichst geschont werden. Auf die Erhaltung des Auges und seiner Funktion ist größter Wert zu legen und die Lider sollten ihre Schutzfunktion uneingeschränkt wahrnehmen können. Die Rekonvaleszenzzeit sollte kurz sein.

Wir versuchen, diesen Ansprüchen mit einer eigenen Modifikation der mikroskopisch kontrollierten Exzision von Mohs und anschließend mit einer möglichst sorgfältigen Lidrekonstruktion gerecht zu werden [7-9, 11].

Der klinisch erkennbare Tumor wird dabei unter sterilen Kautelen in Lokalanästhesie abgetragen. Von der Entnahmestelle wird ein Schema gezeichnet und dann an allen Wundflächen eine dünne Gewebelamelle abgetragen. Jedes dieser Gewebestückchen wird einzeln histologisch untersucht. Tumorpositive Stellen werden im Plan bezeichnet und weiter schichtweise abgetragen, bis die histologische Untersuchung Tumorfreiheit anzeigt.

Mit dieser Technik haben wir zwischen April 1978 und November 1979 bei 26 Patienten 28 Basaliome entfernt. Fünf Tumoren waren vorbehandelt worden: Zwei waren chirurgisch nicht im Gesunden entfernt worden, in einem Fall handelte es sich um ein Rezidiv nach Chirurgie und in zwei Fällen um Rezidi-

Tabelle 1. Lokalisation von 28 Basaliomen

Oberlid	4
Unterlid	14
medialer Canthus	5
lateraler Canthus	4
Augenbraue	1

Tabelle 2. Sitzungen und Exzisionen von 28 Basaliomen

Sitzungen	1	2	3
Basaliome	18	5	5
Exzisate	74	39	48
(Durchschnitt Exzisate pro Basaliom)	4,1	7,8	9,6

ve nach Bestrahlung. Über die Lokalisation der Tumoren orientiert Tabelle 1. In 18 Fällen war nur eine Exzisionsstufe notwendig, um den Tumor histologisch gesichert im Gesunden zu entfernen. Bei fünf Basaliomen mußte einmal und bei weiteren fünf zweimal nachexzidiert werden. Über den gesamten Aufwand für den Chirurgen und den Pathologen orientiert Tabelle 2.

Erst nach histologisch gesicherter Tumorfreiheit wird der Defekt chirurgisch gedeckt. Wir versuchen dabei mit minutiöser Technik die ursprünglichen anatomischen Verhältnisse möglichst exakt wiederherzustellen.

Bei den 26 Patienten wurde bisher – bei allerdings relativ kurzer Beobachtungszeit – kein Rezidiv festgestellt. Die volle Sehfunktion konnte bei allen erhalten werden und wir betrachten die Ergebnisse auch als kosmetisch zufriedenstellend. In den einfacheren Fällen betrug die Rekonvaleszenzzeit 1-2 Wochen, bei komplizierteren Rekonstruktionen bis zu 2 Monaten.

Fallberichte

Fall 1: Abbildung 1 zeigt das linke Auge eines 88jährigen Mannes, der uns wegen eines großen Basalioms des Unterlides zugewiesen worden war. Der Tumor wurde in zwei Sitzungen im Gesunden entfernt und das Lid anschließend rekonstruiert. Abbildung 2 zeigt den Zustand zwei Wochen später.

Fall 2: Im rechten medialen Kanthus dieses 59jährigen Mannes fand sich ein Basaliom, welches in einer Sitzung mit vier histologischen Schnitten entfernt wurde (Abb. 3 und 4). Der mittlere Kanthus wurde in einer zweiten Operation wiederhergestellt. Abbildung 5 zeigt das Endergebnis.

Fall 3: Ein 87jähriger Patient suchte uns wegen seines Narbenektropiums nach Bestrahlung eines Basalioms des linken Unterlides vor 2 Jahren auf (Abb. 6). Im Verlauf der Operation stießen wir auf einen subkutanen Knoten, welchen wir als Schnellschnitt histologisch untersuchen ließen. Da die Diagnose Basaliomrezidiv gestellt wurde, unterbrachen wir die Operation und trugen den Tumor in zwei Exzisionsstufen histologisch im Gesunden ab. Der große Unterliddefekt (Abb. 7) wurde gedeckt. Abbildung 8 zeigt das Ergebnis nach 4 Wochen.

In der Augenregion gilt der Grundsatz, daß Basaliome unbedingt im ersten therapeutischen Anlauf geheilt werden müssen. Einfache chirurgische Exzision kann hier verheerende Folgen haben [4, 5, 6, 10]. Dank der mikroskopisch kontrollierten Tumorexzision sind wir in der Lage, das Risiko eines Rezidivs entscheidend zu senken. Dies schafft die Voraussetzungen für umfassende Rekonstruktionen mit größeren Gewebeverschiebungen. Die frühzeitige Deckung des Defektes bietet die besten Chancen zum Schutz des Auges und seiner Funktion. Mohs' ursprüngliches Abwarten der Spontangranulation ergibt in der Lidregion unzuverlässige Resultate. Trotz der langen Rekonvaleszenzzeiten bleiben nicht selten ein Lagophthalmus oder Lidstellungsanomalien zurück, die sekundär korrigiert werden müssen.

Summary

In ophthalmology basal cell carcinomas are frequent and recurrencies and deep invasion into the orbit are dreaded complications. In order to protect the eye and its function best we perform an own modification of microscopically controlled tumor excision. Subsequent reconstruction gives the best functional and cosmetic results and makes recovery time as short as possible.

Literatur

1. Anderson RL, Ceilley RI (1978) A multispeciality approach to the excision and reconstruction of eyelid tumors. Presented at the 82 Meeting of the American Academy of Ophthalmology and Otolaryngology, Dallas. Ophthalmology 85:1150
2. Aurora AL, Blodi FC (1970) Reappraisal of basal cell carcinoma of the eyelids. Am J Ophthalmol 70:329
3. Collin RJO (1976) Basal cell carcinoma in the eyelid region. Br J Ophthalmol 60:806
4. Einaugler RB, Henkind P (1969) Basal cell epithelioma of the eyelid: Apparent incomplete removal. Am J Ophthalmol 67:413
5. Gooding CA, White G, Yatsuhaski M (1965) Significance of marginal extension in excised basal cell carcinoma. N Engl J Med 273:923
6. Hatt M, Anderson RL, Ceilley RI (1979) Mikroskopisch kontrollierte Exzision maligner Lidtumoren und anschließende Lidrekonstruktion. Klin Monatsbl Augenheilkd 115:467
7. Hatt M (1980) Histologisch kontrollierte Exzision maligner Lidtumoren. Ber Dtsch Ophthalmol Ges 77, 217-220

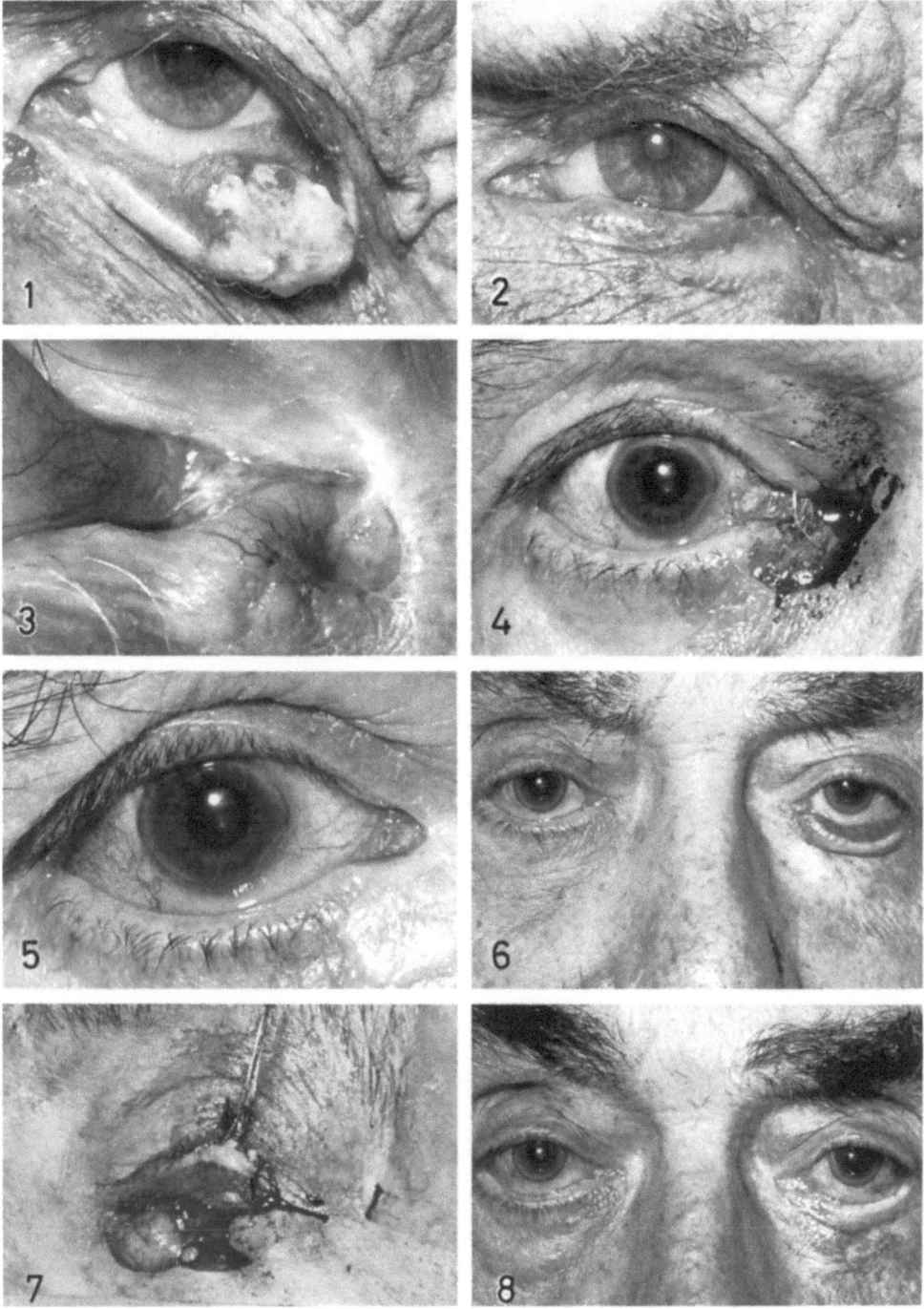

Abb. 1. Fall 1: Vor Operation
Abb. 2. Fall 1: Zwei Wochen nach Basaliomexzision und Lidrekonstruktion
Abb. 3. Fall 2: Vor Operation
Abb. 4. Fall 2: Nach mikroskopisch kontrollierter Exzision
Abb. 5. Fall 2: Ergebnis nach Lidrekonstruktion
Abb. 6. Fall 3: Vor Ektropiumoperation
Abb. 7. Fall 3: Nach Tumorexzision
Abb. 8. Fall 3: Ergebnis 4 Wochen nach Operation

8. Mohs FE (1958) The chemosurgical method for the microscopically controlled excision of external cancer with reference to the eyelid. Trans Am Acad Ophthalmol Otolaryngol 62: 355
9. Mohs FE (1976) Chemosurgery for skin cancer. Arch Dermatol 112:211
10. Payne IW, Duke IR, Butner R, Eifrig DE (1979) Basal cell carcinoma of the eyelids. A. long-term follow-up study. Arch Ophthalmol 81:553
11. Tromovitch TA, Stegman SJ (1974) Microscopically controlled excision of skin tumors: Chemosurgery (Mohs); fresh tissue technique. Arch Dermatol 110:231

Die Strahlentherapie der Basaliome

R. Panizzon (Zürich)

Zusammenfassung

Die primäre Heilungsrate beträgt für Röntgen-behandelte Basaliome ungefähr 95%. Für die Radiotherapie nicht geeignete Basaliomformen sind das Ulcus terebrans, das Basalzellnaevussyndrom und gelegentlich auch das sklerodermiforme Basaliom. Mit den in der Dermatologie verwendeten Strahlenbereichen von 12–50 kV können die meisten Basaliome behandelt werden. Seit Miescher wählen wir, je nach Tumorgröße, Einzeldosen von 200, 400 oder 800 R bis zu Gesamtdosen von 3200 bis 6000 R. Im Gesichtsbereich und bei älteren Leuten ist die Weichstrahltherapie sehr erfolgreich und dankbar. Voraussetzung für eine optimale Behandlung sind allerdings ein erfahrener Therapeut und gut geschultes Personal. Die Nachkontrolle muß bis mindestens 10 Jahre erfolgen.

1. Allgemeines

Wegen der zunehmenden Bedeutung der chirurgischen Behandlung ist die Radiotherapie (im folgenden meinen wir damit immer die Weichstrahltherapie) des Basalioms in den letzten Jahren etwas in den Hintergrund getreten. Die Zürcher dermatologische Schule seit Miescher pflegt bis heute die Strahlentherapie. Das Erfahrungsgut ist somit sehr groß, umfaßt es doch über 1500 im Schrifttum festgehaltene Basaliomfälle. Die primäre Heilungsquote liegt sowohl bei den radiotherapeutischen wie chirurgischen Verfahren, je nach Statistik, bei ungefähr 95%. Die klinische Unterteilung der verschiedenen Basaliomtypen ist auch für den Radiotherapeuten von Bedeutung. Einzelne und seltenere Formen sind primär nicht für die Strahlentherapie geeignet, wie z.B. das Ulcus terebrans, das slerodermiforme Basaliom und Basaliome im Rahmen des Basalzellnaevussyndroms. Eine größere Ausdehnung des Tumors stellt prinzipiell keine Kontraindikation zur Bestrahlung dar, im Gegenteil kann letztere bei Inoperabilität oder Verweigerung einer Operation sogar die einzige Therapiemöglichkeit darstellen [13, 15]. Hingegen sind in Knorpel oder Knochen infiltrierende Basaliome von den Chirurgen oder mit der Hochvolttherapie zu behandeln [2, 4, 14, 15]. Da die Haut je nach Lokalisation unterschiedlich reagiert, bestrahlen wir nur ausnahmsweise unterhalb des Kopfbereiches und bei Patienten unter 40 Jahren [2, 4, 14]. Mit der Röntgentherapie wird der Tumor zerstört, ohne daß gleichzeitig das umgebende Gewebe geschädigt wird [3, 6, 13]. Auf funktionelle Gesichtspunkte braucht also der Strahlentherapeut nicht Rücksicht zu nehmen. Die Radiotherapie ist ferner ein ambulantes, schmerzloses, den Allgemeinzustand kaum beeinträchtigendes Verfahren, mit welchem auch nicht vermutete Tumoranteile zerstört werden können. Die Vor- und Nachteile der Strahlentherapie sind aus den Tabellen 1 und 2 ersichtlich. Unseren älteren Patienten erklären wir seit Jahren sowohl das strahlentherapeutische wie chirurgi-

Tabelle 1. Vorteile der Strahlentherapie

Ältere Patienten
Antikoagulierte Patienten
Physisch und psychisch geschwächte Patienten
Patient/Lokalisation mit Neigung zu Keloiden

Schmerzlos
Ambulant
Gewebeerhaltend
Nicht sichtbare Tumoranteile zerstört
Nachbehandlung eines nicht total exzidierten
 Tumors
Nachbehandlung der Rezidive von anderen
 Methoden
Wichtige Organe können abgedeckt werden

Tabelle 2. Nachteile der Strahlentherapie

Mehrere Sitzungen
Keine Zweitbehandlung
Keine jüngeren Patienten
Vorgeschädigtes Terrain
Durchblutungsgrad des Tumors
An Stamm und Extremitäten kosmetisch schlechter
Kosmetisches Resultat nach Jahren eher schlechter
Haarverlust

sche Vorhaben. Wir machten dabei die Feststellung, daß über zwei Drittel dieser Patienten die Röntgentherapie bevorzugten. Gründe hierfür mögen sowohl die Angst vor dem chirurgischen Eingriff als solchem wie auch die stationäre Behandlung sein. Eine primär kombinierte radio-chirurgische Therapie führen wir nicht durch, es sei denn, ein exophytisches Basaliom wird zuerst planiert und anschließend bestrahlt oder die primäre Exzision des Tumors erfolgte nicht im Gesunden, so daß eine Nachbestrahlung nötig ist.

2. Bestrahlungsplan

Bevor eine Bestrahlungstherapie begonnen werden kann, muß die Diagnose histologisch gesichert sein [2-4, 14, 15]. Die Probeexzision kann bei unsicherer Tumorabgrenzung auch über dessen Ausdehnung Auskunft geben [3, 4]. Letztere ist zur Bestimmung des Strahlenfeldes von entscheidender Bedeutung. Wir wählen, wegen der eventuellen subklinischen (nicht sichtbaren) Ausdehnung, einen bestimmten Sicherheitsabstand. Dieser beträgt bei kleinen, nodulären Basaliomen mindestens 5 mm, besser 7 mm. Handelt es sich aber um ein größeres oder seit sehr langer Zeit bestehendes oder szirrhöses Basaliom, so wählen wir einen Abstand von mindestens 10 mm [3, 4, 15]. Der Vorteil der Strahlentherapie liegt ja gerade in der großzügigen Wahl der Feldgröße. Andrerseits bereut man später nichts so sehr wie ein zu knapp bemessenes Strahlenfeld [13, 15]. Die größeren Felder haben wegen des Rückstreu-Phänomens, insbesondere bei härteren Qualitäten, einen Einfluß auf die Gewebehalbwerttiefe (= GHWT) [17]. Was die Strahlenart betrifft, so können wir zwischen Grenz- und eigentlichen Weichstrahlen unterscheiden. Grenzstrahlen sind ultraweiche Strahlen mit z.B. 12 kV und einer festen Filterkombination von 1 mm Cellon. Damit haben wir die Möglichkeit, oberflächliche Basaliome mit Eindringtiefen bis zirka 1 mm zu bestrahlen. Häufiger jedoch sind tiefer infiltrierende Tumoren, welche wir mit Weichstrahlen von 30 bis 50 kV und entsprechenden Filtern von 0,5 bis 2,0 mm Aluminium behandeln [6, 13-15]. Diese Spannungs-Filterkombinationen charakterisieren die Strahlenqualität. Diese bleibt in der Regel für die ganze Behandlung konstant. Bei exophytischen Tumoren muß sie eventuell während der Therapie verändert werden [15]. Die Strahlenquantität dagegen wird durch die mA angegeben und ist an den verschiedenen Apparaturen auf einen bestimmten Wert geeicht (z.B. 10 oder 25 mA). Ein weiterer wichtiger Begriff ist der Fokushautabstand (= FHA). Dieser sollte wegen der möglichst optimalen Ausstrahlung des Feldes mindestens dem doppelten, besser noch dem dreifachen Felddurchmesser entsprechen [6, 13, 15, 17]. Wir verwenden Abstände von 12, 20 und seltener 28,3 cm. Je unebener oder verwinkelter die zu bestrahlende Fläche, desto größer wählen wir auch den FHA. Feldgröße, Strahlenqualität und FHA beeinflussen im wesentlichen die GHWT [17], ein wichtiger Begriff in der Röntgentherapie. Als Faustregel gilt, daß die GHWT der ungefähren Basaliom-Tiefenausdehnung entsprechen sollte [13, 15, 17]. Ausnahmen hiervon betreffen v.a. Basaliome über Knorpel und Knochen, weil hier eine besondere Schonung des Tumorbettes erforderlich ist [13]. Um die GHWT optimal auszuschöpfen, ist es wichtig, die ungefähre Tiefenausdehnung des zu bestrahlenden Basalioms zu kennen [4, 6]. Dies kann klinisch-palpatorisch und histologisch mit Angabe der Invasionstiefen [14], resp. der Dicke in mm geschehen. Was die Tumordosen betrifft, so unterscheiden wir zwischen Gesamt- und Einzeldosen.

Die Einzeitbestrahlung nach Miescher bildet heute die Ausnahme. Hingegen bestrahlen wir immer noch nach einem von Miescher [6] aufgestellten und von Storck [15] weiterverwendeten Fraktionierungs-Schema (Tabelle 3). Die angegebenen Dosen sollen Richtdosen vermitteln und nicht allzu starr angewendet werden [14, 15]. Die Gesamtdosen liegen dabei zwischen 3200-6000 R bei

Tabelle 3. Fraktionierungsschema mit Richtdosen (modifiziert nach Miescher und Storck)

Feld-größe	Fraktionierung		Total
- 1 cm	-	einzeitig	2000–2500 r
- 4 cm	4– 5 x 800 r	1 x / Wo	3200–4000 r
	6– 7 x 600 r	1 x / Wo	3600–4200 r
- 8 cm	11–13 x 400 r	2 x / Wo	4400–5200 r
> 8 cm	26–30 x 200 r	5–6 x / Wo	5200–6000 r

Einzeldosen von 200, 400 oder 800 R, je nach Durchmesser der Läsion. Wenn während der Therapie Änderungen der Einzeldosen, Anzahl Behandlungen pro Woche usf. erfolgen oder zu Vergleichszwecken mit anderen Behandlungsschemen, sind die Time-Dose-Fractionation-Factors (= TDF) eine wertvolle Hilfe [9]. Der Richt-Wert für Basaliome dürfte einem TDF-Faktor von 90 bis 110 entsprechen [16]. Für den Therapieverlauf jedoch ist nach wie vor die Tumor- resp. Hautreaktion zu verfolgen [6, 13, 15]. Diese Strahlenreaktion ist individuell und hängt vom Durchblutungsgrad, der Lokalisation, der Feldgröße, der Gesamtdosis und Fraktionierung ab [3, 6, 13, 15]. Eine Verstärkung durch äußere Noxen ist möglich (UV, Kälte mechanisch), weshalb der Patient entsprechend zu informieren ist. Der allgemeine Verlauf der Reaktion zeigt ein Früh- und Späterythem, später Erosionen und Krusten [3, 6, 13, 15]. Zur Nachbehandlung verwenden wir 1% Borvaseline [3, 13, 15]. 4 Wochen nach Therapieende kommt es in der Regel zur Abheilung. Nach 3 Monaten besteht eine leichte Pigmentierung, nach 1 Jahr können leichte Dyschromien, Atrophien, Teleangiektasien und nach drei und mehr Jahren Hyper- resp. Hypopigmentierungen auftreten [4]. Diese Spätveränderungen sind im Gesichtsbereich bei entspechender Fraktionierung aber kaum festzustellen [6].

Spezielle Röntgentherapie nach Lokalisationen

3.1. Kopfboden

Hier sind die dünne Hautschicht und die daruntergelegenen Strukturen, wie Knochen und Gehirn, zu berücksichtigen. Ist der Tumor auf die Haut beschränkt, die Verschieblichkeit ist zu prüfen, kann die Röntgenweichstrahltherapie durchgeführt werden [13, 15]. Der Patient ist über die später auftretende Alopezie aufmerksam zu machen. An der Haargrenze sollte die Strahlentherapie nicht in erster Linie zur Anwendung kommen, weil es hier zu unschönen Resultaten kommt [14]. Mit der Weichstrahltherapie gelangen die Strahlen nur in die obersten Knochenabschnitte, d.h. sie zeigen einen steilen Dosisabfall, so daß nur eine geringe Absorption erfolgt. Wenn immer möglich sollte der Knochen während der Therapie nicht freiliegen. Je nachdem sind Bestrahlungspausen einzulegen [13] oder aber es muß später diese offene Stelle gethierscht werden [15]. Infiltriert der Tumor den Knochen, kommen chirurgische Maßnahmen, resp. Hochvolttherapie, zur Anwendung [3, 14, 15].

3.2 Schläfe, Stirne

Im Prinzip gilt hier das unter 3.1 Gesagte, die Haut ist an diesen Stellen jedoch weniger strahlenempfindlich. Nach Möglichkeit sollte von einer Tumorbestrahlung in der Stirnmitte abgesehen werden, da hier später kosmetisch sehr störende Leukoderme auftreten können.

3.3 Augen

Uns Dermatologen beschäftigen hier v.a. die Lidbasaliome. Diese machen 77–80% aller Lidtumoren aus [7, 18]. In abnehmender Häufigkeit sind befallen: Innerer Augenwinkel, Unterlid, äußerer Augenwinkel und Oberlid [7, 18]. Die Lokalisation am inneren Augenwinkel neigt früh zu infiltrativem Wachstum [13]. Deshalb sind hier genügende Feldgröße, FHD, GHWT und Gesamtdosis zu berücksichtigen [6, 7, 14, 15]. Die Verödung des Tränenkanals ist unter Umständen nicht zu vermeiden, wird aber selten angetroffen [7, 18]. Bei Tumor-Infiltration in den Knochen ist die chirurgische Therapie angezeigt [4, 14, 15]. Es ist jedoch hervorzuheben, daß in mindestens 80% mit der Röntgentherapie in dieser Region sehr schöne kosmetische Resultate zu verzeichnen sind, Abbildungen 1 und 2 [4, 6, 13–15, 18]. Als Spätveränderungen kommen Epilation, Atrophie, Pigmentverschiebungen und Teleangiektasien, als funktionelle Störungen Epiphora, Ek- und Entropion vor. Diese sind, wie bereits erwähnt, von gerin-

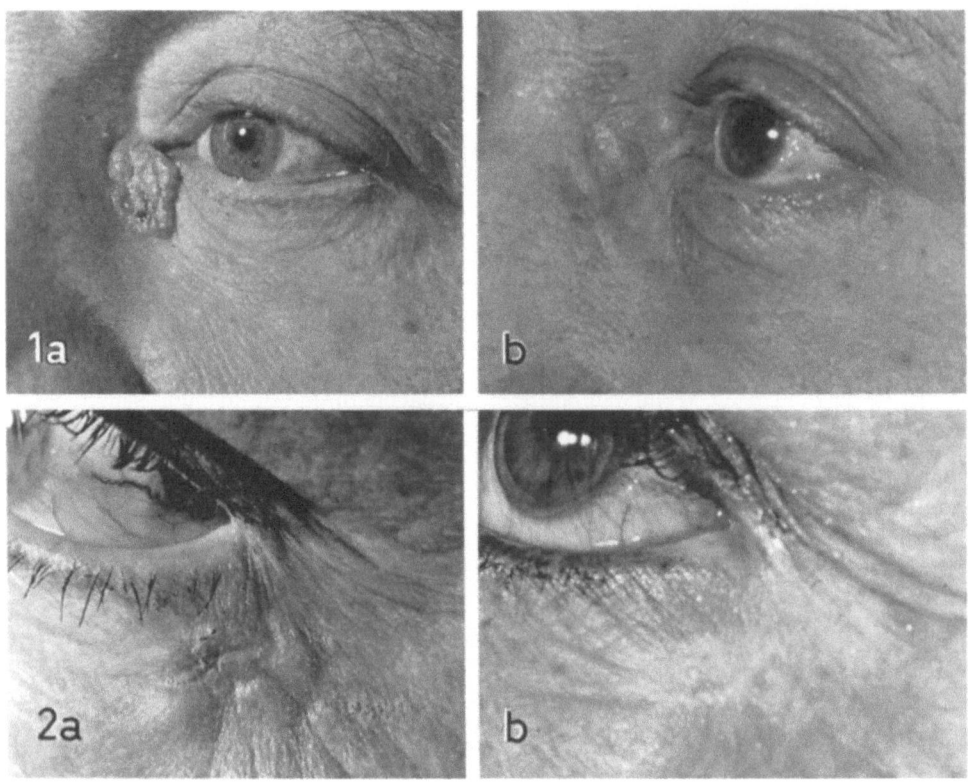

Abb. 1a, b. Medialer Augenwinkel links, A.M., 1918, 5 × 400 R + 4 × 600 R = 4400 R, 40 kV, 1,0 Al, FHD 20 cm a) vor b) nach Bestrahlung

Abb. 2a, b. Lateraler Augenwinkel, I.T., 1912, 11 × 400 R = 4400 R, 30 kV, 0,5 Al, FHD 20 cm a) vor b) nach Bestrahlung

gem Ausmaß [7, 15, 18]. Die 5-Jahresergebnisse betragen 85–96%, je nach Autoren [2–4, 7, 13, 15, 18]. Rezidive kommen durchschnittlich in 9% vor, liegen v.a. im medialen Augenwinkel und treten viermal häufiger im Zentrum als am Rand auf [18].

Wegen der Strahlenempfindlichkeit des Auges kommt dem Strahlenschutz eine besondere Bedeutung zu. Wir verwenden mit gutem Erfolg Gold-Augenschalen. Katarakte oder Glaukome als Komplikationen konnten wir bisher nicht feststellen [7, 15].

3.4 Nase

Basaliome machen hier bis zu 89% der Nasenmalignome aus [12]. Es gilt hier besonders die Knorpel-resp. Knochenunterlage, bei gleichzeitig nur dünn ausgebildeter Subkutis, zu berücksichtigen, Abbildungen 3 und 4. Knorpelschäden kommen aber v.a. dann vor, wenn das Basaliom in den Knorpel infiltriert ist oder eine stärkere Entzündung besteht [13]. Die Strahlenqualität und Einzeldosen sind daher zu reduzieren, die Gesamtdosis dagegen höher zu wählen [13, 15]. Da unebene und verwinkelte Flächen hier typisch sind, sollte auf einen genügenden FHA geachtet werden [15]. Feld-Unterteilungen sind unter Umständen nötig, aber möglichst zu vermeiden. Am Naseneingang sind die Basaliome schwierig zu erkennen und neigen, wie diejenigen im Bereich der Nasolabialfalte, zu frühzeitigem, infiltrativem Wachstum [13, 15]. Destruierende Tumoren sind mit der Röntgentherapie allein oft kaum zu behandeln. Strahlenschutztechnisch werden neben der Nasenschleimhaut auch die Augen mit Blei geschützt [15]. Rezidive treten in ungefähr 10%, am Rand zweimal häufiger als im Zentrum, auf [12].

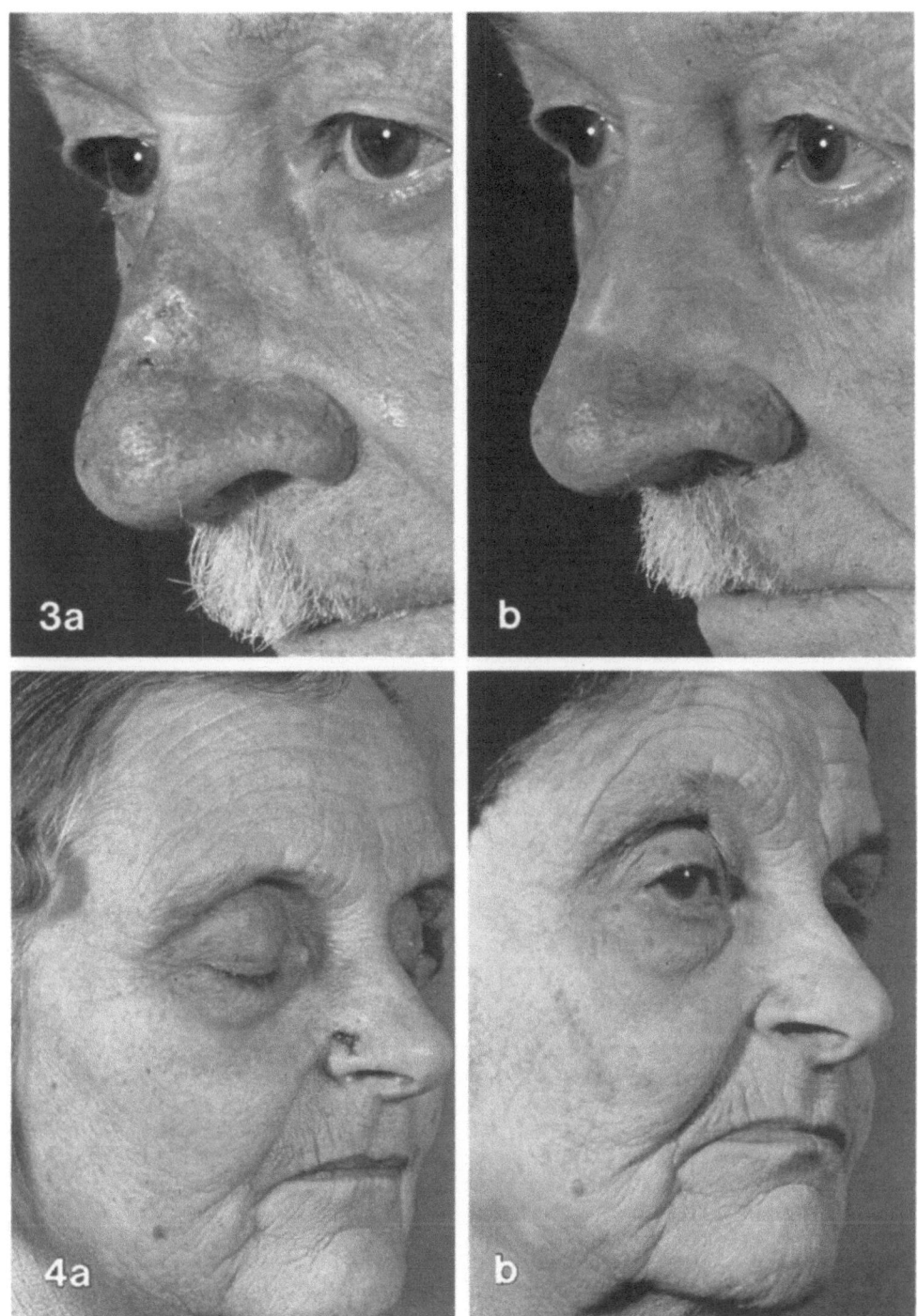

Abb. 3a, b. Nasenrücken, E.M., 1918, 11 × 400 R = 4400 R, 40 kV, 1,0 Al, FHD 20 cm a) vor b) nach Bestrahlung
Abb. 4a, b. Nasolabialfalte rechts, E.B., 1905, 14 × 400 R = 5600 R, 40 kV, 1,0 Al, FHD 20 cm a) vor b) nach Bestrahlung

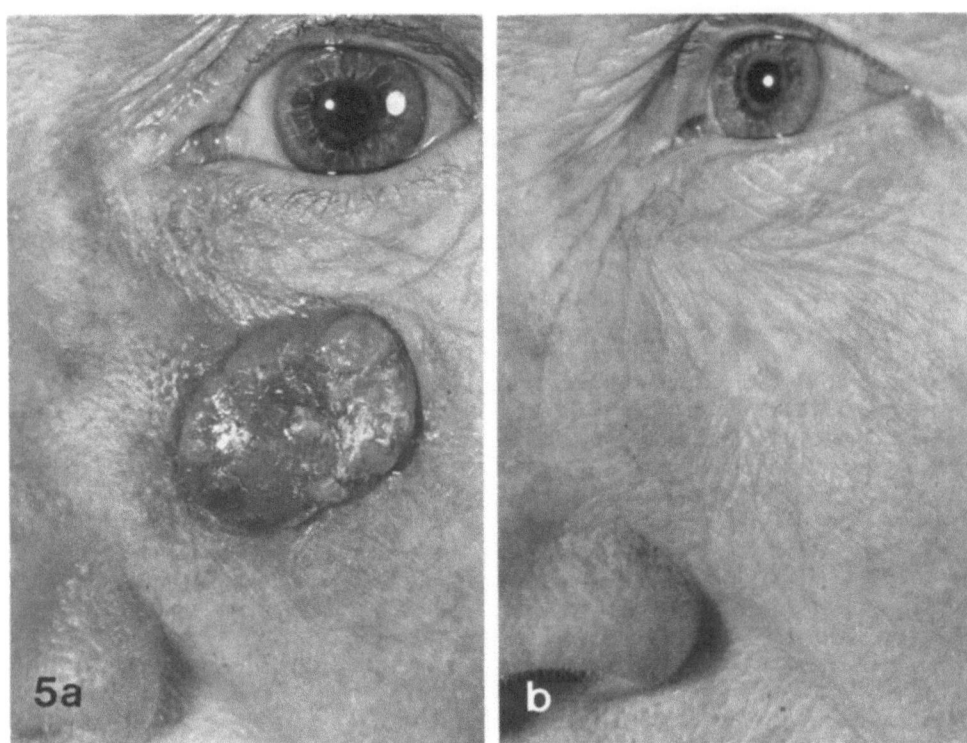

Abb. 5a, b. Wange links, H.U., 1893, 12 × 400 R = 4800 R, 40 kV, 1,0 Al, FHD 20 cm a) vor b) nach Bestrahlung

3.5 Wange

Die Strahlentherapie ist hier weniger problematisch, Abbildung 5. Zu beachten sind in der Präaurikulärgegend die Parotis und die Facialis-Äste. Im Bereiche des Jochbogens ist eine ev. Knocheninfiltration zu berücksichtigen. Liegt die Läsion in der Nähe des Mundes, kann die Wangenschleimhaut mitreagieren [13]. Bleischutz-Einlagen kommen auch hier zur Anwendung.

3.6 Ohr

Das Basaliom hat an dieser Lokalisation, verglichen mit dem Spinaliom, eine strahlentherapeutisch günstigere Prognose, Abbildung 6 [1, 15]. Dennoch sind einige Punkte zu beachten. Die Haut ist hier dünn und es treten hier gehäuft metatypische Karzinome auf [15]. Im Retroaurikulär-Bereich neigen die Basaliome oft zum frühzeitigen, infiltrativen Wachstum [13]. Allgemein ist bei Knorpelinfiltration chirurgisches Vorgehen angezeigt.

Strahlenschutztechnisch verwenden wir Bleiunterlagen, da damit ein „Durchschlagen" der Strahlen vermieden wird [13, 15]. Bei ventral- und dorsalseitigem Ohrmuschelbefall wenden wir auch die sogenannte „Kreuzfeuer-Technik" an, d.h. wir applizieren die halbe Dosis von zwei Seiten [15]. Obwohl immer wieder erwähnt, haben wir bei unseren bestrahlten Patienten bisher nie eine Chondritis feststellen können. Trotz Beachtung all dieser Punkte kann die Rezidivrate im Ohrbereich bis zu 20% betragen, d.h. sie ist von allen Bestrahlungsstellen am höchsten. Verantwortlich hierfür sind v.a. metatypische Tumorformen, nicht erkannte Knorpelinfiltration, hohe Einzeldosen und Lokalisation in der Nähe des äusseren Gehörganges [1].

3.7 Lippen

Basaliome sind hier seltener und sind v.a. an der Oberlippe anzutreffen [10]. Die Strahlentherapie ist hier dankbar, da die funktionellkosmetischen Resultate sehr gut sind, Abbil-

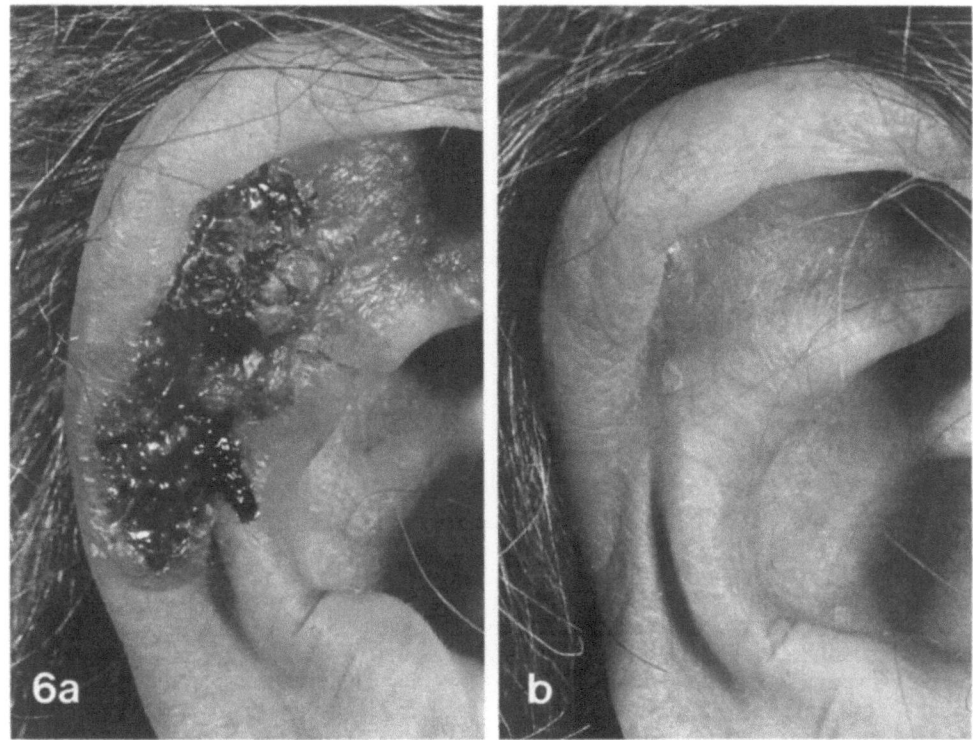

Abb. 6a, b. Ohrmuschel rechts, M.B., 1904, 13 × 400 R = 5200 R, 50 kV, 2,0 Al, FHD 20 cm a) vor b) nach Bestrahlung

dung 7 [3, 4, 6, 10, 13, 15]. Auf eine ausreichende Feldgröße ist zu achten. Der Tumorschwund unter der Therapie soll sorgfältig verfolgt werden. Ferner sind die Patienten auf Schwellung und Nässen im Strahlenfeld aufmerksam zu machen. Einen Bleischutz legen wir immer zwischen Zähne und Lippen.

3.8 Stamm

Entscheidend ist hier die größere Strahlenempfindlichkeit der Haut [8], weshalb im allgemeinen die Exzision zu bevorzugen ist. Bleiben aber immer noch Lokalisationen mit Neigung zur Keloidbildung wie Schulter und

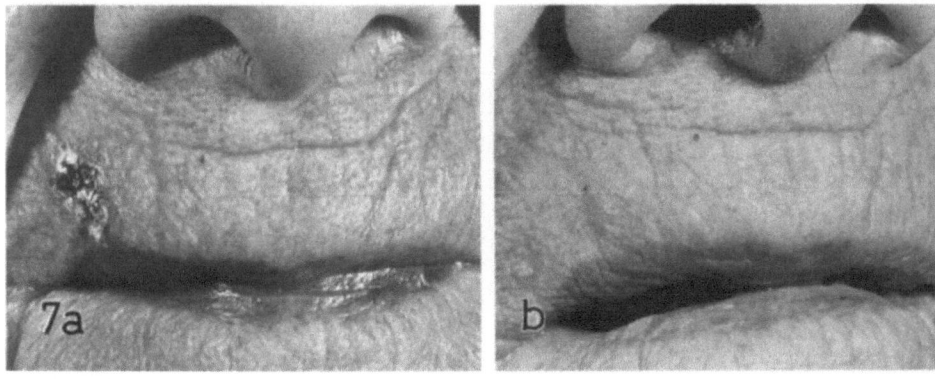

Abb. 7a, b. Oberlippe rechts, R.G., 1881, 7 × 800 R = 5600 R, 40 kV, 1,0 Al, FHD 20 cm a) vor b) nach Bestrahlung

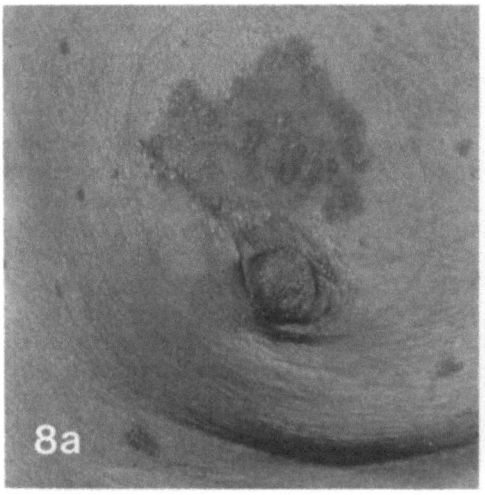 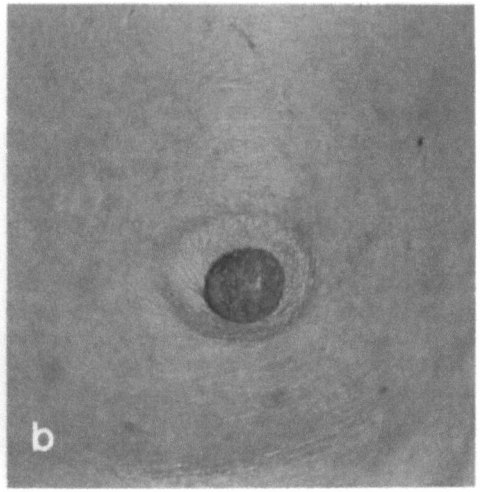

Abb. 8a, b. Mamma links, F.W., 1908, 12 × 400 R = 4800 R, 40 kV, 1,0 Al, FHD 12 cm a) vor b) nach Bestrahlung

Brust, wo die Röntgenbehandlung indiziert sein kann, Abbildung 8 [3, 6].

Den überaus größten Anteil am Rumpf bilden oberflächliche Basaliome, welche bereits nach sechs bis zehn Sitzungen von 400 R eine Erosivreaktion zeigen [6, 15]. Gelegentlich können auch schon Grenzstrahlen mit 4 × 1000 R, zweimal pro Woche, ausreichen [3, 4, 13, 15]. Die Rezidivrate ist bei oberflächlichen Formen kleiner als bei den übrigen Basaliomen [11].

3.9 Extremitäten

Die Haut ist hier weniger strahlenempfindlich als am Stamm, aber immer noch empfindlicher als im Kopfbereich. Die Ventralseite reagiert stärker als die Dorsalseite. Ungünstig für die Röntgentherapie sind Hautpartien über Knochen, wie z.B. Hand- und Fingerrücken [13]. Bei älteren Patienten ist zudem an die dünne Haut und die schlechte periphere Zirkulation zu denken [15]. Schließlich kann hier das Terrain oft vorgeschädigt sein (Licht, eventuell Teer, bzw. Arsen). Die Strahlenqualitäten und -dosen sind deshalb sorgfältig anzupassen [6, 13, 15].

4. Rezidive

Es gibt verschiedene Möglichkeiten, weshalb es zu Rezidiven kommt [3, 4, 6, 13, 15]:

1. Technische Ursachen:
- Zu kleines Bestrahlungsfeld, d.h. ungenügender Sicherheitsabstand oder zu kleiner FHA. Je größer der Sicherheitsabstand, umso weniger Rezidive treten auf (nicht bei szirrhösen Formen) [11].
- Zu weiche Strahlenqualität. Der Tumor ist klinisch scheinbar geheilt, in der Tiefe wächst er aber weiter.
- Ungenügende Gesamtdosis: Um ein Basaliom zu zerstören, ist die Gesamtdosis unterschiedlich, letztlich aber unbekannt.
- Inhomogene Gesamtdosis.
- Ungenügende Kontrolle: Hierbei können sich destruktive Rezidive entwickeln, weshalb der Früherfassung besondere Bedeutung zukommt.

2. Biologische Ursachen:
- Geringe Strahlensensibilität des Basalioms.
- Vorbehandlung.
- Verminderte Durchblutung.
- Alter.

Die Rezidive finden sich in abnehmender Häufigkeit an Ohr, Nase, Augen, Wange, Stirne und Stamm [11, 15]. Multiple oberflächliche Basaliome rezidivieren weniger, großflächige und szirrhöse mehr, obwohl letztere an bestimmten Lokalisationen in unserem Krankengut nicht rezidivierten (medialer Augenwinkel, Lippen, Schulter) [11]. Vorbehandelte Basaliome rezidivieren doppelt so häufig, ob szirrhöse Formen vorliegen oder nicht [11]. Rezidive nach Röntgentherapie sollten nicht nochmals bestrahlt werden, sondern werden entweder elektrokoaguliert, exzidiert oder chemochirurgisch behandelt [3, 4, 14, 15]. Die Rezidivfälle werden also oft von Chirurgen gesehen, welche dann annehmen, die Radiotherapie sei unwirksam oder für das erneute Rezidiv verantwortlich.

Bei den Pseudorezidiven handelt es sich um knotige oder ulzeröse Veränderungen, die einzeln oder multipel auftreten und sich erst nach Wochen, resp. Monaten zurückbilden [4, 6, 13, 15]. Ferner gehört hierher auch der verzögerte Tumorrückgang. In solchen Fällen muß der Patient monatlich kontrolliert werden. Heilt ein Befund nach 6 Monaten nicht ab, ist eine Probeexzision vorzunehmen [4, 15]. Histologisch liegt den Pseudorezidiven eine Akanthose, resp. Papillomatose und/oder ein unspezifisches Ulkus zugrunde.

5. Nachkontrolle

Der Sinn liegt einerseits im frühzeitigen Erkennen von Rezidiven und Zweittumoren, andererseits im Überwachen der Strahlenveränderungen und eventuellen Kombinationsschäden [3, 4, 13-15].

Wir führen die Nachkontrollen 1, 3, 6 und 12 Monate nach Abschluß der Röntgentherapie durch. Darnach finden jährliche Kontrollen bis mindestens 10 Jahre statt, meist sogar bis ans Lebensende.

Übereinstimmend mit Holubar [5] können wir festhalten, daß die Strahlentherapie des Basalioms die „große Alternative" zur chirurgischen Behandlung darstellt. Optimale Heilungsraten können in Problemfällen und nur dann erreicht werden, wenn der verantwortliche Therapeut bei der Wahl des Therapieverfahrens elastisch vorgeht und jede methodisch abhängige Schematisierung vermeidet. Strahlentherapie und Chirurgie sollen sich nicht konkurrieren, sondern ergänzen.

Zum Schluß möchten wir A. Franceschetti zitieren (Bemerkung am Schluß eines Vortrages von G. Miescher [7]): „... si l'on a à sa disposition un bon radiothérapeute, les résultats sont excellents et si ce n'est pas le cas, il est préférable de recourir au traitement chirurgical".

Summary

The primary cure rate for basal cell epitheliomas (BCE) treated with radiotherapy amounts to about 95%. The terebrant ulcers, the basal cell nevus syndrome and, occasionally, the Morphaea-like BCE are not appropriate for this therapy. With a radiation quality from 12 to 50 kilovolts most of BCE can be treated. Since the time of Miescher we have always chosen single doses of 200, 400 or 800 r, depending on the diameter of the BCE up to a total dose ranging from 3200 to 6000 r. Soft X-rays are very effective in the face and also when used for older patients. An experienced therapist and trained assistance are, of course, required to be successfull. Follow-up should not be concluded until ten years after X-ray treatment.

Literatur

1. Balogh K, Schwarz K (1968) Die Strahlentherapie der Neoplasien des äußeren Ohres. Dermatologica 137:250-258
2. Braun-Falco O, Lucacs S (1973) Dermatologische Röntgentherapie. Springer, Berlin Heidelberg New York
3. Cipollaro AC, Crossland PM (1967) X-Rays and radium in the treatment of diseases of the skin. Lea & Febiger, Philadelphia, p 646-671
4. Goldschmidt H (1978) Physical modalities in dermatologic therapy. Springer, Berlin Heidelberg New York, pp 65-84, 95-121
5. Holubar K (1975) Das Basaliom. In: Jadassohn J (ed) Handb. der Haut- und Geschlechtskrankheiten, III/3A. Springer, Berlin Heidelberg New York, S 308-316
6. Miescher G (1959) Zur Entwicklung der dermatologischen Röntgentherapie. Akt Probl Dermatol 1:428-453
7. Miescher G (1954) Strahlentherapie der Lidtumoren. Ophthalmologica 127:197-216
8. Miescher G, Plüss J, Weder B (1954) Die Röntgenteleangiektasie als Spätsymptom. Strahlentherapie 94:223-233
9. Orton CG, Ellis F (1973) A scimplification in the use of the NSD concept in practical radiotherapy. Br J Radiol 46:529-537
10. Oswald U (1971) Röntgenbehandlung der Lippentumoren. Med. Diss. Universität Zürich
11. Panizzon R, Pfister R (In Vorbereitung) Basaliom-Rezidive nach Roentgentherapie: Eine Nachkontrollstudie
12. Roth EA (1978) Röntgentherapie der epithelialen Nasenhaut-Karzinome. Med. Diss. Universität Zürich
13. Schirren CG (1959) Strahlentherapie von Hautkrankheiten, Röntgentherapie von Hautkarzinomen. In: Jadassohn J (ed) Handb. der Haut-

und Geschlechtskrankheiten, V/2. Springer, Berlin Heidelberg New York, S 345–414
14. Schnyder UW (1976) Vor- und Nachteile der Röntgenweichstrahltherapie der Basaliome. Ther Umsch 33:524–528
15. Storck H, Schwarz K, Ott F (1972) Haut. In: Handbuch der Medizinischen Radiologie, Teil B. Springer, Berlin Heidelberg New York, S 53–101
16. Storck H (1978) Zur Strahlentherapie der Hautkarzinome, unter besonderer Berücksichtigung der fraktionierten Bestrahlung. Z Hautkr 53:67–74
17. Wachsmann F (1959) Allgemeine Methodik der Röntgentherapie von Hautkrankheiten. In: Jadassohn J (ed) Handb. der Haut- und Geschlechtskrankheiten, V/2. Springer, Berlin Heidelberg New York, S 181–276
18. Weber H (1972) Strahlentherapie der Lidtumoren. Med. Diss. Universität Zürich

Mikroskopisch kontrollierte (histographische) Chirurgie der Basaliome nach Mohs: Methode und Indikationen

G. Burg, B. Konz, I. Weissmann, F. Bönniger-Beckers (München)

Zusammenfassung

Ca. 5% der Basaliome stellen eine Negativauslese dar, die bei Anwendung der üblichen operativen und strahlentherapeutischen Behandlungsmöglichkeiten zu Mehrfachrezidiven neigen.

Ein wesentlicher Grund für das Auftreten von Rezidiven besteht im Zurückbleiben klinisch nicht evidenter Tumoranteile. Mit einem besonders ausgedehnten eisbergartigen subklinischen Wachstum der Basaliome ist bei großen (Durchmesser mehr als 2 cm), lange bestehenden (über 5 Jahre) und histologisch sklerodermiformen Basaliomen sowie grundsätzlich bei Basaliomrezidiven zu rechnen.

Die mikroskopisch kontrollierte Chirurgie kann entweder mit vorheriger Gewebefixierung (Chemochirurgie nach Mohs) oder als Frischgewebstechnik durchgeführt werden; letzterer ist grundsätzlich der Vorzug zu geben. In jedem Fall wird das Gewebe scheibenförmig exzidiert; die Topographie wird durch Flankenmarkierung und Numerierung der Präparate festgelegt; das Exzisat wird in horizontalen Stufenschnitten histologisch aufgearbeitet. Numerierung und Flankenmarkierung der Präparate erlauben eine topographische Rückorientierung, so daß die geschilderten Arbeitsgänge solange wiederholt werden können, bis das exzidierte Gewebe tumorfrei ist.

Die mikroskopisch kontrollierte Chirurgie stellt in der Klinik eine wertvolle Methode zur Behandlung von Problembasaliomen dar.

Zahlreiche Methoden stehen uns zur Behandlung von Basaliomen zur Verfügung, von denen als wichtigste Operation, Röntgenbestrahlung sowie Elektrodesikkation mit Kürettage zu nennen sind. Bei Anwendung dieser und anderer Methoden liegen die 5-Jahres-Heilungsraten bei ca. 95%. Die verbleibenden 5% stellen eine Negativ-Auslese dar, bei denen Rezidive und Re-Rezidive auftreten, und unter denen sich ein kleiner Prozentsatz von „Problempatienten" befindet, bei denen keine der üblichen Behandlungsmethoden zur Abheilung führt und die nach einem meist jahrelangen Leidensweg schließlich an den Folgen des Tumors versterben (Abb. 1; siehe hierzu auch den Beitrag von Buff).

Es erhebt sich die Frage, welche ursächlichen Faktoren bei der Entwicklung von Basaliomrezidiven eine Rolle spielen und welches Behandlungsverfahren bei Problemfällen zur Anwendung kommen sollte.

Sicherlich wird die ungünstige Ausgangssituation zur kurativen Behandlung von Basaliomen zum Teil durch den Patienten selbst verursacht: Im Rahmen einer Umfrage (Hirsch, 1978) zeigte sich, daß bei der selbst geäußerten Verdachtsdiagnose „Krebs" (24%) nur etwa die Hälfte der Patienten (55%) selbst zur Behandlung kam; von diesen Patienten wiederum nur die Hälfte (24%) innerhalb der ersten 3 Monate und 9% der Patienten erst nach mehr als 5 Jahren.

Aus der gleichen Untersuchungsreihe geht hervor, daß Basaliome, deren Entwicklungszeit mehr als 5 Jahre beträgt, viermal so häufig zu Rezidiven neigen als solche, die während des ersten Halbjahres zur Behandlung kommen. Die Rezidivrate von Basaliomen ist bei Re-Rezidiven ca. 5- bis 9mal so groß wie bei der Erstbehandlung (Burg und Hirsch, 1977).

Auf die Bedeutung der Stromareaktion für das Auftreten von Basaliomrezidiven hat besonders Nödl (1952, 1953) hingewiesen. Ein weiterer wesentlicher Faktor ist in der subklinischen, das heißt über die klinisch erkennbaren Grenzen hinausreichenden Ausdehnung

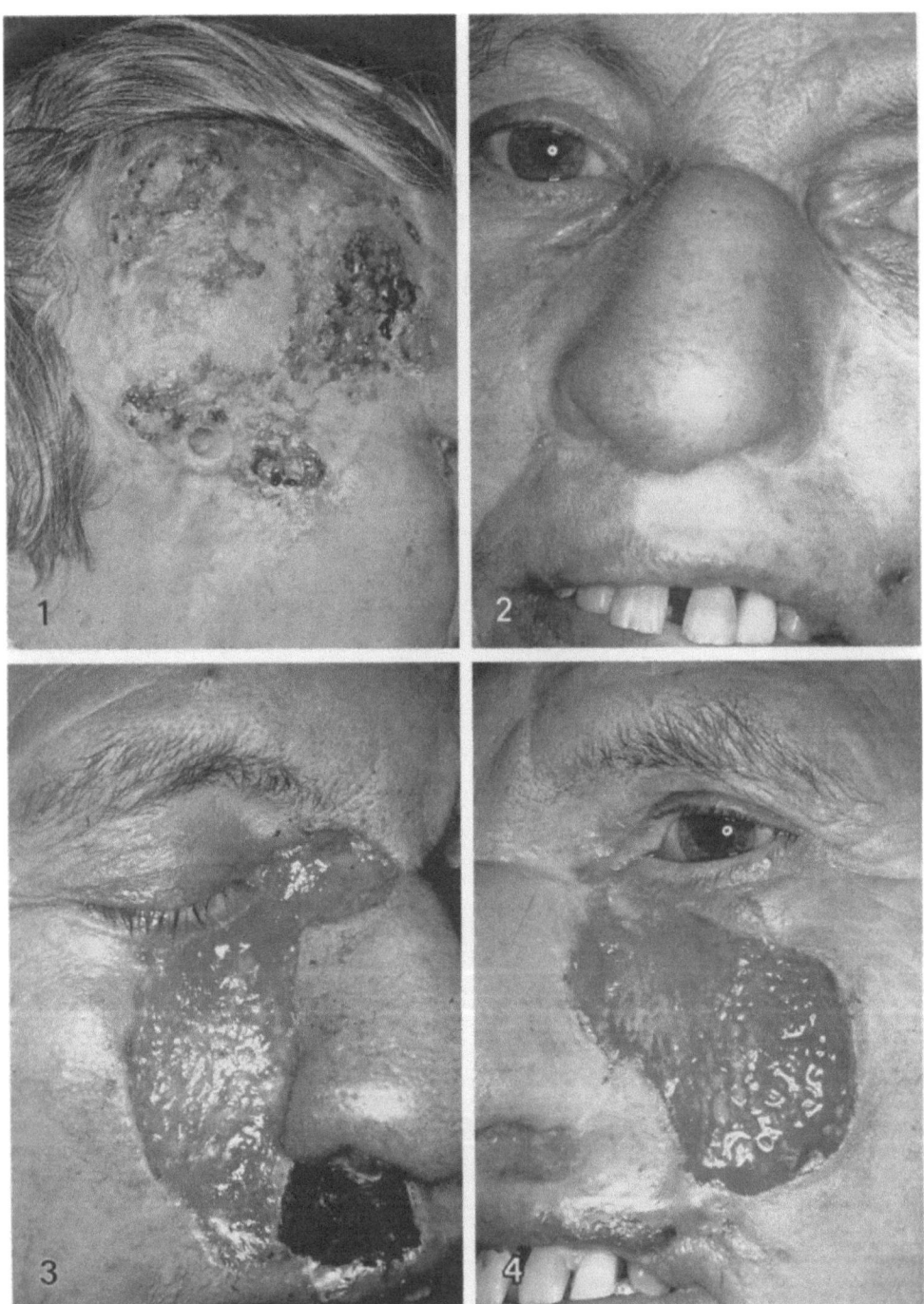

Abb. 1. Ausgedehntes Basaliomrezidiv. Beginn im Alter von 39 Jahren mit einer kleinen nässenden Stelle hinter dem rechten Ohr. Im Verlaufe von 26 Jahren war insgesamt 12mal behandelt worden. Schließlich Invasion des Basaliomes in den Knochen. Exitus letalis im Alter von 65 Jahren

Abb. 2 bis 4. Basaliomrezidive in beiden medialen Augenwinkeln am Rande einer Nasenplastik nach operativer Behandlung eines Basalioms (2). Die mikroskopisch kontrollierte Exzision zeigt die wahre Ausdehnung des Basalioms entlang den Rändern des Transplantates (3 und 4)

der Basaliome zu suchen, die eine vollständige Erfassung der Tumorausläufer erschwert, so daß verbleibende Tumorzellnester Ausgangspunkt für ein Rezidiv werden können.

1. Das subklinische Wachstum von Basaliomen als Rezidivfaktor

Auf die Diskrepanz zwischen klinischer und mikroskopisch verifizierter Ausdehnung von Basaliomen haben besonders Rintala (1971) und Epstein (1973) hingewiesen. Nach den Untersuchungen von Epstein (1973) ist die Diskrepanz bei 93% der untersuchten Basaliome nicht größer als 1 mm. Bei den restlichen Basaliomen betragen diese Unterschiede jedoch bis zu 19 mm.

Wir haben bei 72 Basaliomen die klinisch erkennbare und histologisch nach mikroskopisch kontrollierter Chirurgie (Mohs-Technik) verifizierte Flächenausdehnung näherungsweise bestimmt und miteinander verglichen (Burg et al., 1975). Die Ergebnisse dieser Untersuchungen zeigt Tabelle 1.

Im Durchschnitt beträgt das subklinische Wachstum bei allen untersuchten Basaliomen ca. 8 mm. Die Streubreiten sind vergleichsweise groß. Dabei zeigen Basaliomrezidive ein ausgedehnteres Wachstum als primäre Basaliome.

Erstreckt sich die Tumoranamnese über mehr als 5 Jahre, so ist das subklinische Wachstum deutlich größer als bei Basaliomen mit einer kürzeren Entwicklungszeit.

In Lokalisationen, in denen aufgrund der besonderen Topographie ein stärkeres horizontales Wachstum zu erwarten ist, wie z.B. im Bereich von Schläfe, Kapillitium und Stirn, reicht das Flächenwachstum weiter über die klinisch erkennbaren Grenzen hinaus als z.B. im Bereich von Lippe, Nase oder Wange.

Tabelle 1. Subklinische Ausdehnung bei 72 chemochirurgisch (MOHS-Technik) behandelten Basaliomen. Die Zahlen (in mm) ergeben sich aus der Differenz der errechneten näherungsweisen Radien klinisch erkennbarer und histologisch verifizierter Flächenausdehnung der Basaliome und geben an, wieviel Millimeter der Tumor am Rand über die klinisch erkennbare Grenze hinausreicht

Primäre Basaliome u. Basaliom-Rezidive	Gesamt ($n = 72$)		Primäre Basaliome ($n = 27$)	Basaliom-Rezidive ($n = 45$)	
	$7{,}6 \pm 4{,}5$ mm		$5{,}5 \pm 3{,}0$ mm	$8{,}9 \pm 4{,}8$ mm	
Dauer der Tumor Anamnese	1 Jahr	2 Jahre	3–5 Jahre	> 5 Jahre	
	$4{,}6 \pm 2{,}3$ mm	$6{,}3 \pm 3{,}4$ mm	$8{,}3 \pm 3{,}4$ mm	$8{,}9 \pm 5{,}0$ mm	
Lokalisation (Gesicht)	Lippe	Nase	Wange	Augen-Nasen Wangen-Winkel	Schläfe capillitium	Stirn
	$4{,}8 \pm 3{,}0$ mm	$5{,}4 \pm 2{,}5$ mm	$8{,}1 \pm 5{,}6$ mm	$8{,}2 \pm 2{,}2$ mm	$9{,}5 \pm 5{,}0$ mm	$9{,}7 \pm 5{,}0$ mm
Klinisch erkennbarer Durchmesser	< 20 mm		> 20 mm		
	$6{,}2 \pm 3{,}9$ mm		$10{,}2 \pm 4{,}2$ mm		
Anzahl der Vorbehandlungen	1 ×		> 1 ×		
	$7{,}2 \pm 3{,}5$ mm		$9{,}4 \pm 5{,}1$ mm		
Art der Vorbehandlung	Operation		Röntgenbestrahlung		
	$8{,}2 \pm 5{,}1$ mm		$8{,}2 \pm 4{,}9$ mm		
Histologie	Solides Basaliom		Sklerodermiformes Basaliom		
	$6{,}5 \pm 3{,}8$ mm		$9{,}3 \pm 5{,}5$ mm		

Bei Abgrenzung von Basaliomen mit einem klinisch erkennbaren Durchmesser kleiner bzw. größer als 2 cm zeigt sich ein vermehrtes subklinisches Wachstum bei den größeren Basaliomen.

Mit der Anzahl der Vorbehandlungen nimmt auch der Grad des subklinischen Wachstums zu. Dabei bestehen zwischen operativ oder röntgentherapeutisch vorbehandelten Basaliomen keine auffallenden Unterschiede.

Ein wesentlicher Faktor für das Ausmaß der subklinischen Basaliomausdehnung ist der histologische Typ. Sklerodermiforme Basaliome reichen deutlich weiter über die klinischen Grenzen hinaus als solide Basaliome.

Die angegebenen Unterschiede liegen statistisch zum Teil erheblich unter der 5%-Vertrauensgrenze.

Besondere Schwierigkeiten können sich dann ergeben, wenn nach Abschluß plastisch-chirurgischer Maßnahmen Basaliomreste in der Tiefe verbleiben und nach jahrelanger Latenz als Basaliomrezidiv klinisch erkennbar werden (Abb. 2-4). Aus diesem Grunde muß das Ziel jeder Basaliombehandlung in der vollständigen Entfernung allen Tumorgewebes bestehen, die die unbedingte Voraussetzung für plastisch rekonstruktive Maßnahmen darstellt.

2. Methode der „mikroskopisch kontrollierten (histographischen) Chirurgie" (MKC)

Mohs entwickelte 1936 eine Methode zur Behandlung insbesondere von Hauttumoren, die er „Chemosurgery" nannte (Mohs, 1978). Dieser Terminus gibt das eigentliche Prinzip der Behandlung nur ungenügend wieder. Aus diesem Grunde wurden in der Folgezeit von Mohs selbst und von anderen Autoren weitere Termini vorgeschlagen, die in Tabelle 2 wiedergegeben sind.

Das Ziel der mikroskopisch kontrollierten Chirurgie (MKC) ist die vollständige Exzision allen Tumorgewebes bei optimaler Schonung besonders funktionell wichtiger Strukturen wie z.B. des Tränenkanals, von Knorpel, Muskulatur und Nerven.

Die mikroskopisch kontrollierte Chirurgie kann entweder in der ursprünglich von Mohs angegebenen Weise mit oder aber auch ohne Gewebefixierung vorgenommen werden. Das wichtigste *Prinzip* der Behandlung besteht in jedem Fall in einer kontinuierlichen dreidimensionalen histologischen Untersuchung des exzidierten Gewebes zur Tiefe und zu den Seiten hin. Hierdurch kann der Tumor in seinen Ausläufern genau verfolgt und mit der größtmöglichen Sicherheit vollständig entfernt werden.

Die klassische *Chemochirurgie nach Mohs* mit Vorfixierung des Gewebes wird heute nur noch in Ausnahmefällen angewendet. Hierbei wird in einem geschätzten Ausdehnungsbereich des Tumors die Chloressigsäure mit einem Watteträger aufgetragen. Dies ermöglicht die Penetration der anschließend aufzutragenden 40%igen Zinkchloridpaste, die bei einer Applikationsdicke von 1-2 mm innerhalb von 3-5 Stunden das Gewebe bis zu einer Tiefe von 2-3 mm fixiert. Dieser Prozeß ist durch die starke Begleitentzündung extrem schmerzhaft. Wegen der Fixierung von Gefäßen und Nerven kann die anschließende Exzision jedoch ohne Blutung und ohne Anästhesie vorgenommen werden. Das gesamte exzidierte Gewebe wird anschließend vollständig histologisch untersucht.

Bei der Chemochirurgie nach Schreus (1950, 1951) wird nach operativer Tumorentfernung der Wundgrund mit einer gesättigten Zinkchloridlösung geätzt, und hierdurch möglicherweise in der Tiefe verbliebene Tumorzellkomplexe koaguliert. Der wesentliche Unterschied zur Mohsschen Chemochir-

Tabelle 2. Zusammenstellung der verschiedenen vorgeschlagenen Bezeichnungen

F. E. Mohs (1936):	Chemosurgery
F. E. Mohs (1956):	Surgical Excision with Microscopic Control
Th. Tromowitch (1970):	Microscopically Controlled Surgical Ablation
American College of Chemosurgery (1973):	Chemosurgery, Fresh Tissue Technique Chemosurgery, Fixed Tissue Technique
G. Burg et al. (1975):	Histographic Surgery Mikroskopisch kontrollierte Chirurgie (MKC)

urgie besteht in dem Fehlen der histologischen Kontrolle bei der Chlorzinkschnellätzung nach Schreus.

Bei der *Frischgewebstechnik* der mikroskopisch kontrollierten Chirurgie wird auf eine chemische Vorfixierung des Gewebes verzichtet. Das Prinzip der mikroskopischen Kontrolle kommt jedoch in der gleichen Weise wie folgt zur Anwendung:

Nach flacher blutiger Exzision des Tumors im geschätzten Ausdehnungsbereich unter Lokalanästhesie bzw. in Allgemeinnarkose wird das scheibenförmige Exzidat in kleinere, für die anschließende histologische Untersuchung adäquate Teilstücke von 5-10 mm Kantenlänge unterteilt.

Die Exzidate werden fortlaufend numeriert, mindestens zwei benachbarte Flanken der Präparate werden mit wasserunlöslichen und bei der histologischen Aufarbeitung beständigen Farben markiert. Numerierung, Lokalisation und Flankenmarkierung werden sodann in einer topographischen Skizze vermerkt.

Mit dem Gefriermikrotom werden die Exzidate im Schnellschnittverfahren in einer unkonventionellen, parallel zur Hautoberfläche verlaufenden Schnittführung stufenweise von der Unterseite her aufgearbeitet. Nach kurzfristiger Fixierung der histologischen Schnitte in gepuffertem Formalin, die erheblich zur Strukturverbesserung und damit zur histologischen Auswertbarkeit der Präparate beiträgt, wird eine Färbung mit Hämatoxylin-Eosin vorgenommen.

Bei der Auffrierung des Gewebeblockes sollte darauf geachtet werden, daß Präparatunterseite und seitliche Schnittränder möglichst in eine Ebene gepreßt werden, so daß die Schnittränder bis an die Epidermis heranreichen.

Die histologische Untersuchung erlaubt es, in Verbindung mit der Gewebemarkierung und der topographischen Orientierungsskizze, den Tumor in seiner Ausdehnung genau zu erfassen und durch Wiederholung der Behandlungsschritte vollständig auszuräumen. Bei der histologischen Beurteilung können sich durch die ungewohnte horizontale Schnittführung gelegentlich Schwierigkeiten bei der Beurteilung quergetroffener Adnexanteile und ihrer Unterscheidung von

Tabelle 3. Vorteile und Nachteile der mikroskopisch kontrollierten (histographischen) Chirurgie mit (Chemochirurgie) und ohne Gewebefixierung (Frischgewebstechnik)

Mit Gewebefixierung (Chemochirurgie)	Ohne Gewebefixierung (Frischgewebstechnik)
Vorteile 1. Topographische Fixierung des Operationsfeldes; keine Schrumpfung der Wundränder und der Exzidate 2. gute Markierbarkeit der Entnahmestellen in situ 3. Keine Blutung oder Schmerzen bei der Exzision 4. Antiseptische und granulationsfördernde Wirkung des Zinkchlorids.	Vorteile 1. Kein Zeitverlust durch Gewebefixierung 2. Keine Schmerzhaftigkeit 3. Keine unkontrollierte Gewebszerstörung; bessere Schonung funktionell wichtiger Strukturen 4. Defektdeckung unmittelbar nach histologisch kontrollierter vollständiger Exzision möglich.
Nachteile 1. Starke Schmerzhaftigkeit durch Koagulationsnekrose 2. Geringe Steuerbarkeit der Penetrationstiefe von Zinkchlorid 3. Neigung zur Keloidbildung 4. Zeitverlust durch Sequestrierung einer dünnen Nekroseschicht am Wundgrund (4-6 Tage) 5. Temperaturerhöhung und geringe Leukozytose können als systemische Nebeneffekte durch Resorption von Zinkchlorid auftreten.	Nachteile 1. Schrumpfung des Operationsfeldes und der Exzidate 2. Schlechte Markierbarkeit des Operationssitus 3. Blutung 4. Erhöhte Gefahr von Sekundärinfektionen bei wiederholten Exzisionsschritten.

Basaliomgewebe ergeben. Aus diesem Grunde sollte eine optimale Färbetechnik angestrebt werden. Das Verhalten der einzelnen Strukturen in den verschiedenen Schnittebenen erlaubt jedoch meist eine eindeutige Einordnung.

Vergleicht man die mikroskopisch kontrollierte Chirurgie mit (Chemochirurgie) und ohne Gewebefixierung (Frischgewebstechnik), so läßt sich feststellen, daß die histologische Aufarbeitung chemisch nicht fixierten Gewebes sowie die Strukturerhaltung und die Anfärbbarkeit der Präparate bei der Frischgewebstechnik wesentliche Vorteile im Hinblick auf die histologische Beurteilung der Präparate bietet.

Darüber hinaus ergeben sich weitere Unterschiede zwischen diesen beiden Modifikationen der mikroskopisch kontrollierten Chirurgie (Tabelle 3). Als wichtigster der klassischen Chemochirurgie mit Verwendung von Zinkchlorid zur Fixierung des Gewebes ist die bessere topographische Erhaltung und Markierbarkeit des Operationssitus sowie die lokale granulationsfördernde und antiseptische Wirkung des Zinkchlorids zu nennen. Diesem stehen jedoch als Nachteile die hohe Schmerzhaftigkeit, die schlechte Steuerbarkeit der Penetrationstiefe sowie die Neigung zu Keloiden gegenüber. Bei der Frischgewebstechnik, die die klassische Chemochirurgie heute überwiegend abgelöst hat, können Weite und Tiefe der Exzision und damit die Schonung funktionell wichtiger Strukturen optimal gesteuert werden. Darüber hinaus ist eine frühzeitige Defektdeckung möglich.

3. Indikationen zur MKC

In der Zeit von 1972 bis März 1980 wurden an der Dermatologischen Universitätsklinik München bisher 625 Basaliome durch mikroskopisch kontrollierte Chirurgie behandelt. Dabei zeigte sich eine stetig ansteigende Frequenz, die zur Zeit bei etwa 120 Basaliomen pro Jahr liegt (Abb. 5). Dies bedeutet, daß trotz enger Indikationsstellung etwa 20-25% aller an der Klinik gesehenen Basaliome in dieser Weise behandelt werden.

Eine Aufschlüsselung der einzelnen Basaliomtypen, die der mikroskopisch kontrollierten Chirurgie zugeführt wurden (Tabelle 4), läßt erkennen, daß es sich um eine progno-

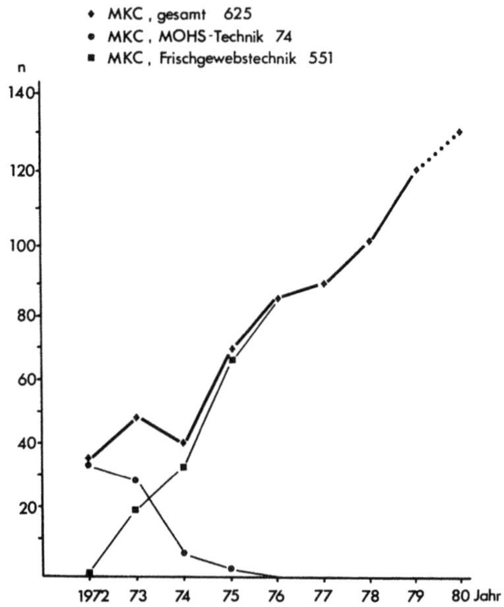

Abb. 5. Frequenz der mikroskopisch kontrollierten Basaliombehandlung (MKC) an der Dermatologischen Klinik der Universität München (Januar 1972–März 1980)

stische „Negativauslese" von Basaliomen handelt, die nahezu zur Hälfte aus Basaliomrezidiven besteht, wiederum ebenfalls in etwa 50% Mehrfach-Rezidive beinhaltet. Bei den mikroskopisch kontrolliert behandelten primären Basaliomen handelte es sich in 46% der Fälle um prognostisch ungünstige sklerodermiforme Basaliome.

Die Indikationsstellung zum Einsatz der mikroskopisch kontrollierten Chirurgie ergibt sich im wesentlichen aus den in Tabelle 1 zusammengestellten, die Prognose verschlechternden Faktoren:
1. Anamnesedauer über 5 Jahre.

Tabelle 4. Indikationen zur MKC bei 331 Basaliomen (Dermatologische Klinik der Universität München, 1972–1978)

Primäre Basaliome	55% (181)
Morphea-Typ	46%
Sonstige	54%
Basaliom-Rezidive	43% (141)
Einfach-Rezidive	52%
Mehrfach-Rezidive	48%
Basaliom-Palliativ-Behandlung	2% (9)
Einfach-Rezidive	10%
Mehrfach-Rezidive	90%

2. Klinisch erkennbare Ausdehnung größer als 2 cm.
3. Unsichere klinische Abgrenzbarkeit.
4. Histologisch sklerodermiformes Wachstum.

Diese Kriterien sollten bei Basaliomrezidiven obligat, bei primären Basaliomen fakultativ zum Einsatz der mikroskopisch kontrollierten Chirurgie Anlaß geben.

Bei Basaliomrezidiven sollte nur in Ausnahmefällen auf die mikroskopisch kontrollierte Chirurgie verzichtet werden. Mehrfachrezidive sind in jedem Fall eine wichtige Indikation für eine histologisch kontrollierte Exzision.

Diese Kriterien sollten ei Basaliomrezidiven obligat, bei primären Basaliomen fakultativ zum Einsatz der mikroskopisch kontrollierten Chirurgie Anlaß geben.

Bei Basaliomrezidiven sollte nur in Ausnahmefällen auf die mikroskopisch kontrollierte Chirurgie verzichtet werden. Mehrfachrezidive sind in jedem Fall eine wichtige Indikation für eine histologisch kontrollierte Exzision.

4. Probleme bei der Durchführung der MKC

Die mikroskopisch kontrollierte Chirurgie ist in zeitlicher, personeller und apparativer Hinsicht ein sehr aufwendiges Verfahren. Aus den 625 Basaliomen läßt sich ein Durchschnitt von ca. zwei Exzisionen mit im Mittel fünf histologischen Untersuchungen bis zur Erreichung der Tumorfreiheit errechnen. Vergleichszahlen für die Jahre 1976 und 1977 lassen erkennen, daß mit zunehmender Erfahrung durch Einhaltung größerer Sicherheitsabstände die Zahlen der notwendigen Exzisionen bzw. histologischen Untersuchungen rückläufig sind (Tabelle 5).

Bei ca. der Hälfte der mikroskopisch kontrolliert behandelten Basaliome war der Tumor durch die Erstexzision vollständig entfernt. In vielen Fällen waren jedoch weitere Exzisionen bis zur vollständigen Ausräumung des Basalioms erforderlich (Tabelle 6).

Als Ursachen für das Auftreten von Rezidiven im Anschluß an die mikroskopisch kontrollierte Exzision von Basaliomen kommen in erster Linie vermeidbare Fehler in Betracht:
1. Fehlerhafte Markierung des Operationsfeldes, des exzidierten Gewebes oder der topographischen Lageskizze.

Tabelle 5. Häufigkeit der Exzisionen und histologische Untersuchungen bei 625 mikroskopisch kontrolliert behandelten Basaliomen (Dermatologische Klinik der Universität München, Januar 1972 bis März 1980)

	absolut	im Mittel pro Basaliom	
Anzahl der Basaliome	625		
Anzahl der	1231	1,9	1976:2,6 1977:2,3
Anzahl der histologischen Untersuchungen	3248	5,2	1976:8,4 1977:7,0

2. Fehlerhafte histologische Aufarbeitung durch unvollständiges Auffrieren des Präparateblockes bzw. durch Verlust von Präparatanteilen.
3. Fehlerhafte histologische Beurteilung durch Verwechslung quergeschnittener Adnexanteile mit basaliomatösen Tumorzapfen.

Liegen bei einem multizentrischen Basaliom die Tumorzapfen weit auseinander, so kann eine unvollständige Erfassung der Tumorausdehnung unvermeidbar sein. Auch die Neuentstehung von Basaliomen im Bereich narbiger Fibrose nach operativer oder strahlentherapeutischer Vorbehandlung eines Basalioms läßt sich durch Anwendung der mikroskopisch kontrollierten Chirurgie nicht vermeiden.

Die mikroskopisch kontrollierte Chirurgie ist ein sehr aufwendiges Behandlungsverfahren, dessen Einsatz sich in der freien Pra-

Tabelle 6. Häufigkeit der Exzisionen bis zur vollständigen Tumorentfernung bei 331 Basaliomen (Dermatologische Klinik der Universität München, 1972–1978)

MKC-Exzisionen	Basaliome abs.	%
1 x	150	45
2 x	111	34
3 x	22	6
4 x	19	6
5 x / > 5 x	29	9

xis nicht realisieren läßt. Zur Behandlung von Problembasaliomen stellt sie jedoch dasjenige Verfahren dar, das bei optimaler Schonung nicht befallenen Gewebes die größtmögliche Sicherheit zur vollständigen Tumorausräumung bietet.

Frau E. Ebmeyer sei für ausgezeichnete selbständige Assistenz gedankt.

Summary

About 5% of basal cell epitheliomas (BCE) tend to recurre. One of the reasons for this is the subclinical extension, i.e. the insideous growth of these tumors beyond clinically evident borders.

In 72 BCE the true histologically proven extension of the tumor was compared with the clinically visible extension.

The iceberg-like growth of BCE was most prominent in large recurrences of BCE, having a history over 5 years and histologically showing a sclerodermiform pattern.

The microscopically controlled (histographic) surgery today predominantly is carried out as fresh tissue technique, avoiding chemical prefixation of the tissue (MOHS-technique). Both methods show advantages and disadvantages.

The principle of the histographic surgery is complete removal of tumor tissue by controlled serial excisions with minimal sacrifice of healthy tissue.

Literatur

Burg G (1976) Mikroskopisch kontrollierte (histographische) Chirurgie des Basalioms. In: Braun-Falco O, Marghescu S (Hrsg) Fortschritte der praktischen Dermatologie und Venerologie, Bd 8. Springer, Berlin Heidelberg New York, S 69–78

Burg G (1977) Mikroskopisch kontrollierte (histographische) Chirurgie: In: Konz B, Burg G (Hrsg) Dermatochirurgie in Klinik und Praxis. Springer, Berlin Heidelberg New York, S 72–82

Burg G, Konz B, Braun-Falco O (1975) Mikroskopisch kontrollierte Chirurgie (MKC) des Basalioms. Therapiewoche 25:2865–2871

Burg G, Hirsch R, Konz B, Braun-Falco O (1975) Histographic surgery: accuracy of visual assessment of the margins of basal-cell epithelioma. J Derm Surg 1:21–24

Burg G, Hirsch RD (1977) Verbesserte Prognose maligner Hauttumoren durch mikroskopisch kontrollierte Chirurgie. Therapiewoche 27: 7364–7376

Epstein E (1973) How accurate is the visual assessment of basal-cell carcinoma margins? Br J Dermatol 89:37–43

Hirsch RD (1978) Das Basaliom. Datenanalytischer Beitrag zur Epidemiologie, klinischem und histologischem Bild bei 1513 Basaliomen von Patienten der Dermatologischen Klinik der Universität München unter besonderer Berücksichtigung der Chemochirurgie nach Mohs. Minerva, München

Mohs F (1978) Chemosurgery. Microscopically controlled surgery for skin cancer. Thomas, Springfield

Nödl F (1952) Die Bedeutung des Mesenchyms für die Wuchsform und Strahlenempfindlichkeit des Basalioms. Strahlentherapie 88: 206–216, 217–227, 228–238

Nödl F (1953) Das echte Randrezidiv und das sukzessive diskontinuierliche Randwachstum des Basalioms nach Röntgeneinwirkung. Strahlentherapie 90:265–279

Nödl F (1953) Das Pseudorezidiv nach Röntgenbestrahlung. Strahlentherapie 90:475–484

Rintala A (1971) Surgical therapy of basal cell carcinoma; correlation of the makroskopic excision with recurrence. Scand J Plast Reconstr Surg 5:87–90

Schreus HTh (1950) Chlorzinkätzung bei Lupus vulgaris. Hautarzt 1:1969–1971

Schreus HTh (1951) Chlorzinkschnellätzung des Epithelioms. Hautarzt 2:317–319

Mikroskopisch kontrollierte (histographische) Chirurgie der Basaliome: Operatives Vorgehen und Behandlungsergebnisse

I. Weissmann, B. Konz, G. Burg, F. Bönniger-Beckers (München)

Zusammenfassung

Die mikroskopisch kontrollierte Basaliomchirurgie stellt in der Regel ein mehrzeitiges Verfahren dar. Die schrittweise Tumorexzision wird unter topographiegerechter histologischer Kontrolle so lange durchgeführt, bis eine feingeweblich gesicherte Tumorfreiheit vorliegt. Erst dann erfolgt, je nach Größe und Lokalisation des Defektes, ein Wundverschluß mit entsprechenden plastisch-rekonstruktiven Maßnahmen. Mit dieser Behandlungsmethode wurden 405 Patienten mit sklerodermiformen Basaliomen und Rezidivbasaliomen behandelt, wovon 241 Patienten im Zeitraum von ein bis sieben Jahren nachkontrolliert werden konnten. Dabei zeigte sich bei den primären Basaliomen eine Heilungsrate von 96,4%. Wurden Rezidivbasaliome behandelt, so fand sich bei Einfachrezidiven eine Heilungsrate von 92,8% und bei Rezidivbasaliomen, die mehrfach vorbehandelt waren, eine solche von 75%. Diese Ergebnisse sowie die eigenen Erfahrungen mit dieser Methode werden besprochen und mit den Resultaten anderer Autoren verglichen.

Mit der topographiegerechten, mikroskopisch kontrollierten Chirurgie der Basaliome ist es möglich, bei klinisch-makroskopisch nicht sicher abgrenzbaren Tumoren eine totale Entfernung mit der größtmöglichen Sicherheit zu erreichen. Besonders bei sklerodermiformen Basaliomen und Basaliomrezidiven ist es mit dieser Methode möglich, durch die kontinuierliche dreidimensionale histologische Untersuchung der Tumorexzidate, das subklinische und eisbergartige Basaliomwachstum sowohl zur Tiefe als auch nach allen Seiten zu kontrollieren. Damit kann ein weiteres Ziel dieses Verfahrens erreicht werden, nämlich neben der vollständigen Tumorexzision die Schonung tumorfreien Gewebes. So können besonders im Gesichtsbereich durch die Vermeidung starrer Sicherheitsabstände form- und funktionstragende Strukturen geschont werden. Dies hat zur Folge, daß dem Patienten unter Umständen ausgedehnte Tumorresektionen und aufwendige plastisch-rekonstruktive Eingriffe erspart bleiben. Auf der anderen Seite können plastisch-chirurgische Maßnahmen zur Defektdeckung, bis auf wenige Ausnahmen, nach der histographisch gesicherten Tumorentfernung sofort durchgeführt werden, ohne daß im weiteren Verlauf mit einem Rezidiv zu rechnen ist.

1. Operatives Vorgehen

Die mikroskopisch kontrollierte Chirurgie wird heute hauptsächlich in der sog. Frischgewebetechnik durchgeführt (Tromowitsch, 1974). Sie stellt ein mehrzeitiges Verfahren dar, wobei in einem oder mehreren Operationsschritten der Tumor zunächst topographiegerecht exzidiert und das Exzidat histologisch untersucht wird. Erst nach der feingeweblich gesicherten Entfernung wird der entstandene Defekt durch geeignete Maßnahmen plastisch-chirurgisch versorgt (Burg, 1977). In besonderen Situationen, zum Beispiel bei hohem Alter oder schlechtem Allgemeinzustand des Patienten oder in bestimmten Lokalisationen, ist es auch möglich, das Exzisionsgebiet einer sekundären Wundheilung zuzuführen. Von dieser Möglichkeit wird in den Vereinigten Staaten sehr oft, mit guten kosmetischen Resultaten, Gebrauch gemacht (Mohs, 1971).

Üblicherweise werden die einzelnen Exzisionen in Lokalanästhesie vorgenommen.

Nach Abschätzung der klinisch-makroskopischen Tumorausdehnung wird ein angemessener Sicherheitsabstand, je nach Basaliomart, hinzugegeben und das gesamte Areal kreisförmig bzw. ovalär mit dem Skalpell umschnitten. Die Schnittkante der Exzision soll senkrecht zur Hautoberfläche verlaufen, was die spätere histologische Aufarbeitung und Beurteilung erleichtert. Die Tiefe der Exzision wird so gewählt, daß man das Gewebestück anatomisch schichtgerecht parallel zur Hautoberfläche entfernen kann. Dabei ist jedoch die klinisch feststellbare Tiefenausdehnung des Tumors mit zu berücksichtigen. Das Exzidat sollte anschließend eine zylindrische Form mit geraden Kanten aufweisen. Eine keilförmige Exzision ist in jedem Fall zu vermeiden. Nach sorgfältiger Blutstillung erfolgt ein Verband mit Salben-Gaze (z.B. Sofratüll®) und sterilen Mullkompressen.

Nachdem das Exzidat vollkommen von der Unterlage mobilisiert ist, wird es ohne Drehung um die eigene Achse auf eine Kompresse bzw. ein Filterpapier gelegt. Nunmehr wird die topographische Lage des Exzidates auf der Unterlage markiert, am besten im Uhrzeigersinn, z.B. von kranial nach lateral, von kaudal nach medial.

Auf einem für die Laborbearbeitung und anschließende histologische Beurteilung vorgesehenen Dokumentationsbogen werden vom Operateur folgende Daten eingetragen:

1. Personalien, klinische Diagnose, primäres Basaliom oder Basaliomrezidiv, Lokalisation, ggf. wichtige Besonderheiten.

2. Auf einer anatomischen Übersichtszeichnung wird die topographische Lage des Exzidates möglichst genau und maßstabsgerecht eingezeichnet. Außerdem werden die entsprechenden Markierungen, die die Lage des Exzidates auf der Kompresse fixieren, auf die Operationsskizze lokalisations- und richtungsentsprechend übertragen. Diese Angaben müssen sehr sorgfältig gemacht werden, da sie Grundlage für die weitere Bearbeitung sind.

Im histologischen Labor werden anschließend die Ränder des Exzidates entsprechend den angegebenen Sektoren mit wasserunlöslichen, unterschiedlichen Farben markiert und diese Farbkennung gleichzeitig topographiegerecht in die Operationsskizze eingetragen. Bei großen Tumorexzidaten müssen diese in mehrere Teile zerschnitten werden und mit zusätzlichen Farbmarkierungen an den korrespondierenden Schnittkanten versehen werden. Die feingewebliche Aufarbeitung der Tumorexzidate erfolgt stufenweise mit dem Kryostatmikrotom, wobei die Schnittführung parallel zur Hautoberfläche verläuft. In der Regel werden die Präparate so auf den Objekthalter des Kryostaten aufgefroren, daß zunächst die tieferen und zum Schluß die oberen Schichten mit der Epidermis geschnitten werden.

Auf Grund der vorher sowohl im Präparat als auch in der Zeichnung angebrachten Farbmarkierung, die in den histologischen Schnitten ebenfalls zu erkennen ist, wird eine topographiegerechte histologische Beurteilung möglich. Ist der Tumor an irgend einer Stelle randwärts oder der Tiefe nach nicht in toto reseziert, so wird dies in der Operationsskizze topographiegerecht vermerkt. Diese Rückorientierung vom histologischen Präparat auf die klinisch-makroskopischen Verhältnisse gestattet es, genau dort eine Nachresektion vorzunehmen, wo der Tumor nicht im Gesunden exzidiert ist. Handelt es sich um größere sklerodermiforme Basaliome oder ausgedehnte Basaliomrezidive, müssen unter Umständen die weiteren Nachexzisionen in Vollnarkose ausgeführt werden (Burg et al., 1980).

2. Behandlungsergebnisse

An der Dermatologischen Klinik und Poliklinik der Universität München wurde in der Zeit von 1972 bis 1978 bei 405 Patienten mit Basaliomen im Kopf-Hals-Bereich die Indikation zur mikroskopisch kontrollierten Chirurgie gestellt. In den meisten dieser Fälle wurde die Behandlung unter stationären Bedingungen durchgeführt. Insgesamt handelte es sich etwa um $1/6$ aller Basaliompatienten, die im gleichen Zeitraum mit anderen therapeutischen Methoden (chirurgisch-operatives Vorgehen, Röntgentherapie, Kürettage und Elektrodesikkation) behandelt wurden.

Der mikroskopisch kontrollierten Chirurgie wurden folgende Basaliomgruppen zugeführt:

1. Primäre Basaliome

Primäre Basaliome, deren klinisch-makroskopische Abgrenzung Schwierigkeit bereitete, besonders sklerodermiforme Basaliome.

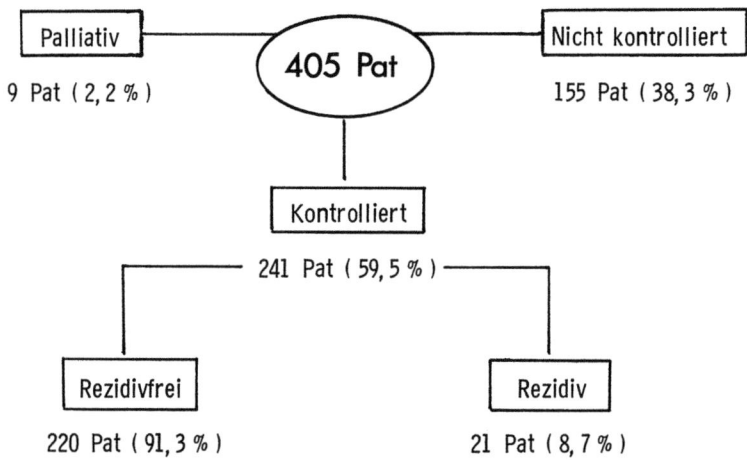

Abb. 1. Mikroskopisch kontrollierte Basaliomchirurgie (1972–1978): Aufteilung des Patientenkollektivs ($n = 405$) und Häufigkeit von Rezidiv und Rezidivfreiheit

2. Rezidivbasaliome

a) Einfachrezidive, mit sklerodermiformem histologischem Bild
  – mit großer Ausdehnung und langer Wachstumsdauer;
  – mit unsicherer klinischer Abgrenzung;
  – mit ungünstiger Lokalisation.
b) Mehrfachrezidive

Es handelte sich also um Basaliome, bei denen andere therapeutische Verfahren entweder nicht indiziert waren oder eine erfolgreiche Therapie ohne topographiegerechte mikroskopische Kontrolle fraglich erschien.

Die 405 behandelten Patienten können in drei Gruppen aufgeteilt werden (Abb. 1). Die *erste Gruppe* von neun Patienten wurde nur palliativ behandelt, d.h. die mikroskopisch kontrollierte Chirurgie konnte nicht mehr als kurativer Eingriff durchgeführt werden, da die Basaliomerkrankung bereits soweit fortgeschritten war, daß eine vollständige Tumorentfernung auch in Zusammenarbeit mit angrenzenden Fachbereichen nicht mehr möglich war. Die *zweite Gruppe* von 155 Patienten, die in der Rubrik „nicht kontrolliert" zusammengefaßt ist, enthält Patienten, die erstens in der Zwischenzeit verstorben oder verzogen sind, ohne daß Informationen über den postoperativen Verlauf zu erhalten waren, und zweitens Patienten, die zur Untersuchung zwar einbestellt wurden, jedoch nicht erschienen sind. 38% nicht kontrollierbarer Patienten zeigen die Schwierigkeiten einer retrospektiven Studie auf, aber auch in einer prospektiven Untersuchung über die Erfolge der Basaliomtherapie waren nach Epstein (1973) 30% der Patienten bereits nach 16 Monaten nicht mehr verfolgbar. Die *dritte Gruppe* von 241 Patienten konnte Anfang 1980 nachkontrolliert werden. Die längste Nachbeobachtungszeit betrug 7 Jahre, die kürzeste 1 Jahr.

Von diesen 241 Patienten waren 91,3% ohne Rezidiv, bei 21 Patienten, d.h. in 8,7%, wurden Rezidive nach mikroskopisch kontrollierter Basaliomchirurgie festgestellt. Diese auf den ersten Blick schlechte Gesamtheilungsrate von 91,3% wird jedoch verständlich, wenn man die Basaliompatienten nach den einzelnen Gruppen aufschlüsselt.

Die erste Gruppe umfaßt 138 Patienten mit primären Basaliomen, davon ca. 50% mit sklerodermiformem Wachstum, die zweite 103 Patienten, bei denen zum Zeitpunkt der mikroskopisch kontrollierten Chirurgie bereits Einfach- oder Mehrfachrezidive vorlagen (Abb. 2). Bei den Patienten mit primären Basaliomen fand sich eine Rezidivrate von 3,6%, gegenüber einer solchen von 15,5% bei der Patientengruppe mit Rezidivbasaliomen. In diesem letztgenannten Kollektiv war bei den Patienten mit einem Einfachrezidiv vor

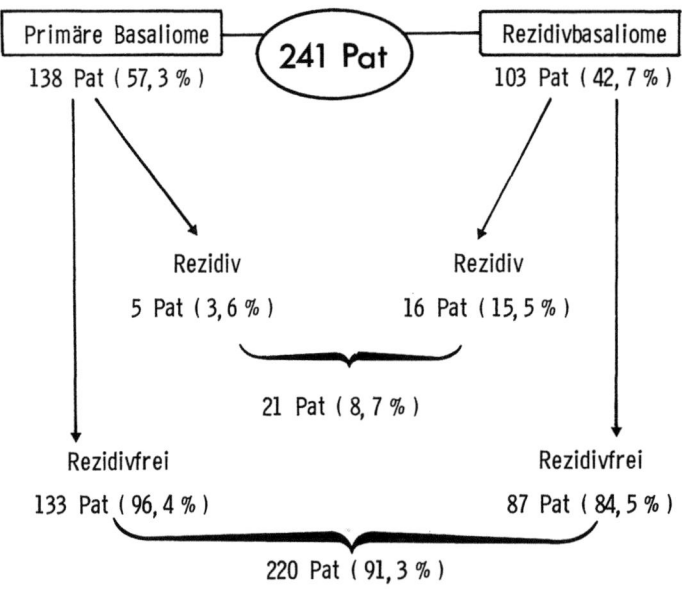

Abb. 2. Mikroskopisch kontrollierte Basaliomchirurgie: Nachuntersuchte Tumoren (*n* = 241). Aufteilung entsprechend präoperativer Basaliomdiagnosen und Behandlungsergebnisse

der mikroskopisch kontrollierten Chirurgie die Rückfallrate mit 7,2% erheblich niedriger als bei der Gruppe mit Mehrfachrezidiven, wo nach der mikroskopisch kontrollierten Chirurgie in 25% der Fälle erneut Basaliome auftraten (Abb. 3).

Die 21 Rezidive nach mikroskopisch kontrollierter Chirurgie, 5 nach der Behandlung von primären Basaliomen und 16 nach der Therapie von Ein- und Mehrfachrezidiven, traten im Verlauf von 7 Jahren auf. Abbildung 4 zeigt, daß sich ca. 70% der Rückfälle in den ersten 3 Jahren ereigneten, wie es auch nach der Behandlung mit anderen Therapie-

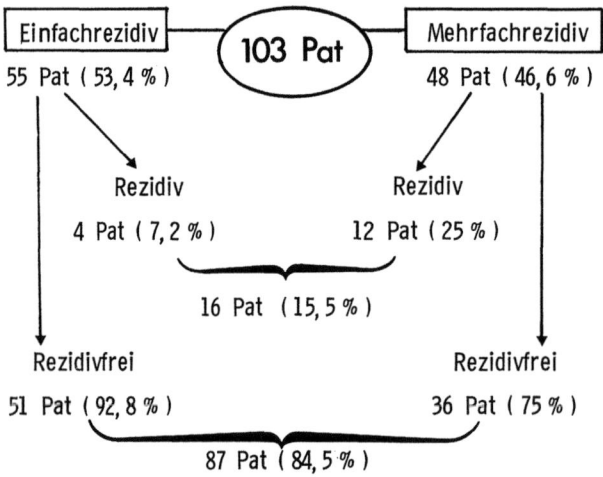

Abb. 3. Rezidivbasaliome (*n* = 103) vor mikroskopisch kontrollierter Chirurgie: Aufteilung nach Ein- und Mehrfachrezidiven und Behandlungsergebnisse

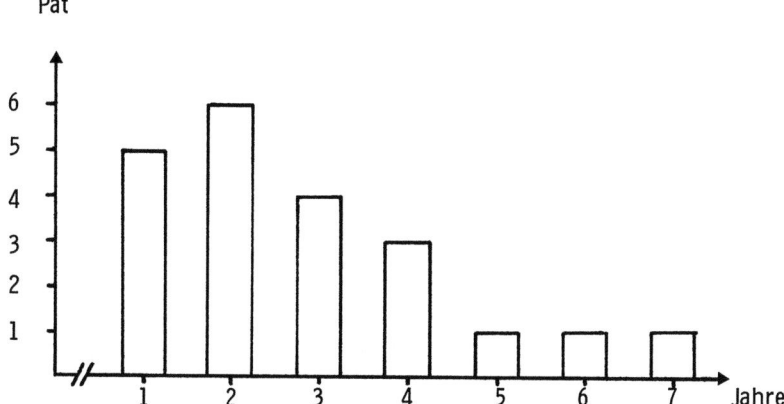

Abb. 4. Rezidive ($n = 21$) nach mikroskopisch kontrollierter Basaliomchirurgie: Zeitliche Zuordnung des Auftretens

verfahren bekannt ist (Lauritzen et al., 1965; Kleine-Natrop et al., 1969; Sebastian u. Scholz, 1973).

Es ist bekannt, daß Basaliomrezidive im Gesichtsbereich gehäuft in der Nasenregion, der Nasolabialfalte und im Bereich des inneren Augenwinkels auftreten (Ehlers, 1966). Deshalb ist die mikroskopisch kontrollierte Chirurgie in diesen Lokalisationen bei Problembasaliomen besonders indiziert (Mora u. Robins, 1978). In diesem Zusammenhang war von Interesse, ob die oben angeführten 21 Rezidive in einer bestimmten Region vermehrt aufgetreten waren. In Tabelle 1 sind die 271 kontrollierten Basaliome prozentual diesen Regionen zugeordnet worden. Dabei zeigte sich eine ähnliche Verteilung auf Nase, Nasen-Augenwinkel, Nasolabialfalte, Wange und sonstige Areale (Stirn, Schläfe, behaarter Kopf, Ohr und Hals), wie sie auch von Mora und Robins (1978) gefunden wurde. Die regionale Zuordnung der 21 Basaliomrezidive wies ein fast identisches Verteilungsmuster, mit Ausnahme der Nasolabialregion, wie das Gesamtkollektiv auf. Dies bedeutet, daß es einerseits keine wesentliche bevorzugte Lokalisation in Hinblick auf das Auftreten von Rezidiven nach mikroskopisch kontrollierter Basaliomchirurgie gibt und andererseits, daß diese Rezidive ebenfalls in den problematischen Regionen zu finden sind.

3. Diskussion

Die Aufteilung aller nachuntersuchten Basaliome, die einer mikroskopisch kontrollierten Chirurgie unterzogen wurden, in klinisch unterschiedliche Tumorgruppen macht in überzeugender Weise deutlich, daß es sich hier um ein in prognostischer Hinsicht ungünstig zu beurteilendes Gesamtkollektiv („Negativauslese") handelt. Diese Selektion ist nicht nur allein durch den Basaliomtyp bestimmt, sondern auch durch die strenge Indikation zur mikroskopisch kontrollierten

Tabelle 1. Lokalisationsverteilung der Basaliomrezidive nach mikroskopisch kontrollierter Chirurgie im Vergleich zur kontrollierten Gesamtzahl

	Nase	Nasen Augen ✶	Nasolabial	Wange	Sonstige
Kontrollierte Pat $n = 241$	47,3%	9,5%	4,6%	7,1%	31,5%
Rezidive $n = 21$	47,6%	9,5%	–	9,5%	33,4%

Chirurgie, die, wie bereits ausgeführt, ein sowohl zeitlich als auch technisch aufwendiges Verfahren ist. Weiterhin sind die Möglichkeiten vorhanden, auch therapeutisch schwierige und ausgedehnte Basaliome einer sofortigen operativ-chirurgischen Behandlung zuzuführen (Bönniger u. Konz, 1979). Aus diesen Gründen sind die aufgeführten Behandlungsergebnisse nur bedingt mit den in der Literatur mitgeteilten Resultaten vergleichbar.

Auf die Schwierigkeiten eines wertenden Vergleichs der verschiedenen Behandlungsverfahren der Basaliomtherapie hat bereits Kleine-Natrop et al. (1969) hingewiesen. Nicht nur in der Vielfalt der Therapiemöglichkeiten variieren die einzelnen Patientenkollektive, sondern sie sind auch hinsichtlich Lokalisation, Tumorausdehnung sowie klinischem und histologischem Basaliomtyp unterschiedlich. Außerdem unterscheiden sich die Erfolgsmaßstäbe. Neben 5-Jahresheilung werden auch kürzere Zeiträume herangezogen. Dies erscheint bei der Beurteilung der Behandlungsergebnisse der Basaliomtherapie gerechtfertigt, da sich die Mehrzahl der Rezidive in den ersten Nachbeobachtungsjahren zeigen. Die kürzeste Kontrollzeit sollte jedoch mindestens ein Jahr betragen.

Aus den erwähnten Gründen schwanken die Heilungsergebnisse der operativen Basaliomtherapie in der Literatur zwischen 90–97%. Die günstigsten Resultate ergeben sich erwartungsgemäß immer dann, wenn nicht vorselektionierte primäre Basaliome beurteilt werden. So fanden Waldmann u. Wätzig (1979) bei primären Basaliomen eine Rezidivrate von 6,6%, Kleine-Natrop et al. (1969) bei solitären Primärtumoren in 5,3% Rezidive, Taylor und Barisoni (1973) in 5,2% der Fälle und Hayes (1962) eine Rückfallrate von 3%. Diese günstigen Verhältnisse ändern sich, wenn Einfach- und Mehrfachrezidive chirurgisch-operativ behandelt werden. Erneute Rezidive wurden in 9,8% (Bönniger u. Konz, 1979), 19,6% (Sebastian u. Scholz, 1973), 24% (Hayes, 1962) und 40% (Menn et al., 1971) der Fälle gesehen.

Geht man davon aus, daß alle 241 nachuntersuchten Basaliome im Gesicht und hier hauptsächlich in therapeutischen Problemregionen (Mora u. Robins 1978) lokalisiert waren, können die Behandlungsergebnisse zufriedenstellen. Eine Rezidivrate von 3,6% bei der mikroskopisch kontrollierten Chirurgie primärer Basaliome ist erklärbar durch den hohen Prozentsatz (50%) sklerodermiformer Basaliome. Hayes (1962) fand bei seinen Untersuchungen lediglich 1% sklerodermiforme Wachstumsformen. Die nachuntersuchten Einfachrezidive waren vornehmlich nach elektrochirurgischer Behandlung und Röntgentherapie aufgetreten. Möglicherweise sind die vier Re-Rezidive (7,2%) dadurch zu erklären, daß durch die mikroskopisch kontrollierte Chirurgie der Tumor zwar entfernt war, aber in der narbig veränderten Umgebung Tumorstränge unentdeckt zurückblieben. Weiterhin ist nicht auszuschließen, daß es sich nicht um echte Rezidive, sondern um neu entstandene Basaliome handelt, die aus der Umgebung in das Operationsgebiet hineingewachsen sind. Nödl (1953) unterscheidet ein echtes Randrezidiv von dem sukzessiven diskontinuierlichen Randwachstum eines neuen Basalioms, das keinen Zusammenhang zum Primärtumor oder dessen Reste hat. Dieses Randwachstum kann durch Röntgenstrahlen oder andere therapeutische Eingriffe, die zu einer anhaltenden Bindegewebsschädigung führen, unter Umständen provoziert werden.

Besonders auffallend ist die große Diskrepanz zwischen den Rezidivraten bei Ein- und Mehrfachrezidiven (Tabelle 3). Bei den zwölf Patienten (25%), die nach mikroskopisch kontrollierter Chirurgie ein erneutes Basaliomrezidiv entwickelten, waren bereits zahlreiche Behandlungsverfahren (Chirurgie, Röntgentherapie, Elektrochirurgie) unterschiedlichen Ausmaßes angewandt worden, ohne daß die Erkrankung zu kontrollieren war. Bei drei Patienten bestanden außerdem weitere multilokuläre Basaliome im Kopfbereich. Der Grund für die relativ hohe Rezidivrate kann nicht nur allein in der speziellen Tumorsituation gesucht werden, sondern es müssen auch Fehler bei der Durchführung der mikroskopisch kontrollierten Chirurgie in Rechnung gestellt werden. Gerade wenn es sich um ausgedehnte Tumoren handelt und Narbenzustände nach vorausgegangenen Behandlungen bestehen, können bei der Entnahme der Exzidate (besonders bei der Frischgewebstechnik) ungewollt Fehler unterlaufen, aber auch bei der histologischen Beurteilung Unsicherheiten auftreten (Burg et al., 1980). In diesen Fällen muß auf eine anschließende plastisch-chirurgische Defektrekonstruktion unbedingt verzichtet werden.

Eine vorläufige Wundabdeckung mit einem freien Spalthauttransplantat ist hier angezeigt.

Das Ergebnis der mikroskopisch kontrollierten Behandlung von Rezidivbasaliomen liegt mit 84,5% Heilungsrate deutlich über den Resultaten, wie sie mit anderen Methoden zu erreichen sind. Menn et al. (1971) fand bei der neuerlichen Behandlung von Rezidivbasaliomen mit Kürettage und Elektrodesikkation in 59% Rezidive, bei der Röntgentherapie Rückfälle in 27% und bei der chirurgischen Exzision in 40%. Trotz den bereits erwähnten Einschränkungen in der vergleichenden Gegenüberstellung von Behandlungsresultaten muß festgestellt werden, daß andere Untersucher deutlich günstigere Ergebnisse fanden. Diese schwanken zwischen 93% und 97% (Tromovitch et al., 1966; Mohs, 1956; Robins und Menn, 1970; Tromovitch und Stegeman, 1974; Mohs, 1976; Mohs, 1978).

Möglicherweise ist dies auf eine andere Zusammensetzung des Patientengutes zurückzuführen. Die angegebenen Heilungsergebnisse beziehen sich nicht nur auf Basaliome im Kopf-Hals-Bereich, sondern betreffen alle Körperregionen. Weiterhin machen diese Autoren keine Angaben über die Häufigkeit der Mehrfachrezidive in ihrem Untersuchungsmaterial.

Die mikroskopisch kontrollierte Chirurgie der primären Basaliome erbrachte eine Heilungsrate von 96,4%. Ein vergleichbares Ergebnis findet sich auch in den genannten Mitteilungen. Robins und Albom (1975) sahen bei 292 behandelten primären Basaliomen eine Rezidivfreiheit in 97%.

Insgesamt bietet die mikroskopisch-kontrollierte Basaliomchirurgie, im Vergleich zu anderen Therapieverfahren, die relativ gute Chance, klinisch-makroskopisch schlecht abgrenzbare Tumoren und Rezidivbasaliome unter Schonung nicht befallenen Gewebes mit großer Sicherheit zu entfernen. Daß es trotzdem zu Rezidiven nach mikroskopisch kontrollierter Chirurgie kommen kann, ist nicht allein der Methode anzulasten, sondern liegt im besonderen biologischen Verhalten der Basaliome. Aus diesem Grund ist eine möglichst exakte Nachkontrolle der Patienten durchzuführen. Empfehlenswert sind dreimonatige Abstände im ersten Jahr, Untersuchungsintervalle von vier Monaten im zweiten Jahr, solche von sechs Monaten im dritten Jahr und von da ab jährlich Nachuntersuchungen. So ist es möglich, nicht nur Rezidive frühzeitig zu erfassen, sondern auch neu aufgetretene Basaliome rechtzeitig zu behandeln.

Summary

Microscopically controlled surgery of basal-cell carcinomas usually consists of a multi-step procedure. The tumor is removed step by step until histographic control of the excised specimens reveals total elimination of tumor tissue. Only then, depending on size and site of the defect, the wound is closed employing suitable plastic-reconstructive techniques. 405 patients with either morphea like or sclerodermiform like and recurrent basal-cell carcinomas were treated using this technique, 241 of which could be followed up for a period of one to seven years. The cure rate for primary lesions reached 96.4%. Treating first recurrencies a cure rate of 92.8% was achieved. Basal-cell carcinomas which had been pretreated several times could be cured in 75% of the cases. These results and our experience with this method are being discussed and compared with the literature.

Literatur

Bönniger F, Konz B (1979) Ergebnisse dermatochirurgischer Basaliombehandlung. In: Saalfeld K (Hrsg) Operative Dermatologie. Springer, Berlin Heidelberg New York, S 201–206

Burg G (1977) Mikroskopisch kontrollierte (histographische) Chirurgie. In: Konz B, Burg G (Hrsg) Dermatochirurgie in Klinik und Praxis. Springer, Berlin Heidelberg New York, S 72–81

Burg G, Weissmann I, Konz B, Bönniger-Beckers F (1980) Mikroskopisch kontrollierte (histographische) Chirurgie der Basaliome nach Mohs: Methode und Indikation. In: Eichmann F, Schnyder UW (Hrsg) Das Basaliom. Springer, Berlin Heidelberg New York, S 113

Ehlers G (1966) Zur Klinik der Basalzellepitheliome unter Berücksichtigung statistischer Untersuchungen. Z Hautkr 41:226–238

Epstein E (1973) Value of follow-up after treatment of basal-cell carcinoma. Arch Dermatol 108:798–800

Hayes H (1962) Basal-cell carcinoma. The East Grinstead experience. Plast Reconstr Surg 30:273–280

Kleine-Natrop HE, Richter G, Ziegenbalg H (1969)

Zur Klinik und Therapie der Basalzellepitheliome und Spindelzellkarzinome (sic!). Dermatol Monatsschr 155:469–484

Lauritzen RE, Johnson RE, Spratt JS (1965) Pattern of recurrence in basal-cell carcinoma. Surgery 57:813–816

Menn H, Robins P, Kopf AW, Bart RS (1971) The recurrent basal-cell carcinoma. Arch Dermatol 103:628–631

Mohs FE (1956) Chemosurgery in Cancer, Gangrene und Infections. Thomas, Springfield, p 112

Mohs FE (1971) Chemosurgery for the microscopically controlled excision of skin cancer. J Surg Oncol 3:257–267

Mohs FE (1976) Chemosurgery for skin cancer. Arch Dermatol 112:211–215

Mohs FE (1978) Chemosurgery: Microscopically controlled surgery for skin cancer-past, present and future. J Dermatol Surg Oncol 4:41–54

Mora RG, Robins P (1978) Basal-cell carcinoma in the center of the face: Special diagnostic, prognostic, and therapeutic considerations. J Dermatol Surg Oncol 4:315–321

Nödl F (1953) Das echte Randrezidiv und das sukzessive diskontinuierliche Randwachstum des Basalioms nach Röntgeneinwirkung. Strahlentherapie 90:265–279

Robins P, Menn H (1970) Chemosurgery in the treatment of skin cancer. Hosp Prac 5:40–50

Robins P, Albom MJ (1975) Mohs' surgery-fresh tissue technique. J Dermatol Surg Oncol 1, 3:37–41

Sebastian G, Scholz A: Analyse der Rezidivbehandlung bei Basaliomen. Dermatol Monatsschr 159:216–221

Taylor GA, Barison D (1973) Ten years' experience in the surgical treatment of basal-cell carcinoma. Br J Surg 60:522–525

Tromovitch TA, Beirne G, Beirne C (1966) Mohs' technique (cancer chemosurgery) treatment of recurrent cutaneous carcinomas. Cancer 19:867–868

Tromovitch TA, Stegeman SJ (1974) Microscopically controlled excision of skin tumors. Arch Dermatol 110:231–232

Waldmann U, Wätzig V (1979) Zur Problematik der Basaliomrezidive nach chirurgischer Therapie. Dermatol Wochenschr 165:531–535

Lokale Chemotherapie der Basaliome

E. Landes (Darmstadt)

Zusammenfassung

Es wird ein Überblick über die wesentlichen zytostatischen Substanzen, die bei der Behandlung des Basalioms verwendet wurden gegeben. Das 5-Fluoro-Uracil hat seinen Platz bei bestimmten Basaliomformen behauptet. Seine Indikation ist das oberflächliche Basaliom, nevoide Basaliome, Patienten die unter antikoagulantien Behandlung stehen. Gegebenenfalls ist auch die Anwendung von 5-F.U. nach vorheriger Kürettage sinnvoll.

Die Therapie des Basalioms sollte aber, wenn irgend möglich, die Operative- oder gegebenenfalls die Strahlentherapie sein. Die Chemotherapie stellt nur ausnahmsweise eine Alternative dar.

Die Chemotherapie der Basaliome hat als Alternativtherapie zur operativen Behandlung und Strahlentherapie stets zahlreiche Untersucher beschäftigt. Substanzen wie Podophyllin und Cholchicin wurden bereits im 19. Jahrhundert angewendet. Die zunehmende Entwicklung der systemischen Malignom-Therapie hat mit der ständigen Entwicklung neuer Substanzen erneute Impulse für Entwicklung und Anwendung topischer Chemotherapeutika bei Hautkarzinomen gegeben.

Mitte der 60er Jahre sind zahlreiche Publikationen über die Chemotherapie von Präcanzerosen und Karzinomen der Haut erschienen. Das Basaliom schien aufgrund seiner Eigenschaft nicht zu metastasieren und seiner häufig guten Abgrenzbarkeit besonders geeignet zur lokalen Chemotherapie. Nahezu sämtliche Substanzen, die in der systemischen zytostatischen Therapie eine Rolle spielen, wurden auch in der lokalen Chemotherapie des Basalioms angewendet.

Es hat sich herausgestellt, daß die unterschiedliche histologische Struktur des Basalioms auch ein unterschiedliches Ansprechen auf Zytostatika mit sich bringt und daß die Eindringtiefe der meisten Zytostatika bei topischer Anwendung über einen bestimmten Level nicht hinausgeht. Auch kann die systemische Wirkung lokaler Chemotherapie im allgemeinen wegen der geringen Ausdehnung der Tumoren unberücksichtigt bleiben. Lediglich bei ausgedehntem Befall, wie multiplen Rumpfhaut-Basaliomen oder naevoiden Basaliomen, muß daran gedacht werden.

Die intraläsionale Behandlung mit Zytostatika soll kurz erwähnt werden. Pfister hat bei sieben Patienten mit Basaliomen 15 mg Bleomycin in 2 ml physiologischer NACL-Lösung gelöst, direkt in die Geschwulst und deren Umgebung injiziert. Je nach Größe des Tumors erfolgte nach 5–8 Tagen eine weitere Injektion. Nach geringgradiger entzündlicher lokaler Reaktion, waren einige Tumoren nach 8–10 Tagen eingeschmolzen und nach 2–3 Wochen hatte sich eine Narbe gebildet. Die Nachbeobachtungszeit betrug 3 Monate. Der Autor hält die Bleomycin-Behandlung der Operativen- und Röntgentherapie unterlegen.

Von Helm und Mitarbeitern wurde Trenimon (2, 3, 5 tri Ethylene-imino-1,4-Benzochinon) in Form einer 0,1%igen Lösung in physiologischer NACL Lösung in die Tumoren injiziert. Gleichzeitig wurden wiederholte Patch-Tests mit 0,05% Trenimon in Eucerin durchgeführt. Nach 6 Wochen waren 9 von 12 Patienten sensibilisiert gegen Trenimon. Die Applikation von Trenimon bei sensibilisierten Patienten führten nach 6–24 Std zu Erythem und Ödem, schließlich Nekrose und Abheilung des Tumors, wobei nur eine bis drei Applikationen von Trenimon notwendig waren. Pilat sowie Siebeck konnten bei Lid-Basaliomen durch Trenimon-Injektionen ebenfalls Abheilung erzielen. Hier scheinen immunologische Vorgänge eine wesentliche Rolle zu spielen, da die Abheilung beim sensibilisierten Patienten wesentlich schneller erfolgte. In diesem Zusammenhang sei die Behandlung von Basaliomen mit BCG und Cordfaktor-Salbe nach Stripping des Tumors und der umgebenen Haut – 1979 von Cohen und Bekierkunst mitgeteilt – erwähnt, die nach zehn Applikationen in 1 bis 2wöchentlichen Intervallen ein spurloses Abheilen des Basalioms klinisch und histologisch nach 5 Monaten beobachten konnten. Weitere Untersuchungen werden zeigen, ob die Immun-Chemotherapie, zum Beispiel mit DNCB, neue Impulse bringen wird.

Klein und Mitarbeiter haben in einer ausgedehnten Studie folgende Substanzen als wäßrige Lösung zur Injektion bei Basaliomen angewendet: 0,5% 5-Fluor-Uracil (5-F.U., 5% 5-F.U., 5% Dimethyl Urethimine, 10% 5 Mercapta Uracil, 0,05% Methotrexat, 0,2% Methyl Glyoxal-Bisguanylhydrazon HCL. Als Salbe wurde 20% 5F.U., 0,02% Actinomycin C, 20% Methotrexat, 0,005% Nitrogen mustard, 5% 5 Iodo-2-Deoxyuridine (IDUR) und 1,0% Cytosine arabinosid angewendet.

Die Reaktion auf oberflächliche Basaliome war unterschiedlich, teilweise Erythem Erosion und Nekrose. Lediglich bei 5-F.U. war eine regelmäßige Nekrose und Regression des Tumors zu beobachten. Auf letztere Substanz wird später eingegangen. Die anderen Substanzen sind nur der Vollständigkeit halber erwähnt, sie spielen keine Rolle in der Chemotherapie der Basaliome.

Im folgenden sei auf die Substanzen eingegangen, die heute noch in der Therapie eine gewisse Rolle spielen.

Das Podophyllin und seine Derivate, 1861 erstmals in seiner Urform als Podophyllum peltatum in der Karzinom-Behandlung eingesetzt, zeigt teilweise befriedigende Ergebnisse. Nelson hat in einer Alkohol-Azeton-Lösung mit 25% Podophyllin und 20% Salicylsäure 410 Basaliome behandelt, von denen 97 Rumpfhaut-Basaliome waren. Die Applikation erfolgte nach vorheriger Kürettage zur Materialentnahme für die histologische Untersuchung. Die Rezidivquote nach 5 Jahren betrug 5,1%. Zahlreiche günstige Ergebnisse mit Podophyllin bei Basaliomen sind mitgeteilt worden. Bettley konnte mit einer 20%igen Proresid-Salbe, dem Äthyl-Hydrazid des Podophyllins, 68% Heilungen erzielen, allerdings mit einer Nachbeobachtungszeit von 15 Monaten, wobei er auf die besonderen Vorteile dieser Methode hinweist.

1. Schnelle Abheilung innerhalb 3 Wochen.
2. Gutes kosmetisches Resultat ohne Narbe.
3. Wegfallen von Injektionen oder Operation.
4. Behandlung von Radiorezidiven.
5. Vermeidung von ausgedehnter plastischer Chirurgie bei großen oberflächlichen Lessionen.
6. Heilung bei Tumoren, bei denen Radiotherapie oder gute klinische Möglichkeiten nicht vorhanden sind.

Auch heute noch spielt das Colchizin, welches bereits im Mittelalter gegen Geschwülste verwendet worden ist, eine gewisse Rolle. Bereits 1842 wurde von Volpau vor der medizinischen Akademie in Paris über günstige Anwendung einer Colchizinhaltigen Salbe bei Hautkarzinomen berichtet. Diese Substanz scheint einen selektiven Effekt auf das neoplastische Gewebe zu haben, ähnlich wie wir es vom 5-F.U. wissen. Es gibt etwa zehn Derivate des Colchizins, die wirksamer sind als Colchizin selbst, wobei vor allem das Beta-Acethyl-Methyl-Colchizin, das Demecolzin, welches aus dem Colchicum autumnale entwickelt wurde, einen günstigen Effekt hat. Es ist 30mal geringer toxisch bei gleichem Hemmeffekt auf die Tumorzellen.

Das chemisch eng verwandte Thio-colciran (N-Desacethylthio-Colchizin-Chlorhydrat) wurde ebenfalls von zahlreichen Autoren in der Therapie der Basaliome angewandt. Die Heilungsziffer wird unterschiedlich zwischen 30 und 90% angegeben, offenbar abhängig von der Zeitdauer über welche die Behandlung durchgeführt worden ist.

Belisario hat bei 102 lokal behandelten Fällen von Basaliom und Morbus Bowen in 58% nach dreiwöchiger Behandlung Abheilung erzielen können. Bei weiterer Therapie ergab sich eine Heilungsziffer von 75–78%. Dies entspricht der im allgemeinen in der Literatur angegebenen Rezidivquote, wobei fast immer eine Nachbeobachtung von 1–3 Jahren und kürzer zugrunde liegt, so daß eine endgültige Aussage nur schwer möglich ist. Der Autor, der nahezu sämtliche chemotherapeutischen Substanzen in ihrer Wirkung auf Basaliome untersucht hat, glaubt, daß die Kombination von Demecolzin mit Methotrexat eine synergistische oder additive Wirkung haben kann.

Besonderes Interesse fanden die Halogen-Colchizine, wobei der Wirkungsunterschied zwischen Colchizin und seinen Derivaten weniger in der Rezeptoraffinität, sondern in einer unterschiedlichen Membranpenetration beruht.

Jung hat über die Ergebnisse mit Chlor-Colchizin 1972 und 1975 berichtet. Bei einer 7 bis 12wöchigen Behandlungsdauer konnte er bei sieben Basaliomen nach 2 Jahren ein Rezidiv beobachten. Trotz der recht günstigen Ergebnisse, bei allerdings kleinem Zahlenmaterial, hält Jung einen befriedigend therapeutischen Effekt bei Basaliomen für zweifelhaft und weist auf die sogenannten gedeckten Rezidive hin, bei denen sich unter einer scheinbaren Abheilung das Basaliom weiter ausbreitet. Eine Tatsache, der wir beim 5-F.U. ebenfalls begegnen.

Trotz teilweiser günstiger Erfahrungen konnten sich die bisher erwähnten Substanzen nicht durchsetzen. Anders verhält es sich mit dem 5-Fluoro-Uracil, welches sich seinen Platz in der lokalen Chemotherapie behauptet hat. Diese Substanz beeinflußt hauptsächlich die raschwachsenden Zellen, die vorzugsweise das Uracil-Molekül zur Biosynthese der Nukleinsäure benützen. Es ist ein der Klasse der fluorierten Pyrimidine zugehöriger Antimetabolit. Es beeinträchtigt die Synthese der Nukleinsäuren, sowohl in bakteriellen als auch in tumoralen Systemen. Das Eingreifen in die Synthese der Desoxiribo- und Riboukleinsäure bringt den Stoffwechsel aus dem Gleichgewicht und führt somit zum Tod der Zelle, dies gilt besonders für die Krebszellen.

1962 hat Klein und Mitarbeiter zuerst über die günstigen Ergebnisse von 5-F.U. bei Basaliomen berichtet, die in der Folge von zahlreichen Autoren bestätigt werden konnten. Die Zusammenfassung dieser Erfahrungen erfolgte 1968 auf dem Internationalen 5-Fluoro-Uracil-Symposium in Rom (Vergl. International Conference on 5% Fluoro-Uracil-Ointment in Dermatology, Editor: F. Serri Pavia, Suppl. I ad Dermatologica 140, 1970).

Der Vorteil des 5-F.U. anderen zytostatischen Substanzen gegenüber, liegt in der spezifischen Wirkung auf die Tumorzelle, die bisher lediglich beim Colchizin beobachtet werden konnte. Die übrige Haut bleibt relativ unbelastet. Der Gewebszustand, d.h. die Erosion des Tumors, die Ulzeration oder Entzündung der Umgebung, spielt allerdings für die Penetration von 5-F.U. eine wichtige Rolle, da eine intakte Epidermis die Penetration verhindert.

Die Penetration kann gefördert werden durch Anwendung unter Okklusion, durch Skarifikation, durch Planierung oder Kürettage. Zahlreiche Versuche die Penetration zu fördern, wurden angewendet. So die Kombination von 5-F.U. mit Dimethyl Sulfoxyd (Klein; Garzia Perez und Mitarbeiter, Landes).

Nach Vorbehandlung des Herdes mit Dimethyl Sulfoxyd Applikation der 5-F.U.-Salbe unter Folie. Die Erosion und Nekrose treten mit dieser Behandlung etwa nach 4–5 Tagen auf, im Gegensatz zu 10–15 Tagen ohne Vorbehandlung mit DMSO. Kombination mit 5–10% Salixyl-Säure soll ebenfalls wesentliche Penetrationsverbesserungen bringen (Almeida und Consalvez). Vorbehandlung und Kombination mit Retinoid-Acid wurde empfohlen, wobei Bollag und Ott auch bei reiner Behandlung von Basaliomen mit Retinoid-Acid bereits ermutigende Ergebnisse erzielen konnten. Trotz aller Versuche die Penetration zu fördern, bleibt das Hauptproblem die Penetrationstiefe. Versuche mit C 14 radioaktiv markiertem 5-F.U. durch Wiskemann sowie Untersuchungen von Klostermann konnten zeigen, daß die Eindringtiefe zwischen $1^{1}/_{4}$ und 6 mm liegt, wobei die Penetration im Kopfbereich entschieden besser sein soll als am Körper. Diese Untersuchungen wurden von Zala bestätigt, der von einem Untertauchen der Basaliome nach der Tiefe bei scheinbarer Abheilung an der Oberfläche spricht.

Erlanger und Mitarbeiter untersuchten die Resorption bei lokaler Applikation. Sie konnten zeigen, daß auf erodierter Haut, die Resorption gemessen an der Urinausscheidung, um das 15- bis 75fache erhöht ist, als bei Applikation auf gesunder Haut.

Eine systemische Toxizität ist jedoch bei umschriebener Anwendung kaum anzunehmen. Sensibilisierung, sowie Fotosensibilisierungen sind offenbar gering. Ott konnte bei 5-F.U. behandelten Patienten auch unter Okklusion keine Sensibilisierung beobachten. Ippen hat sogar eine fotoprotektive Wirkung feststellen können.

Die 5-F.U.-Therapie stellt unter bestimmten Umständen eine Alternativ-Therapie zur Operativen- und Strahlentherapie dar.

Fallbeobachtung 1

Anamnese

71jährige Patientin, seit 7 Jahren Basaliom auf

dem behaarten Kopf, 4 Jahre vor Behandlungsbeginn bestrahlt, Rezidiv nach 1 Jahr wiederum bestrahlt. Patientin nimmt Macumar, wegen eines durchgemachten Infarktes.

Befund
Oberhalb des Scheitels bis zur Kopfmitte hinziehend etwa kinderhandtellergroßes, ulzeriertes, schmierig belegtes Ulkus mit deutlich erhabenen Rändern (Abb. 1).
Probeexzision aus zwei Stellen: Basaliom.

Verlauf
Aufgrund des Alters, der Vorbestrahlung und Antikoagulationsbehandlung wurde mit 5-F.U. unter Plastikokklusion behandelt. Nach 6 Wochen erste histologische Kontrolle: kein Anhalt für Basaliom.

Abheilung nach weiteren 6 Wochen. Erneute Kontrolle nach 1 Jahr. Reizlose Narbe (Abb. 2).

Fallbeobachtung 2

Anamnese
43jährige Patientin, seit 1953 Psoriasis. Arsenbehandlung fraglich. 1969 allmähliches Auftreten multipler Basaliome am Stamm.

Befund
Am Stamm 19 bis markstückgroße Rumpfhautbasaliome.

Histologisch
Intraepidermale Basaliome.

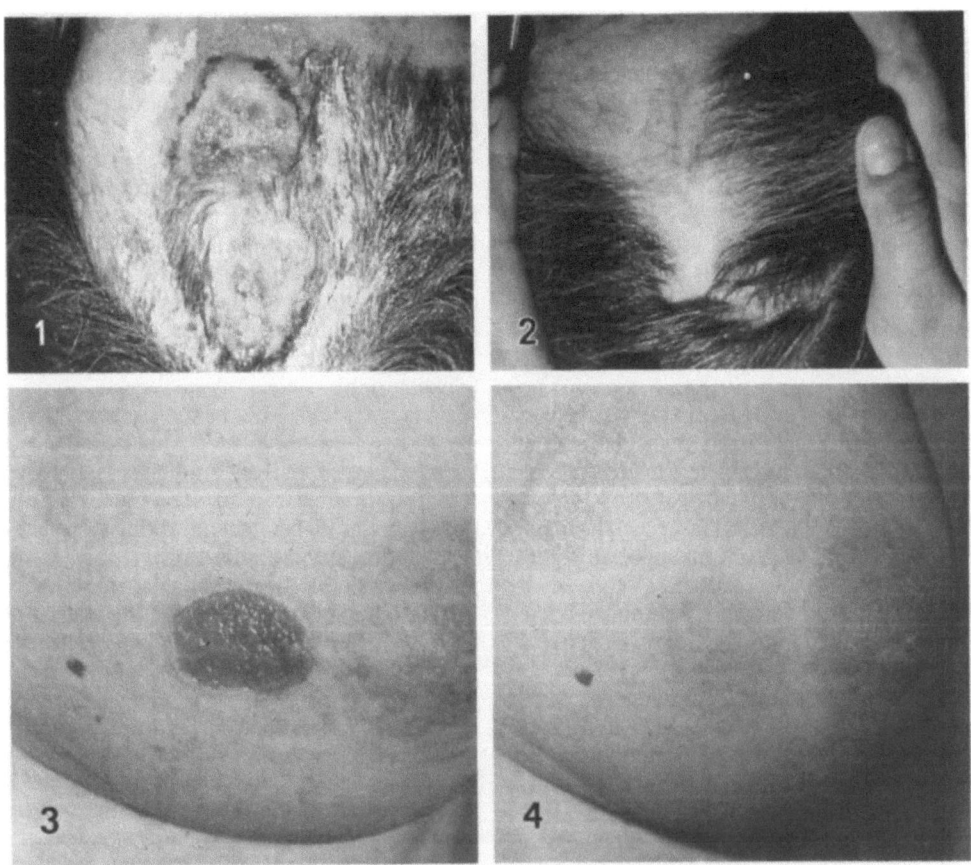

Abb. 1. 71jährige Patientin mit vorbestrahltem Basaliom unter Marcumarbehandlung
Abb. 2. Kontrolluntersuchung ½ Jahr nach 5-F.U. Behandlung
Abb. 3. 43jährige Patientin mit Rumpfhautbasaliom linke Mamma
Abb. 4. Zustand nach 5-F.U. Behandlung nach 3 Monaten

Verlauf

Während ein Teil der Basaliome exzidiert wurden, wurde ein Basaliom an der Brust aus kosmetischen Gründen mit 5-F.U. behandelt. 3wöchige Applikation unter Folie. Vollständige Abheilung nach 3 Monaten (Abb. 3, 4).

Trotz der Anwendung von 5-F.U. seit 15 Jahren gibt es nur wenig ausreichende Nachuntersuchungen. Reymann hat 88 Patienten mit Basaliom nach Behandlung mit 5-F.U. nach 4 Jahren nachuntersucht und 13% Rezidive festgestellt. Bei Nachuntersuchung derselben Patienten nach 10 Jahren konnten bei 56 überlebenden Patienten 21,4% Rezidive festgestellt werden. Diese Untersuchung schließt die Forderung in sich, daß Basaliome länger als bisher üblich nachuntersucht werden sollten.

Von zahlreichen im Laufe der letzten 15 Jahre angewandten zytostatischen Substanzen, die zur Behandlung von Basaliomen verwendet wurden, hat sich das 5-Fluoro-Uracil seinen Platz bei bestimmten Basaliomformen behauptet.

1. Bei oberflächlichen (intraepidermalen) Basaliomen, bei Rumpfhautbasaliomen.
2. Bei Patienten mit Basaliomen bei denen eine Operative- oder Strahlentherapie sich verbietet.
   Beispiel: Antikoagulation, Vorbestrahlung, hohes Alter Lokalisation.
3. In Kombination mit Kürettage (vorheriger) oder anderen penetrationsfördernden Maßnahmen an Lokalisationen, die eine Operative- oder Strahlentherapie nicht indiziert erscheinen lassen.

Summary

A survey over the essential cytostatic agents is presented, being used in treatment of basal cell epithelioma. Surgery however should be used in treating basal cell epithelioma or X-ray therapy in curtain cases.

Chemotherapy is an alternative only in very special cases. 5-Fluoro-Uracil has maintained its usefulness for certain kinds of basal cell epithelioma. Indications for this agént are superfical basal cell epithelioma, nevoid basal cell epithelioma, or the treatment of patients taking anticoagulants. Using 5-F.U. can also be effective in certain cases after curettage.

Literatur

Belisario JC (1963) Topical cytotoxic therapy for cutaneous cancer und precancer. Arch Dermatol 92:293–302

Belisario JC (1963) Chemotherapie des Hautkrebses. Hautarzt 14:438–443

Bettley FR (1971) The treatment of skin carcinoma with podophyllicum cerivatives. Br J Dermatol 84:74–81

Bollag W, Ott F (1970) Retinoic acid: topical treatment of senile of actinic keratoses und basal cell carcinomas. Agents Actions 1:172–175

Cohen HA, Bekierkunst A (1979) Topical treatment of Kaposi's sarcoma, basal cell carcinoma and solar keratosis with ointment BCG and cord factor. Dermatologica 158:117–125

Erlanger M, Martz G, Ott F, Storck H, Rieder J, Kessler S (1970) Cutaneous absorption and urinary excretion of 6-14 C-5-Fluorouracil-Ointment, applicated in an ointment of healthy and desease human skin. Dermatologica 140:Suppl I 7–14

Garzia-Perez A, Aparicio M, Carapeto FJ (1970) Comparison of the clinical and histological effects of 5-Fluorouracil (5-FU) alone and of 5-FU preceded by Dimethylsulphoxide (DMSO) on senile keratosis. Dermatologica 140:Suppl I 119–126

Helm F, Klein E, Traenkle H, Rivera E (1965) Studies on the local administration of 2,3,5-tri Ethylene Imino-1,4-Benzoquinone (prenimon to Epitheliomas). J Invest Dermatol 45:152–159

Ippen H (1970) The photoprotective effect and pharmaceutical properties of 5-Fluorouracil Ointment. Dermatologica 140:Suppl I 15–20

Jung EG (1972) Kolchizin-Derivate in der Therapie von Hautkrankheiten. Planta Med 22:316–323

Jung EG, Werner D (1974) Chlorkolchizin zur lokalen Behandlung von Hauttumoren. Schweiz Med Wochenschr 104:265–268

Klein E, Stoll HL, Milgrom H, Traenkle HL, Case RW, Laor Y, Helm F, Nadel RS (1965) Tumors of the skin, V. Local administration of antitumor agents to multiple superficial basal cell carcinomas. J Invest Dermatol 45:489–495

Klein E, Milgrom H, Helm F, Abrus J, Traenkle HL, Stoll HL (1962) Tumors of the skin: Effects of local use of zytostatic agents. Skin I:153–156

Klostermann GF (1970) Effects of 5-F.U. Ointment on normal and deseased skin, histological findings and deep action. Dermatologica 140: Suppl I 47–54

Landes E (1975) Lokale Therapie von Carcinomen und Praecancerosen mit 5-F.U. Vortrag Südwestdeutsche Dermatologenvereinigung Nürnberg 26. 4., 27. 4. 1975. (nicht publiziert)

Landes E (1970) Über die Behandlung von Karzinomen und Praecancerosen 5-Fluoro-Uracil,

Arch Klin Exper Dermatol :237–240 Bd. 237

Meszaros Cs, Nagy E, Szodoray L (1966) Z Hautkr 41:64–68

Nelson LM (1966) Podophyllin-salicylic acid solution in treatment of basal cell carcinomas. Arch Dermatol 93:457–459

Ott F, Eichenberger-de Beer H, Storck H (1970) The local treatment of precancerous skin conditions with 5-Fluorouracil Ointment. Dermatologica 140:Suppl I 109–113

Pfister R (1977) Antibiotische Behandlung Maligner Epitheliarer Tumoren, Fortschr Med 12: 784–787

Pillat A (1960) Örtliche Behandlung von Lid-Carzinomen mit Zytostatika. Wien Med Wochenschr 110:1

Reymann F (1972) A follow-up study of treatment of basal cell carcinoma with 5-Fluorouracil Ointment. Dermatologica 144:205–208

Reymann F (1979) Treatment of basal cell carcinoma of the skin with 5-Fluorouracil Ointment. A 10-year follow-up study. Dermatologica 158:368–372

Serri Pavia F (ed) (1970) International conference on 5% Fluoro-Uracil-Ointment. Dermatology, Supplementum I ad Dermatologica 140

Siebeck R (1962) Zur Indikation der Chemotherapie von Lid-Carzinomen. Med Wochenschr 11:743

Wiskemann A (1973) Lokalbehandlung mit 5-Fluor-Uracil. Z Hautkr 48:1067–1073

Zala A (1972) Histologische Befunde bei Behandlung von Hautneoplasien mit 5-Fluorouracil-Salbe. Dermatologica 145:326–333

Kryochirurgie der Basaliome

E.W. Breitbart (Hamburg)

Zusammenfassung

Die Therapie mit flüssigem Stickstoff ist eine in der Bundesrepublik Deutschland wenig bekannte und angewandte Behandlungsmethode, obwohl sie in der Hand eines erfahrenen Therapeuten bei fast allen Basaliomen ausgesprochen gute kurative und kosmetische Ergebnisse bei geringer Schmerzhaftigkeit zeitigt. Wir fordern neben den allgemein gültigen Richtlinien der Kryotherapie die histologische Kontrolle der behandelten Tumoren, die dreidimensionale Temperaturkontrolle mit entsprechenden Temperaturelementen und Meßinstrumenten und den sicheren Schutz des peritumoralen Gewebes durch Moulagenabdeckung.

Das Basaliom wird mit unterschiedlich fachspezifischen Therapieformen angegangen: der chirurgischen Therapie, der Röntgentherapie und der lokalen Chemotherapie. Eine weitere Therapieform des Basalioms ist die Kryochirurgie. Die Kryochirurgie ist, wie man evtl. an der geringen Popularität in unserem Lande ablesen könnte, keine neue Therapieform, sondern im Gegenteil wohl mit eine der ältesten medizinhistorisch belegten Therapiemöglichkeiten. In dem 1830 von Edwin Schmidt gefundenen Papyros finden wir Hinweise darüber, daß schon 3000 Jahre vor Christus die Ägypter eine Kryotherapie mit einem Wasser-Salzgemisch durchgeführt haben; sie erreichten damit Temperaturen von -20 °C. Die Kryochirurgie wurde dann immer wieder sporadisch, mit geringem Erfolg allerdings nur, eingesetzt. Geringer Erfolg wohl deshalb, weil die geeigneten Kühlmittel fehlten. Der britische Dermatologe White benutzte 1899-1901 folgende uns wohlbekannte Instrumente: ein kleines Dewar-Gefäß, Watteträger, die in flüssige Luft getaucht wurden, und behandelte damit mit relativem Erfolg Warzen, Naevi, Haemangiome, den Lupus vulgaris, den Herpes zoster sowie benigne und maligne Tumoren der Haut. Es wurden dann bis ca. 1960 kryochirurgische Geräte entwickelt, wie z.B. jenes - wohl auch noch vielfach verwendetes - Gerät, welches mit einem Kohlensäureschneestempel funktioniert. Oder das Kryogerät nach Vignant, der sogenannte Kryocautär, das mit einem Gemisch aus Azeton und Kohlensäureschnee arbeitet. Alle diese Geräte haben den einen großen Nachteil, daß sie nicht den später noch auszuführenden Postulaten einer erfolgreichen Kryotherapie entsprachen. Seitdem wir die Wirkung tiefer Kälte auf lebendes Gewebe kennen, werden jetzt seit ca. 20 Jahren sehr viele adäquate kryochirurgische Geräte entwickelt. Etwa das Erbe-Kryogerät, mit den verschiedenen Sonden, oder (Abb. 1) das kompakte CRY-Owen Gerät, mit den Sonden (Abb. 2), die sowohl das offene Sprayverfahren als auch das geschlossene Kontaktverfahren erlauben.

Um eine erfolgreiche, d.h. kurative Kryochirurgie durchzuführen, muß man die Wirkung tiefer Kälte auf lebendes Gewebe kennen. Erstens die sogenannte heterogene Nukleation. Hierbei wird das lebende Gewebe mit einer Kühlgeschwindigkeit von ca. -10 °C/min vereist, es kommt dabei zur Gefrierung nur des extrazellulären Wassers. Entlang des osmotischen Druckgradienten diffundiert das intrazelluläre Wasser in den Extrazellularraum, die Zelle geht an einer toxischen Elektrolytkonzentration zugrunde. Es hat sich gezeigt, daß bei der heterogenen Nukleation ca. 40% der vereisten Zellen überleben. Es wird aus diesem Grunde für eine erfolgreiche Kryochirurgie die homogene Nukleation gefordert. Hierbei wird das Gewebe mit einer Kühlgeschwindigkeit von -100 °C/min vereist. Dabei kommt es zu einer sofortigen Gefrierung sowohl des intrazellulären Wassers als auch des extrazellulä-

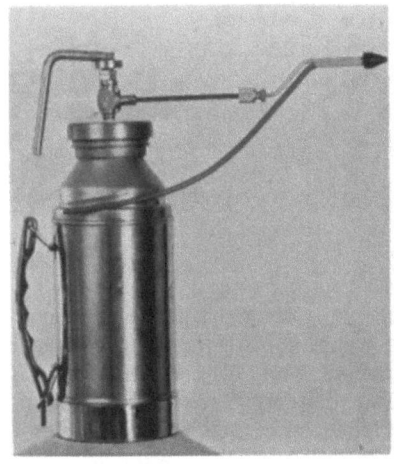
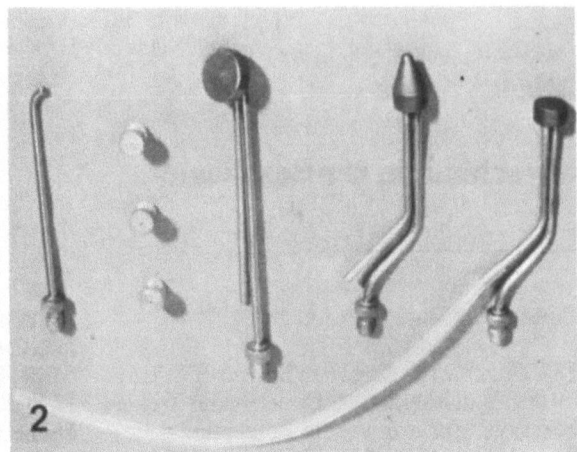

Abb. 1. CRY-OWEN-Gerät der Alcon Pharma Freiburg
Abb. 2. Kältesonden. Die vier Sonden links für das offene Sprayverfahren, die drei Sonden rechts für das geschlossene Kontaktverfahren

ren Wassers. Während des Auftauvorganges, der langsam erfolgen muß, kommt es dann durch intrazelluläre Eiskristallbildung zur Zerreißung aller Zellorganellen. Hier noch einmal die Postulate der Kryochirurgie:
1. Um eine homogene Nukleation zu erreichen, wird eine Kühlgeschwindigkeit von mindestens -100 °C/min gefordert.
2. Die homogene Nukleation ist dann sicher erreicht, wenn das Temperaturminimum im behandelten Gewebe unter -20 °C liegt.
3. Der Auftauvorgang soll möglichst protrahiert sein, etwa 10 °C/min.
4. Der Vereisungszyklus sollte wenigstens einmal wiederholt werden.

Die Kühlgeschwindigkeit von -100 °C/min erreichen wir momentan mit dem Kühlmittel flüssiger Stickstoff. Im subtumoralen Gewebe sollte die Temperatur immer unter -20 °C liegen, da es sich gezeigt hat, daß erst ab -20 °C keine weiteren zelltötenden Vorgänge mehr stattfinden. Der protrahierte Auftauvorgang von höchstens 10 °C/min ist nötig, um eine gute intrazelluläre Eiskristallbildung zu erreichen. Da es sich gezeigt hat, daß trotz dieser zelltötenden Vorgänge bei der Kryochirurgie maligner Tumoren der Haut einige Tumorzellen noch für ca. 3 Std überleben können, wird sofort, um während dieser Zeit eine Metastasierung zu vermeiden, ein zweiter Vereisungszyklus angeschlossen. Bei Spinaliomen und Melanomen der Haut verwenden wir 3 Vereisungszyklen.

Darüber hinaus muß zur Kontrolle der zelltötenden Vorgänge bei der Kryochirurgie jeden Tumors eine Temperaturkontrolle durchgeführt werden, der Schutz des peritumoralen Gewebes und eine histologische Verlaufskontrolle angestrebt werden. Die Temperaturkontrolle wird mit unter den Tumor applizierten Thermosonden praktiziert. Die Temperatur wird dann auf einem Pyrometer abgelesen. Der Schutz des peritumoralen Gewebes wird mit speziell hergestellten Silikonmoulagen gewährleistet. Die histologische Verlaufskontrolle bei der Kryochirurgie eines Rumpfhautbasalioms: Probeexzision während des ersten Vereisungszyklus aus dem vereisten Tumorblock (Abb. 3). Es stellt sich ein histomorphologisch einwandfrei zu beurteilendes Rumpfhautbasaliom dar. Die Probeexcision, die nach dem ersten Vereisungszyklus in aufgetautem Zustand durchgeführt wird, zeigt, daß zumindest lichtmikroskopisch bisher noch keine weiteren Veränderungen stattgefunden haben. 24 Std nach erfolgter Vereisung stellt sich ein anderes Bild dar. Das fahl verdämmerte Band stellt das Basaliom dar, angrenzende Teile des Coriums sind bereits soweit verändert, daß morphologische Strukturen kaum mehr zu erkennen sind. 72 Std nach der Vereisung ist das Basaliom völlig abgelöst (Abb. 4). Man sieht ein exsudativ angeschopptes, frisches, lockeres Granulationsgewebe, das dann später in die Kryonarbe übergeht.

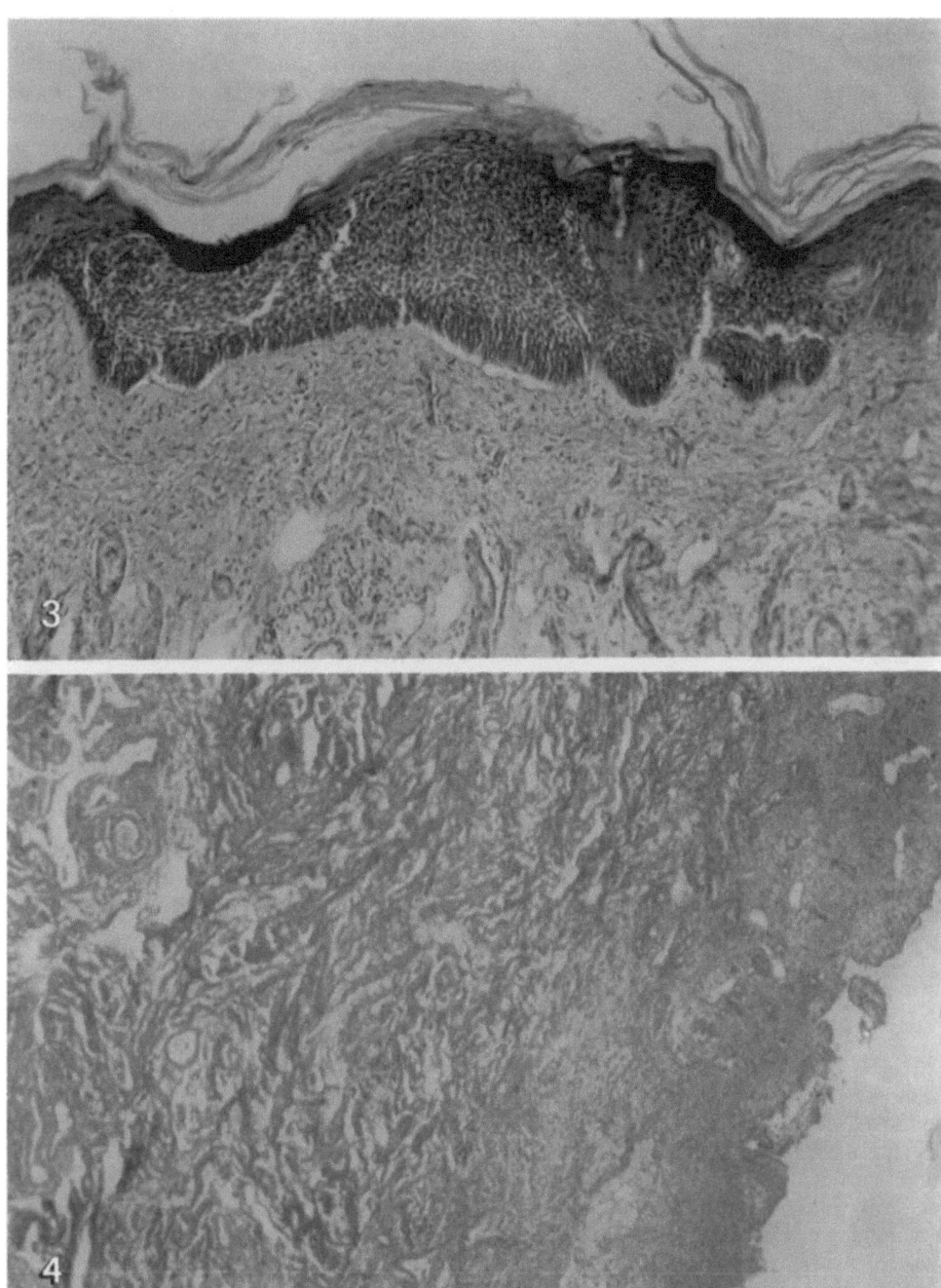

Abb. 3. Histologie: Rumpfhautbasaliom; Probeexcision während des ersten Vereisungszyklus. HE, Vergrößerung 10 × 10
Abb. 4. Histologie: Probeexcision 72 Std nach Vereisung. Basaliom abgelöst, frisches Granulationsgewebe. HE, Vergrößerung 4 × 10

Kasuistik

Nicht vorbehandelte Basaliome

Fall 1

56jähriger Pat. mit einem typischen Basaliom des linken Nasen-Augen-Winkels.

Zum Schutz des peritumoralen Gewebes wird jetzt eine Silikonmoulage aufgelegt. Nach Erhärten des Silikonkautschuks sieht man sehr gut den Negativabdruck des Basalioms. Es wird jetzt eine trichterförmige Öffnung in die Moulage geschnitten, dieselbe aufgelegt und durch die Moulage hindurch in die Haut unter den Tumor die Thermosonde plaziert.

Der Tumor wird wird jetzt zweimal hintereinander eingefroren. Nach Abklingen der sehr heftigen exsudativen Reaktionen der ersten Tage, die mit starken Lidödemen einhergehen, kommt es über das Stadium der Mumifikation schließlich zur reizlosen Abheilung.

Fall 2

73jährige Pat. mit einem Basaliom des Unterlides re. Bei ihr wurde die Kryochirurgie des Basalioms in typischer Weise durchgeführt. Bei dieser Pat. kam es im Verlaufe des Abheilungsvorganges zu einem passageren Ektropium des Unterlides, das sich aber vollständig zurückbildete. Nach Abheilung völlige Wiederherstellung der Funktion und sehr gutes kosmetisches Ergebnis.

Fall 3

72jähriger Pat. mit einem histologisch verifizierten Basaliom des rechten Cavum Conchae. Bei diesem Tumor läßt sich sehr gut die dreidimensionale Temperaturkontrolle zeigen. Mit einer Temperatursonde wird die Ausbreitung der Vereisungszone in der Vertikalen gemessen, mit der anderen Temperatursonde die Ausbreitung in der Horizontalen. Nach Abheilung kam es zu einem ziersstecknadelkopf-großen penetrierenden Defekt der Ohrmuschel, dieser Substanzdefekt erklärt sich dadurch, daß das Basaliom schon den Knorpel arrodiert hatte.

Fall 4

43jähriger Pat. mit einem großem retroaurikulär gelegenen Basaliom rechts. Nach in üblicher Form durchgeführter kryochirurgischer Behandlung kam es nach 4 Wochen zu einer fast narbenlosen Abheilung.

Fall 5

79jähriger Pat. mit einem 5-DM-Stück großen Basaliom über dem Scheitelbein. Nachdem wir uns durch entsprechende Röntgenaufnahmen des knöchernen Schädels davon überzeugt hatten, daß noch keine Arrosion des Knochens stattgefunden hatte, führten wir die Kryochirurgie durch. 6 Wochen später Abheilung.

Vorbehandelte Basaliome

Fall 1

Bei dieser jetzt 62jährigen Pat. war ein anfänglich erbsgroßes Basaliom der rechten Schläfe folgendermaßen behandelt worden: Zuerst kaustische Abtragung. Das 1 Jahr später aufgetretene Rezidiv in loco wurde dann chirurgisch entfernt. Ein halbes Jahr später Rezidiv in loco; erneut chirurgische Intervention, die dann ein Jahr später erneut wiederholt wurde. Das dann wieder 1½ Jahre später aufgetretene Rezidiv in loco wurde dann mit insgesamt 5000 r radiologisch behandelt. Erneutes Rezidiv in loco 2 Jahre später. Bei Vorstellung in unserer Klinik konnten wir histologisch ein völlig verwildertes, tief reichendes Basaliom verifizieren. Wir führten dann in Lokalanästhesie die kryochirurgische Behandlung durch. 24 Std nach Kryochirurgie exsudative Reaktion mit starken Lidödemen, die nach 5 Tagen ohne Residuen verschwanden. Die vollständige Abheilung erfolgte, da wir hier eine sehr tiefe Vereisung durchgeführt hatten, erst 10 Wochen nach Kryochirurgie. 3½ Jahre später zeigt sich eine völlig reizlose, weiche Narbe an der linken Schläfe, keinerlei Anzeichen für ein erneutes Rezidiv.

Fall 2

88jähriger Pat., Zustand nach zwei Herzinfarkten. Wegen des sehr schlechten Internistischen Allgemeinzustandes wurde das 8 cm × 6 cm im Durchmesser messende Basaliom des linken Scheitelbeines extern erst mit der Kaltkaustik und nach erfolgtem Rezidiv mit insgesamt 4800 r radiologisch behandelt.

Wir führten dann in Lokalanästhesie die Kryochirurgie ambulant durch und konnten trotz der stark vorgeschädigten Kopfhaut ein relativ gutes Ergebnis erzielen. Seit 2 Jahren Rezidivfrei.

Besprechung

Die Kryochirurgie wird an der Universitäts-Hautklinik Eppendorf seit über 4 Jahren durchgeführt; während dieser Zeit wurden insgesamt 450 Basaliome kryochirurgisch behandelt. Die oben angeführten Fälle entstammen einem Patientenkollektiv von 100 Pat., die wir insgesamt über einen Zeitraum von 3½ Jahren nachuntersucht haben.

Wir konnten dabei nur drei Rezidive registrieren. Mit der Kryochirurgie ist uns eine Behandlungsmethode an die Hand gegeben, die eine Bereicherung der individuellen Therapiegestaltung darstellt. Die hauptsächlichen Vorteile sehen wir in folgendem:

Die Kryochirurgie kann grundsätzlich ambulant erfolgen; sie bedarf nur eines geringen apparativen Aufwandes; sie ist bevorzugt geeignet für Problempatienten, damit meinen wir alte Patienten, die sich in einem schlechten Allgemeinzustand befinden oder Marcumarpatienten oder Hämophile. Bei den beiden letztgenannten Patientengruppen kann die Kryochirurgie wegen ihres hämostypischen Effektes ohne jede weitere Vorbereitung angewandt werden.

Summary

The treatment with liquid nitrogen has not yet become popular and widely enough used as therapeutic method in the Federal Republic of Germany. This method of treatment, which is less painfull, in the hands of an experienced gives the best curative and cosmetic results, if accurately used in the treatment of the basal cell carcinoma. Beside the general indications and rules for cryosurgery, we take in consideration, the three-dimentional control of temperature, with especial equipments, the protection of the surrounding tissue and the histological examination of the treated tumor.

Literatur

Allington HD (1950) Liquid nitrogen in the treadment of skin diseases. Calif Med 12:153-155

Daniels Jr F (1975) Some of the cryobiology behind cryosurgery. Cutis 16:421-424

Edwin Schmith Papyrus, Breasted, 1930. Aus: Leopard PJ (1975) Cryosurgery and its application to oral surgery. Br J Oral Surg 13:128-152

Farrant J (1971) Cryobiology: The basis for cryosurgery. In: Leden W von, Cahan WG (eds) Cryogenics in surgery. Huber, Bern Stuttgart Vienna, p 15-41

Fritzemeier CU (1978) Silikonkautschuk als Modell- und Hilfsmittel in der Mund-, Kiefer- und Gesichtschirurgie. Dtsch Z Mund-, Kiefer- und Gesichtschirurgie 2:36-39

Gage AA (1969) Cryosurgery for cancer. An evaluation. Cryobiology 5:241-249

Juliusberg M (1905) Gefrierbehandlung bei Hautkrankheiten. Berl Klin Wochenschr 42:260-263

Kee CE (1967) Liquid nitrogen cryotherapy. Arch Dermatol 96:198-203

Lovelock JE (1957) The denaturation of lipidprotein complexes as a cause of damage by freezing Proc R Soc Med 147:427-433

Meryman HT (1957) Physical limitation of the rapid freezing method. Proc R Soc Med 147:452-459

Miller D (1969) Three years experience with cryosurgery in head and neck tumors. Ann Otol Rhinol Laryngol 78:786-791

Zacarian SA (1973) Cryosurgery of tumors of the skin and oral cavity. Thomas Springfield, p 121-122

Zacarian SA (1975) Cryosurgery of skin cancer - in proper perspective. J Dermatol Surg 1:33-38

Rundtischgespräch zum Thema „Therapeutische Probleme der Basaliome" unter Leitung von U.W. Schnyder, Zürich und H. Tritsch, Köln

Redigiert von F. Eichmann

Schnyder, Zürich:
Ich bitte Sie, Ihre Fragen zu den Vorträgen über die therapeutischen Probleme des Basalioms zu stellen.

Brêchet, Delémont:
Darf beim Basaliom eine Probeexzision durchgeführt werden? Ist sie immer ungefährlich oder soll man sie unterlassen?

Konz, München:
Die Probeexzision beim Basaliom ist sicherlich ungefährlich. Sie sollte durchgeführt werden vor einer Röntgentherapie sowie vor größeren chirurgischen Eingriffen. Eine Verschleppung von Zellen aus Basaliomen ist mir nicht bekannt. Ein Basaliom wird nach einer Probebiopsie nicht zu metastasieren beginnen.

Müller, Kassel:
Ich habe in verschiedenen Referaten den Eindruck gewonnen, als ob das Alltagsbasaliom erst durch die Therapie zum Problembasaliom wird. Der operativ tätige Dermatologe hat jetzt das Gefühl, wenn er ein Basaliom chirurgisch angeht, könnte ein Problembasaliom daraus werden. Aus Amerika ist eine interessante Untersuchung an über 100 Teilnehmern eines Lehrganges für Hautchirurgie bekannt geworden. Ihnen wurde die Frage gestellt: Wie würden Sie ein bestimmtes Basaliom exzidieren? 55% wären 1 cm innerhalb des Tumors geblieben, 25% ½ cm, nur vier Teilnehmer wären im Gesunden und die restlichen hätten weit außerhalb der Tumorgrenze exzidiert. Also rund ¾ der amerikanischen Kollegen hätten dieses Basaliom nicht in toto exzidiert. Interessanterweise waren die Befragten nicht nur Dermatologen. Es waren alle an der Haut operierenden Kollegen vertreten. Ich glaube, daß man dem operativ tätigen Dermatologen durchaus Mut machen sollte, das Basaliom weiterhin operativ zu entfernen. Herr Konz wies auf den horizontalen Abstand hin und ich möchte darauf aufmerksam machen, daß man auch in der Tiefe im Gesunden bleiben sollte.

Tritsch, Köln:
Wir haben heute morgen gehört, daß etwa 95% aller Basaliome relativ problemlos zu behandeln sind und daß nur etwa 5% aller Basaliome sogenannte Problembasaliome darstellen. Hierzu möchte ich eine Frage an Herrn Buff richten. Wann würden Sie empfehlen, bei einem Problembasaliom den primären Wundverschluß durchzuführen?

Buff, Zürich:
Nach meiner Meinung sollten Problembasaliome exzidiert und der Defekt mit einem freien Transplantat gedeckt werden. Lappenplastiken, lokale Verschiebungen oder Fernlappen, sind meiner Ansicht nach ungeeignet. Bei Problemfällen soll man den Defekt ausschließlich mit einem freien Transplantat decken. Das erleichtert die Nachkontrolle. Zudem hält man sich dadurch den Weg für spätere korrektive Operationen offen. Sie erwähnen, daß 5% Problembasaliome sind. Wir haben aber heute Fallzahlen von acht- bis zehntausend gehört. Also 5% von 10 000 bedeuten 500 Problembasaliome. Die Zahl der Problemfälle ist somit hoch.

Storck, Zürich:
Meine Frage richtet sich an Herrn Weissmann. Wäre bei den Problembasaliomen, die Herr Buff gezeigt hat, durch mikroskopisch kontrollierte Chirurgie ein besseres Resultat erreicht worden?

Weissmann, München:
Das kann man nicht sagen. Die Patienten mit mehrfach vorbehandelten Basaliomen sind meistens nur noch palliativ zu behandeln. Eine Heilung ist meistens nicht mehr möglich. Mit der mikroskopisch kontrollierten Chirurgie kann man heute entscheiden, welche Gewebsschicht bereits vom Basaliom infiltriert ist. Z.B. sieht man, ob der Knochen arrodiert ist. Dann muß auch die Dura angegangen werden. Ist der Patient aber sehr alt, muß man sich überlegen, ob er einen solchen Eingriff überhaupt übersteht. Vielleicht ist es dann besser, palliativ zu operieren, und zu hoffen, daß der Patient nicht am Basaliom stirbt.

Storck, Zürich:
Wie diese Rezidive zustande kommen ist mir nicht klar. Herr Buff hat einen Fall demonstriert mit einem Basaliom in der Vertexgegend. Hier hat man den Knochen weggenommen, die Dura abgetragen und im Zentrum ist das Basaliom trotzdem wieder rezidiviert. Ich weiß nicht, wie es dazu kam. Niemand konnte bis jetzt dieses Verhalten der Problembasaliome erklären.

Weissmann, München:
Wenn es sich um ein neugebildetes Basaliom in diesem Bereich handelt, kann man vielleicht von einer Basaliombereitschaft dieser Regionen und dieses Patienten sprechen. Man kann sich auch vorstellen, daß man ein initiales Basaliom durch eine Verschiebeplastik mitverpflanzt. Dieses Initialbasaliom wächst dann einfach neu in der Verschiebeplastik.

Konz, München:
Uns ist es auch schleierhaft, wie unsere relativ große Rezidivrate bei der Behandlung der Rezidivbasaliome mit der MKC zustande kommt. Wir wissen es nicht. Wir behandeln mit der MKC-Methode unter dreidimensionaler histologischer Kontrolle. Wenn wir glauben, histologisch im Gesunden zu sein, hören wir mit der Behandlung auf. Aber trotzdem haben wir mit dieser Methode, die als relativ sicher gilt, bei Rezidivbasaliomen, die meist mehrfach vorbestrahlt waren, eine Rezidivrate von 15%. Vielleicht ist es auch deshalb verständlich, daß es zu solchen Verläufen kommt, wie sie von Herrn Buff gezeigt wurden.

Burg, München:
Wie wir gesehen haben, hat die MKC auch große Fehlermöglichkeiten, so daß es zu Rezidiven kommt. Ich glaube, ein wesentlicher Grund für das Auftreten von Rezidiven bei der MKC besteht darin, daß man das diskontinuierliche Wachstum der Rezidive auch mit der MKC nicht erfaßt. Also, wenn die Beobachtungszeit lange genug ist, so daß man glaubt, der Tumor ist vollständig entfernt, und man hinterläßt dennoch einige Basaliomzellen in der Tiefe, dann kommt es natürlich zu Rezidiven. Ich kann mir nicht vorstellen, wie ein Rezidiv in einem Transplantat entstehen soll, außer den beiden Möglichkeiten, daß entweder Tumorzellen verblieben sind oder aber an dieser Stelle ein neuer Tumor im Transplantat entstanden ist.

Salfeld, Minden:
Inzwischen sind natürlich die Fragen weitgehend beantwortet. Es ging also um die Rezidive im Allgemeinen; Herr Burg hat das angesprochen. Wäre es nicht denkbar, daß immunologisch im Basaliombereich Dinge vor sich gehen, die nachher nicht mehr die Aussage eines echten Rezidivs möglich machen? Daß tatsächlich neue Basaliome aufgrund immunologischer Vorgänge auftreten? Gerade vormittags wurde ich wegen der Rezidivfrage angegriffen; Rezidive sollen nur dort entstehen, wo wirklich Tumorzellen noch übrig geblieben sind. Ist es nicht möglich, daß tatsächlich auch in der Umgebung neue Basaliome entstehen können aufgrund immunologischer Vorgänge?

Panizzon, Zürich:
Mir ist histologisch aufgefallen, daß man immer von multilokulären Oberflächen-Basaliomen am Rumpf spricht. Aber bei den histologischen Zusendungen sehen wir, daß im Kopfbereich ebenfalls multizentrische Basaliome vorkommen. Diese haben, wie wir auch heute morgen hörten, zum Teil ebenfalls eine Tiefenkomponente. Es wäre möglich, daß es multizentrische Basaliome im Kopfbereich gibt, die dann zu den erwähnten Rezidiven führen.

Schnyder, Zürich:
Darf ich zum Problem der Rezidive etwas sagen? Es ist heute morgen klar herausgekommen, daß es verschiedene Arten von Rezidiven gibt. Es gibt Rezidive, weil der Tumor

nicht total exzidiert wurde. Es gibt aber auch Rezidive in scheinbar gesunder Haut. Der Entstehungsmechanismus solcher Rezidive ist unklar. Ferner gibt es aber auch sogenannte Narbenrezidive, die am Übergang vom exzidierten Gebiet zur normalen Haut auftreten. Ich stelle mir die Frage, ob unter Umständen eine Narbe auch einen biologischen Reiz für die Genese eines Basalioms darstellen kann. Gerade das Narbenrezidiv zeigt, daß wir es hier mit einem Territorium zu tun haben, das eine erhöhte Bereitschaft aufweist, unter speziellen Umständen mit der Bildung eines Basalioms zu reagieren.

Buff, Zürich:
Glauben Sie nicht, daß die Röntgenbestrahlung einerseits das Basaliom tötet und andererseits die Widerstandskraft der anderen Gewebe so schwächt, daß dort vermehrt Rezidive auftreten können?

Tritsch, Köln:
Das könnte schon möglich sein, denn die Röntgenbehandlung induziert ja eine Narbenbildung. Die Narbe scheint ja, wie Herr Schnyder gerade ausgeführt hat, ein Reizfaktor zu sein, der Basaliomwachstum induzieren kann. Wir sprechen in solchen Fällen vom sukzessiven Randwachstum beim Basaliom.

Hundeiker, Gießen:
Muß man nicht bei einem Abstand von mehreren Jahren an röntgeninduzierte Basaliome denken? Wir haben in einigen Fällen, in diesen sich nach Jahren entwickelnden Radiodermien, Neuentstehungen von Basaliomen gesehen. Daß sie auf gar keinen Fall Folge der ursprünglichen Geschwulst sein konnten, sah man daran, daß es manchmal andere Tumoren waren, als die ursprünglich behandelten.

Eichmann, Zürich:
Ich möchte an meinen Vortrag über Pinkustumoren anknüpfen. Einige Autoren in Frankreich und England haben beobachtet, daß nach Röntgenbestrahlung im Strahlenfeld Pinkustumoren aufgetreten sind.

Kresbach, Graz:
Ich wollte hier an das alte Problem der „Pseudo-Randrezidive" nach Röntgenbestrahlung erinnern, die als eine heterogene Gruppe von Erscheinungen dargestellt wurden. Ich glaube, zum Teil deckt sich das mit dem, was Herr Kollege Eichmann eben gesagt hat. In anderen Fällen haben wir beobachtet, daß Pseudo-Randrezidive im Randbezirk eines aufliegenden Tubus sich nach etwa 3 bis 6 Wochen spontan wieder zurückgebildet haben. Es waren also sicherlich keine echten Rezidive. Man sprach auch von „Pseudo-Randrezidiven".

Bönninger-Beckers, München:
Ich möchte darauf hinweisen, daß auch bei den Narben ein zeitlicher Faktor besteht. Gerade bei Verbrennungsnarben, die nicht mit Spalthaut gedeckt worden sind, hat man nach 10 bis 15 Jahren in 2 bis 5% Basaliome feststellen können.

Panizzon, Zürich:
Wir wissen alle, daß Jahre bis Jahrzehnte nach einer Röntgenbehandlung Malignome auftreten können. Hier sind aber Spinaliome häufiger, genau wie in den Narben auch, und Basaliome sind seltener. Deshalb ist es auch richtig, daß man eine sorgfältig Nachkontrolle durchführt und diese Strahlenhaut kontrolliert. Ich glaube, diese Strahlen-Spinaliome sind eher selten. In unseren Nachkontrollen habe ich sicher keine nochmaligen Basaliome, aber selten einmal ein Spinaliom gesehen.

Haneke, Erlangen:
Zum Zusammenhang mit den Plattenepithelkarzinomen nach Röntgenbestrahlung: ich glaube das Problem beim Basaliom liegt anders. Es ist doch sicherlich das Bindegewebe, und zwar auch das durch Röntgenstrahlen oder das durch eine Narbe veränderte Bindegewebe, das ein Basaliom induzieren kann. Also sollte vielleicht bei der Rezidivfrage gar nicht so sehr der epidermale Anteil des Basalioms in den Vordergrund gestellt werden. Vielleicht sollte man dem Bindegewebe und der induktiven Potenz des Bindegewebes eine größere Bedeutung zumessen.

Storck, Zürich:
Nochmals zum Röntgenrezidiv: Ich glaube doch, man sollte die T-Zellinsuffizienz in Betracht ziehen. Wir wissen, daß solche Basaliom-Patienten sich nicht ekzematös sensibilisieren lassen. Sie haben keine Sensibilisierung auf Gummi, mit dem man die Epithesen

anklebt. F. Ott, Zürich, hat ferner beobachtet, daß auch die 5-FU-Reaktion ausbleibt. Die T-Zellaktivität könnte man bei diesen schweren Fällen von Basaliomen mit Zink aktivieren, wie das Floersheim letzthin dargestellt hat.

Schnyder, Zürich:
Verschiedene Redner haben auf die Narbenbildung nach Röntgentherapie hingewiesen, die möglicherweise Anlaß zu Rezidiven gibt. Als Vorsitzender sei mir gestattet in Erinnerung zu rufen, daß auch operative Eingriffe obligat zu Narbenbildung führen.

Tritsch, Köln:
Ich darf die nächste Frage an Herrn Walter stellen. Glauben Sie als engagierter Kliniker, daß eine Möglichkeit besteht, primär die Problembasaliome als solche zu erkennen? Die Behandlung, die in solchen Fällen erforderlich wird, übersteigt vielleicht die Möglichkeiten der Praxis.

Walter, Düsseldorf:
Die Frage ist recht schwierig zu beantworten. Aufgrund unseres Erfahrungsgutes habe ich aber immer festgestellt, daß eine gewisse Hautatrophie die Zellwucherungen begleitet. In diesen Fällen ist größere Vorsicht geboten, damit man nicht durch lokale Exzisionen zu knapp im Gesunden exidiert. Hier müßte man sicher die mikroskopisch kontrollierte Chirurgie in viel stärkerem Maße heranziehen, bevor man mit der Rekonstruktion solcher Fälle beginnt. Ich wollte Herrn Buff in diesem Zusammenhang fragen, wie lange soll der Zeitraum von der primären Exzision bis zur definitiven Rekonstruktion sein? Soll man ein halbes Jahr oder ein Jahr warten? Man schwebt da immer zwischen dem Wunsch des Patienten nach möglichst schneller Rehabilitation und der klinischen Zurückhaltung wegen der Rezidivmöglichkeit selbst nach Jahren.

Buff, Zürich:
In vielleicht 80% der Fälle genügt auch definitiv ein freies Transplantat. Also, wenn Sie ein Karzinom auf der Nase, im Bereich der Wange, der Augen oder irgendwo haben, so ist ein freies Transplantat durchaus kosmetisch befriedigend. Es bleiben nur die Fälle mit den großen Defekten, bei denen eine Rekonstruktion überhaupt in Frage kommt. Bei den wirklich großen Basaliomen ist meist das Anpassen einer Epithese nötig. Also die Fälle, bei denen man nachher Lappenplastiken machen muß, sind relativ selten. Meine ersten zwei Fälle, die ich Ihnen gezeigt habe, waren m.E. Fehlindikationen für Lappenplastiken. Ich habe heute einige Bilder gesehen von ziemlich ausgedehnten und weit fortgeschrittenen Basaliomen mit Zerstörung der Nase, wo primär ein Lappen von der Stirn genommen wurde. Da bin ich eigentlich überzeugt, daß es zu Rezidiven kommen wird. In solchen Fällen sollte man zuwarten. Wie lange man warten soll ist von Patient zu Patient verschieden. Das Alter und andere Faktoren spielen eine Rolle. Aber sicher würde ich ein Jahr zuwarten. Zur Frage „Welche Basaliome sind die gefährlichen" würde ich sagen: primär natürlich das terebrierende Basaliom und überhaupt alle, die in die Tiefe wachsen. Sobald ein Basaliom infiltriert – sagen wir in den Knorpel oder Knochen – ist es ein Problemfall.

Weissmann, München:
Ich habe eine Frage an Herrn Buff: Sie haben in Ihrem Vortrag ausgeführt, Sie sehen hauptsächlich Rezidivbasaliome oder Mehrfachrezidive. Mich würde interessieren in wieviel % der Rezidivbasaliome, die Sie behandeln, sehen Sie Rezidive?

Buff, Zürich:
Das ist schwer zu beantworten. Ich weiß es nicht. Wir haben natürlich viele kleine Rezidive, besonders am Nasenrücken, die sind nach einer im Gesunden erfolgten Exzision und Deckung mit einem freien Transplantat geheilt geblieben. Aber wieviele dann wieder rezidiviert sind, weiß ich nicht. Weil ich schon öfter über dieses Thema gesprochen habe, in Abständen von 5 bis 10 Jahren, habe ich immer wieder dieselben Patienten kontrolliert. Über eine große Zahl von Patienten bin ich informiert, aber zahlenmäßig kann ich Ihnen das nicht sagen.

Weissmann, München:
Und ungefähr in welchem Bereich?

Buff, Zürich:
Es gibt Basaliome, bei denen Sie von Anfang an wissen, die werden wieder Rezidive bilden. Bei den mehrmals bestrahlten Basaliomen, die in die Tiefe gehen, im Bereich der Nase, des Auges oder des Ohres, die in jedem

Fall in den Knochen infiltriert sind, bei denen können wir fast sicher sagen, daß sie wieder rezidivieren.

Burg, München:
Ich komme noch einmal zu der Frage des Transplantates zurück. Bevor Herr Konz, Frau Wellinger und Herr Weissmann an unserer Klinik mit der MKC arbeiteten, haben wir sehr viele Defekte einfach zugranulieren lassen. In den USA wird diese Methode überwiegend in der Praxis durchgeführt. Bei den sekundär epithelisierten Defekten haben wir gesehen, daß, trotz des ursprünglich sehr großen Defektes, in der überwiegenden Zahl der Fälle kosmetisch zufriedenstellende Ergebnisse eintraten. Die Patienten hatten gar nicht mehr den Wunsch nach einer entsprechenden Rekonstruktion. Vielleicht sollte man auch diese Möglichkeit bedenken. Dieses Verfahren besitzt noch den Vorteil, daß man auftretende Rezidive sehr viel schneller erkennen kann, als wenn sie sich unter einem Transplantat entwickeln.

Salfeld, Minden:
Herr Burg, Sie führen in München die mikroskopisch kontrollierte Chirurgie durch. Sie müssen irgendwelche Gesichtspunkte haben, bei einem bestimmten Fall darauf zu drängen, mikroskopisch vorzuuntersuchen. Können Sie uns Richtlinien hierfür geben, welche Basaliome Sie primär mit der MKC angehen? Sie haben ja gesagt, das Alter des Basalioms und die Größe des Basalioms spielen eine Rolle. Die Rezidivbasaliome sind eine andere Sache, die wird man sicherlich mit der MKC behandeln. Aber das Gros der Basaliome kommt ja primär zur Abheilung, wenn man exakt exzidiert. Die Indikationsstellung zu Ihrer MKC bei Primärbasaliomen möchte ich gerne wissen.

Burg, München:
Ich glaube, die allerwichtigste Indikation ist ganz einfach die klinisch schlechte Abgrenzbarkeit. Wenn man zwei Untersucher fragt, was glaubst Du, wo die Grenze des Basalioms liegt, und sich hier Differenzen ergeben, dann ist die Indikation für die MKC gegeben.

Tritsch, Köln:
Ich glaube Herr Hatt sollte auch dazu Stellung nehmen.

Hatt, Zürich:
Ich handle so, daß ich ausschließlich nach den Kriterien der Mohs-Technik exzidiere. In der Augengegend ist einerseits ein Rezidiv sehr gefährlich und andererseits legen wir Wert darauf, so viel gesundes Gewebe wie möglich zu erhalten. Zum Zweiten sind die Tumoren in unserem Gebiet relativ klein, so daß der Aufwand – wie Sie auch gesehen haben – vertretbar bleibt. Und die Unterschiede zur eigentlichen Mohs-Technik sind Konzessionen an die Möglichkeiten unserer Klinik und unseres Operationssaals. Unsere Methode ist im Wesentlichen aber mit der Mohs-Technik identisch.

Landes, Darmstadt:
Herr Buff hat gesagt, daß wir möglichst frei transplantieren sollten. Dies ist ein relativ neuer Standpunkt oder ein alter Standpunkt, der jetzt wieder neu vertreten wird. Wir haben bisher immer gesagt, möglichst Nahplastiken machen. Im Gesicht war die Devise, aus kosmetischen, technischen, Ernährungs- und funktionellen Gründen möglichst nicht frei transplantieren! Ich erinnere mich, vor zwei Jahren wurde ein Kollege – in Bad Salzuflen –, der freie Transplantate gemacht hatte, schwer angegriffen. Das ist ein sehr wichtiges Problem. Ich sage meinen Mitarbeitern, im Gesicht möglichst Schwenkplastiken auszuführen, sofern der Tumor umschrieben ist und er histologisch und klinisch im Gesunden entfernt werden kann. Jetzt sagt Herr Buff, wir sollen möglichst freie Transplantate nehmen. Damit gehen wir viel sicherer, damit haben wir auch weniger Rezidive. Das ist eine sehr ernste Frage, die man hier diskutieren muß. Sonst geht ein Teil der Kollegen nach Hause und sagt, jetzt führen wir wieder ausschließlich freie Transplantate durch. Voriges Jahr haben wir noch gehört, daß wir möglichst nicht frei transplantieren sollen!

Buff, Zürich:
Ich füge vielleicht noch ein weiteres Argument bei: wenn Sie einen lokalen Verschiebelappen ausführen, dann denken Sie immer zuerst an die Technik. Sie fragen sich, wieviel kann ich hinaufschwenken, wieviel kann ich rotieren, wieviel kann ich exzidieren, damit die Operation noch gelingt. Wenn Sie hingegen ein freies Transplantat ausführen, dann spielt es gar keine Rolle, wie groß dieses im Durchmesser ist. Im Bereich der Nase oder

der Stirn ist es lächerlich zu fragen, wieweit soll ich exzidieren, welcher Millimeter Haut ist noch gesund? Hier können Sie ruhig zwei oder drei Zentimeter mehr exzidieren. Es gilt sogar: je größer das freie Transplantat, desto schöner das kosmetische Resultat. Ein großes symmetrisches Transplantat ist viel schöner als ein kleines asymmetrisches. Am Auge, wie Herr Hatt richtig gesagt hat, ist einerseits jeder Millimeter wichtig, und andererseits ein Rezidiv eine Katastrophe. Seine Operationsmethode ist hier sicher die einzig richtige. Aber das gilt nicht für die Stirn, für die Nase oder das Ohr. Dort spielt ein Millimeter Haut mehr oder weniger keine Rolle. Man muß einfach mit Sicherheit im Gesunden sein. Und wie gesagt, die freien Transplantate im Bereich des Gesichtes sind kosmetisch sehr schön! Auch bei anderen Indikationen, wie Trauma oder Hämangiom sind freie Transplantate im Bereich des Gesichtes kosmetisch sehr gut.

Tritsch, Köln:
Wir sollten jetzt noch die Kryochirurgie diskutieren. Herr Breitbart, war Ihre Methode eine Kontakt-Kryochirurgie oder eine Spray-Kryochirurgie?

Breitbart, Hamburg:
An der Haut, und zwar an der verhornten Epidermis, benutze ich grundsätzlich nur das Spray-Verfahren. An den Schleimhäuten, im oralen und vaginalen Bereich, ist es das Kontaktverfahren.

Tritsch, Köln:
Bei der Behandlung von Tumoren im Gesichtsbereich kommt es immer wieder zu sehr starken Ödemen in den Lidern und im Wangenbereich. Haben Sie irgendein Verfahren oder eine Medikation, mit dem diese Ödematisierung gedrosselt werden kann?

Breitbart, Hamburg:
Nein, die Patienten müssen die Abschwellung abwarten. Das Ödem bildet sich von selbst nach 4 Tagen zurück.

Tritsch, Köln:
Und die Moulagen verwenden Sie nur deshalb, weil Sie die gesunde Haut ansprayen?

Breitbart, Hamburg:
Die Moulage dient ausschließlich dazu, das gesunde peritumorale Gewebe vor dem flüssigen Stickstoff zu schützen. Ich muß den flüssigen Stickstoff kontinuierlich auf den Tumor einwirken lassen, um eine homogene Nukleation und eine schnelle Einfrierung zu erreichen. Die Moulage verhindert, daß der Stickstoff mit den übrigen Gesichtspartien in Kontakt kommt.

Tritsch, Köln:
Wie lange dauert es ungefähr, bis sich der Tumor nach der Behandlung abstößt?

Breitbart, Hamburg:
Das hängt von der Größen- und Tiefenausdehnung des Tumors ab. Bei oberflächlichen Rumpfhautbasaliomen ist die Behandlung nach 4 Wochen abgeschlossen. Bei Rezidiven, bei mehrfach vorbehandelten Tumoren, die tiefer liegen, dauert es manchmal bis zu 12 Wochen, bis die Behandlung vollständig abgeschlossen ist.

Walter, Düsseldorf:
Ich möchte Herrn Hatt fragen, ob er etwas aus der Schule plaudern kann, wie er diese wunderschönen Lidrekonstruktionen durchgeführt hat. Ob sie unter Verwendung freier Schleimhautknorpeltransplantate oder lokaler Schwenklappen zustande kommen?

Hatt, Zürich:
Es sind z.T. freie Transplantate. Zur Unterlidrekonstruktion ist es hauptsächlich die Technik von Landolt-Huges. Hier entnimmt man einen Tarso-Konjunktivallappen aus dem Oberlid und je nachdem einen Verschiebelappen oder einen Transpositionslappen für die äußere Lamelle des Unterliedes. Die Oberlidrekonstruktion führe ich nach der Methode von Cutler-Beard durch. Hier schiebt man einen Teil des Unterlides unter einer Brücke durch und rekonstruiert damit das Oberlid. Sonst paßt sich die Technik den individuellen Gegebenheiten an. Ich kann das nicht verallgemeinern.

Schnyder, Zürich:
Wir sollten noch die Frage der Nachkontrolle ansprechen. Es ist eine sehr wichtige Frage, auch für Sie in der Praxis. Zu diesem Punkt sind heute sehr unterschiedliche Meinungen geäußert worden. In Zürich führen wir eine sehr lange Nachkontrolle durch, praktisch eine Dauerkontrolle. Wir haben ferner gehört,

daß 95% der Basaliome mehr oder weniger problemlose Patienten sind, die anderen 5% aber Problempatienten. Sicher ergeben sich hier unterschiedliche Notwendigkeiten zur Nachkontrolle. Ich möchte zu diesem Problem Herrn Konz und Herrn Panizzon bitten, Stellung zu nehmen.

Konz, München:
Ich hatte gesagt, bei primären Basaliomen nach der operativen Therapie, kontrollieren wir mindestens 3 Jahre, bei Rezidiv-Basaliomen mindestens 5 Jahre. Selbstverständlich kontrollieren wir unsere Patienten auch während 10 Jahren, wenn es notwendig ist.

Schnyder, Zürich:
Wir haben in Heidelberg vor zwei Jahren bei rezidivierenden Basaliomen eine Nachkontrolle durchgeführt und festgestellt, daß Rezidive bis zu 21 Jahren nach der Behandlung auftreten können. Das hat mich nachdenklich gestimmt. Herr Burg zeigte ja, daß, wenn Basaliome rezidivieren, die Quote der Rezidive eindeutig zunimmt. Sollte man deshalb nicht im Moment, wo es zu Rezidiven kommt, auch die Nachkontrolle intensivieren?

Panizzon, Zürich:
Für die Strahlentherapie ist es klar, daß wir die Röntgenoderme genau und lange nachkontrollieren. Vielleicht haben wir das zu wenig betont. Die Röntgenpatienten sind bei uns eher ältere Patienten. Jüngere Patienten werden nach Möglichkeit nicht röntgenbestrahlt wegen der eventuellen Spätfolgen. Bei den Basaliomrezidiven sollte man ähnlich vorgehen wie beim malignen Melanom. Wenn Rezidive auftreten, beginnt man mit dem Kontrollschema wieder von vorn. Mit anderen Worten, nach einem Rezidiv soll die Nachkontrolle engmaschiger durchgeführt werden. Rezidive können nach 10 bis 20 Jahren noch auftreten. Das Problem der Rezidive nach Strahlentherapie wird bei uns derzeit im Rahmen einer Dissertation untersucht. Dabei zeigt sich, daß die szirrhösen Basaliome früher und etwas häufiger rezidivieren, hingegen können die unkomplizierten Basaliome auch später, noch nach mehr als 10 Jahren, rezidivieren.

Hatt, Zürich:
Ich glaube, daß man Basaliompatienten bis an ihr Lebensende kontrollieren sollte. Nicht allein wegen der Rezidivgefahr, sondern auch wegen der Multilokularität.

Schnyder, Zürich:
Sind noch irgendwelche Fragen? Wenn das nicht der Fall ist, dann möchte ich den Herren Referenten und Diskussionsrednern des heutigen Nachmittags recht herzlich danken!

Sachverzeichnis

Aggressivität, biologische 52
Albinismus 24
Albinismus, okulokutaner 24
Albinos, bei Negern 24
Alopezie, nach Röntgenbestrahlung 105
Arningsche Karzinoide 5
Aspirationsmetastasen 37
Atrophodermie, follikuläre 17
Augenschalen, Gold 106
Autotransplantate 55

Basaliom
- adenoides 46
- BCG-Impfstelle 23
- destruierendes 49
- Differentialdiagnose 48
- erythematoides 5
- initiales 4
- keratotisches 48
- knotiges 4
- Lidregion 99
- metastasierendes **29**, 71
- metatypisches 1, 29, 32
- multizentrisches 72
- naevoides 49
- Nasen-Ohrbereich 89
- noduläres 4
- oberflächliches 44, 110
- pagetoides 5, 71
- pigmentiertes 69, 71
- primäres, operative Therapie 75
- primäres, MKC, 122, 127
- röntgeninduziertes 22
- sklerodermiformes, **8**, 48, 71, 74, 103, 104, 121
- solides 44
- Stroma 55
- terebrierendes 69
- Terminologie 1
- vegetierendes 5
- vernarbendes 5
- Verwilderung 11, 30, 48, 87
- zystisches 46
Basaliomrezidive, zeitliche Zuordnung 125
Basaliomzelle 42
Basalmembran 42
Basalzellcarcinom 10, **30**, 41

Basalzellnaevussyndrom, Umwelteinflüsse bei **17**
Basaquamöses Karzinom
- siehe Basalzellcarcinom
Basalzellnaevi
- lineäre follikuläre 49
- Nomland, siehe Basalzellnaevussyndrom
Basalzellnaevussyndrom 8, **17, 18**, 42, 49, 103
Basalzellnaevussyndrom 18
- Augen 18
- Endokrine Organe 18
- Fehldiagnosen, klinische 20
- Genetische Disposition 21
- Haut 18
- Knochen, Zähne 18
- Naevoide Initialphase 49
- Symptome 18
- Umwelteinflüsse 17
- ZNS 18
- ohne Basaliome 21
Bazex-Syndrom 17, **23**
- follikuläre Atrophodermie 23
- Hypotrichose 17, 23
- Trichorrhexia nodosa 23
Begriffsbestimmung, histologische 41
Bindegewebsdegeneration 44
Blaschkosche Linien 21
Bleischutz-Einlagen 108
Bleomycin 129
Brooke-Spieglersche Phakomatose 49

Chemochirurgie
- nach Mohs **113**
- nach Schreus 116
Chemotherapie **129**
Chlor-Colchizin 131
Colchizin 130
Cylindrom-Syndrom (Poncet-Spiegler) 42, **52**

Dark-repair, siehe Dunkelreparatur 24
Degeneration, maligne 52
Differenzierungsmöglichkeiten der Basaliome 44
Dignität, biologische 1

Einzeitbestrahlung 104
Elektrodesikkation 73, 122

Entwicklung der Basaliome 41
Enzymmarker 17
Enzymvarianten 25
Enzymmosaik 25
Epithelioma adenoides cysticum 17, 25, 49
Epithelioma calcificans Malherbe 9
Epitheliom
- ekkrines 46
- intermediäres metatypisches 30, 48
- intraepidermales 8
- metatypisches 30
- type intermédiaire 30, 48
- type mixte 30
Epithelkeim, primärer 24
Erbliche Disposition 17
Erosivreaktion, bei Strahlentherapie 110
Expressivität, variable 20

Fibroepitheliom, praemalignes, 46, **63**
- auf bestrahlten Hautarealen 65
- Differentialdiagnose 64
- epithelialer Schwamm 64
- Frühform 64
- Grundtypen, klinische 64
- Häufigkeit 65
- Histologie 64
- Stroma-Parenchym-Relation 65
Fibroxanthom, atypisches 33
Fluoro-Uracil, 5-, 131
Fokushautabstand 104
Frischgewebetechnik 117, **121**

Gefäßversorgung, histologisch 44
Gefrierschnitte, intraoperative 89
Gendefekte 21, 23, 24
Geneloci, bei Pigmentierungstyp 24
Genetische Faktoren, Basaliomentwicklung 42
Gewebehalbwerttiefe 104
Gewebespezifität der Tumordisposition 21
Glukose-6-Phosphatdehydrogenase 17, 25
Gorlin-Goltz-Syndrom, siehe Basalzellnaevus-
   syndrom
Grenzstrahlen 104

Haarfollikelstrukturen 48
Haarschaftbildung 48
Hautlappenplastiken, vaskularisierte 82
Hautpigmentierung 24
Hauttransplantationen, freie 80
Heilungsquoten 57
Heilungsrate, bei MKC 126, 127
Heilungsrate, bei Strahlentherapie 111
Hellhäutigkeit, polygen vererbte 17
Hidradenom 69
Hochvolttherapie 103
Hornzysten 48
Hypotrichose, bei Bazex-Syndrom 17, 23

Immunologische

- Untersuchungen 56
- Methoden 73
Indikationen für MCK 118, 145
Induktion von Naevobasaliomen
- durch Umwelteinflüsse 21
- durch Röntgenstrahlen 21
Induktionsfaktoren, bei Basalzellnaevus-
   syndrom 23
Interzellularbrücken 42
Invasionstiefen 104

Karzinome, metatypische 108
Keloidbildung 109
Keratinisierung 48
Kieferzysten, bei Basalzellnaevussydrom
   17, 18, 72
Klassifikation, klinisch-morphologische des
   Basalioms 3
Klimaeinflüsse 1
Klonale Entstehung 25
Knochenfiltration 108
„Kollisionsgeschwülste" 30, 48
Kombinationsschäden, Strahlentherapie 111
Kürettage 73, 122
Kryochirurgie **135**, 146
- Auftauvorgang 136
- Kühlgeschwindigkeit 136
- Methode 136
- Temperaturminimum 136
- Vereisungszyklus 136
Kryostatmikrotom 122

Lakunen, peritumorale 42, 46
Landmannshaut 24
Lappenplastiken 77
Leukoderm 105
Lichtempfindlichkeit, vermehrte 17, 24
Lichtexposition 42
Lidbasaliome, Strahlentherapie 105
Lidrekonstruktion 99, 146
Lidregion 99
Lippen, Strahlentherapie 108
Lokalisation der Basaliome **11**
Lumenbildung, adenoides Basaliom 46

Medulloblastom, bei Basalzellnaevussyndrom
   18, 21, 22
Melanom, malignes 69, 72
Metastasen, Aspirations- 37
Metastasierende Basaliome
- Häufigkeit 30
- Lokalisation 37
- Prognose und Therapie 38
Metastasierungsfähigkeit 41
Metastasierungskaskase 37
Metastasierungspotenz 37
Metatypisches Verhalten 56
Methotrexat 130

Mikroskopisch kontrollierte Chirurgie (MKC) 75, 76, **113, 121**
- Behandlungsergebnisse 122, 124
- Indikation 118
- Methode 116
- operatives Vorgehen 121

Mikroskopisch kontrollierte Exzision nach Mohs, Modifikation 99
Monogene Vererbung und Pleiotropie, Basalzellnaevussyndrom 20
Monoklonale Entstehung des Basalioms 24
Morbus Bowen 69
Morbus Paget 69
Multizelluläre Basaliom-Entstehung 17
Mutation, Tumorentstehung 17, 22

Nachbeobachtungszeit 82
Nachbestrahlung 104
Nachkontrolle 146
Nachkontrolle operierter Basaliome 82
Nachkontrolle bei Strahlentherapie 111
Naevobasaliom Gottron, siehe Basalzellnaevussyndrom 8
Naevobasaliome, bei monogenem Erbleiden 17
- Lokalisationen, ungewöhnliche 18
Naevobasaliome, Onkotische Phase, 22, 49
Naevobasaliome, Therapie der **22**
Naevobasaliomatose, siehe Basalzellnaevussyndrom 24
Naevus epitheliomatodes multiplex Hermans
- siehe Basalzellnaevussyndrom 8
Narbenrezidiv 143
Neoplastic yellow plaques Crocker
- siehe sklerodermiformes Basaliom 8
Nukleation
- heterogene 135
- homogene 135

Operative Therapie, Indikation 74
Operative Verfahren zur Basaliomtherapie 75

Palisadenanordnung 42
Pathogenese des Basalioms 25
Penetranz, Basalzellnaevussyndrom 20
Perlsaum 44
Phosphorylase 46
Pigmentierung, histologisch 42
Pinkus-Tumoren 63 siehe Fibroepitheliom praemalignes
Pinkustumoren, Stroma-Parenchym-Relation 65
Podophyllin 130
Polymorphie, degenerative 42
Probeexzision 104, 111
Problembasaliom 75, 141
Prognostische Parameter, histologische 52

Radiotherapie **103**
Rattenbasaliome, histologisches Verhalten 55

Rezidive 11, 57, 74, 88, 123, 125
- Einfachrezidive 75
- Lokalisationsverteilung 125
- Mehrfachrezidiv 73, 75
- Pseudorezidiv 111, 143
- Randrezidiv 60
- Rezidivfaktor Kryochirurgie 115
- Superfizielle 60
- Strahlentherapie 106, 110
- Tiefenrezidiv 60
Rezidivbasaliome und MKC 142
Rezidive bei Strahlentherapie 110
- biologische Ursachen 110
- technische Ursachen 110
Rhomboid zu W-Plastik 80
Riesenzellen 42
Röntgen-Bestrahlungspausen 105
Röntgeninduzierte Basaliome 143
Röntgenstrahlen, Induktion von Naevobasaliomen 21
Röntgentherapie 73, **103**, 122
Rotationsplastik 80
Rückstreu-Phänomen 104
Rumpfhautbasaliom 133
Rumpfhautepitheliom 5

Sicherheitsabstand 44, 48, 104, 121
Sonnenlicht 21
Spannungs-Filter-Kombination 104
Spinaliom, Strahlentherapie 108
Sprayverfahren, offenes 135
Succindehydrogenase 46

Schichtungskugeln
Schnellschnittverfahren, MKC 117
Schweißdrüsengänge 46

Stachelzellkarzinom,
- bei vermehrter Lichtempfindlichkeit 24
- der Vulva 69
Stirntranspositionslappen, mediane 82
Strahlenempfindlichkeit 106, 109, 110
Strahlenfeld 104
Strahlenquantität 104
Strahlenreaktion 105
Strahlenschutz 106
Strahlentherapie **103**, 147
Strahlentherapie, Tränenkanal bei 105
- Extremitäten 110
- Feldgröße 104
- Feldunterteilung 106
- Fraktionierung 104, 105
- Gesamt- und Einzeldosen 104
- Kopf, behaarter 105
- Kreuzfeuer-Technik 108
- Nase 106
- Nasolabialfalte 106
- Ohr 108
- Richtdosen 104

- Spätveränderungen 105
- Schläfe 105
- Stamm 109
- Stirne 105
- Tränenkanal 105
- Vorbehandlung 110
- Vor- und Nachteile 103
- Vulva 72
- Wange 108
Stroma, bindegewebiges 42
Stromareaktion 33
- bei Basalzellnaevussyndrom 20
- hyperplastische 33

Teleangiektasien, bei soliden Basaliomen 44
Telekobalt-Therapie, Vulvabasaliom 72
Temperaturkontrolle, bei Kryochirurgie 136
Temperaturminimum, Kryochirurgie 136
Thio-colciran 130
Time-Dose-Fraction-Factors 105
Transplantat, freies 144, 145
Transplantationsautonomie 41
Transplantationslappen, Glabellaregion 80
Trenimon 129
Trichoepitheliom-Syndrom (Jarisch-Brooke) 42, 49
Trichorrhexia nodosa, bei Bazex-Syndrom 23
Tumorparenchym und Basaliomzelle 42
Tumorsyndrome 21

Ulcus rodens 4
Ulcus terebrans 4, 61, 103

Varianten, mikrozytische, bei adenoiden Basaliome 46
Vereisungszyklus 136
Verlaufskontrolle, histologische, bei Kryochirurgie 136
Verschiebelappen, lokaler 145
Verteilung, anatomische der Basaliome 77
Verwilderung der Basaliome 57
Vulvabasaliom
- Differentialdiagnose 72
Vulvektomie 72

Wachstum, subklinisches 115
Weichstrahlen 104
WHO-Nomenklatur 41

X-chromosomales, funktionelles Mosaik bei heterozygoten Frauen 24
Xeroderma pigmentosum **24**
Xerodermoid, pigmentiertes 24

Zentralnervensystem, bei Basaliomzellnaevussyndrom 18
Zinkchlorid 116
Zytostatika **129**
Zytostatische Therapie 73

D. L. Ballantyne, J. M. Converse
Experimental Skin Grafts and Transplantation Immunity
A Recapitulation
1979. 60 figures. XIX, 192 pages
Cloth DM 62,- ISBN 3-540-90425-5

V. M. Der Kaloustian, A. K. Kurban
Genetic Diseases of the Skin
With a Foreword by F. Clarke Fraser
1979. 441 figures. 17 tables. XIII, 339 pages
Cloth DM 188,- ISBN 3-540-09151-3

Die Dermatologische Indikation zur Interruptio
108. Tagung der Vereinigung Südwestdeutscher Dermatologen in München vom 6.–8. Oktober 1978
Herausgeber: H.-J. Bandmann
Unter Mitarbeit von M. v. Ingersleben
1980. 14 Abbildungen, 13 Tabellen. IV, 52 Seiten
(Der Hautarzt/Supplementum 4)
DM 24,-
Vorzugspreis für Abonnenten der Zeitschrift „Der Hautarzt"
DM 19,20
ISBN 3-540-09888-7

Dermatochirurgie in Klinik und Praxis
Vorträge des I. Symposiums für Dermatochirurgie in München
Herausgeber: B. Konz, G. Burg
Mit einer Einführung von O. Braun-Falco
1977. 144 Abbildungen. XI, 238 Seiten
DM 78,-
ISBN 3-540-08048-1

Histopathologie der Haut
Teil 2
Stoffwechselkrankheiten und Tumoren
Von T. Hardmeier, O. P. Hornstein, M. Hundeiker, H. Kerl, H. Kresbach, F. Weidner
Redigiert von U. W. Schnyder
2., neubearbeitete und erweiterte Auflage. 1979. 206 Abbildungen, 1 Farbtafel, 16 Tabellen. XV, 513 Seiten
(Spezielle pathologische Anatomie, Band 7)
Gebunden DM 260,-
Subskriptionspreis (gültig bei Abnahme des Gesamtwerks):
Gebunden DM 108,- ISBN 3-540-08957-8

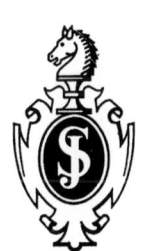

Springer-Verlag
Berlin
Heidelberg
New York

Krebsatlas der Bundesrepublik Deutschland. Cancer Atlas of the Federal Republic of Germany
Krebssterblichkeit in den Ländern der Bundesrepublik Deutschland 1955–1975. Cancer Mortality in the States of the Federal Republic of Germany 1955–1975
Herausgeber/Editors: R. Frentzel-Beyme, R. Leutner, R. Wagner, H. Wiebelt
1979. 45 farbige Karten, 15 Abbildungen, 8 Tabellen. VIII, 70 Seiten
Gebunden DM 88,– ISBN 3-540-09566-7

Nicht entzündliche Dermatosen 3 B
Bösartige Geschwülste – Leukämie
Herausgeber: H. A. Gottron, G. W. Korting
Bearbeitet von zahlreichen Wissenschaftlern
1979. 160 Abbildungen, 4 Tabellen. XIV, 780 Seiten
(Handbuch der Haut- und Geschlechtskrankheiten, Ergänzungswerk, Band 3, Teil 3 B)
Gebunden DM 724,50
Subskriptionspreis (gültig bei Abnahme des Gesamtwerks):
Gebunden DM 579,60 ISBN 3-540-07307-8

Operative Dermatologie
Vorträge des 2. Symposiums für Dermatochirurgie
Minden – Bad Salzuflen, 26. bis 28. Mai 1978
Herausgeber: K. Salfeld
1979. 155 Abbildungen, 17 Tabellen. X, 265 Seiten
DM 98,– ISBN 3-540-09497-0

G. Plewig, A. M. Kligman
Akne
Pathogenese, Morphologie, Therapie
Übersetzt aus dem Englischen von H. Lincke-Plewig
1978. 110 vorwiegend farbige Tafeln. XIV, 347 Seiten
Gebunden DM 128,– ISBN 3-540-08686-2

W. Raab
Mykosebehandlung mit Imidazolderivaten
1978. 41 Abbildungen, 19 Tabellen. XVI, 195 Seiten
(Kliniktaschenbücher)
DM 22,– ISBN 3-540-08806-7
(Englische Ausgabe 1980 erschienen)

Strahlentherapie
Radiologische Onkologie
Herausgeber: E. Scherer
Unter Mitarbeit zahlreicher Fachwissenschaftler
2., neubearbeitete und erweiterte Auflage. 1980. 309 Abbildungen, 149 Tabellen. XXIX, 1003 Seiten
Gebunden DM 198,– ISBN 3-540-09780-5

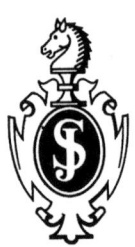

Springer-Verlag
Berlin
Heidelberg
New York

If you have any concerns about our products,
you can contact us on
ProductSafety@springernature.com

In case Publisher is established outside the EU,
the EU authorized representative is:
**Springer Nature Customer Service Center GmbH
Europaplatz 3, 69115 Heidelberg, Germany**

Printed by Libri Plureos GmbH
in Hamburg, Germany